生命的暖阳

河南省人民医院文化建设微丛书 **2022** 卷

主审　邵凤民

主编　武素英

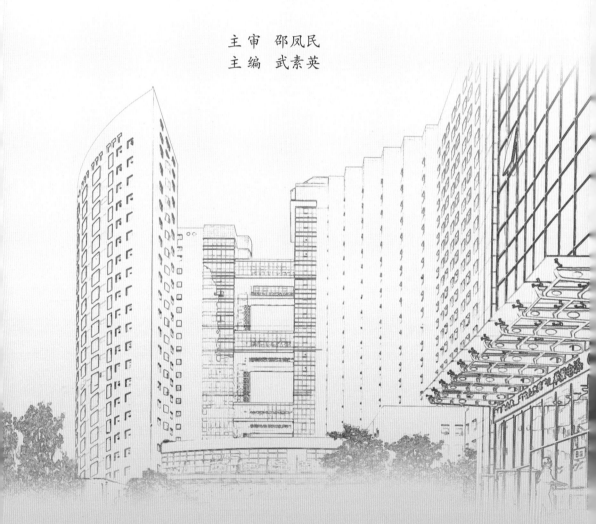

郑州大学出版社

图书在版编目（CIP）数据

生命的暖阳：河南省人民医院文化建设微丛书．
2022 卷 / 武素英主编．— 郑州：郑州大学出版社，
2024.1

ISBN 978-7-5645-9885-3

Ⅰ．①生… Ⅱ．①武… Ⅲ．①医院文化－建设－郑州
Ⅳ．① R197.3

中国国家版本馆 CIP 数据核字 (2023) 第 164250 号

生命的暖阳：河南省人民医院文化建设微丛书 2022 卷
SHENGMING DE NUANYANG HENANSHENG RENMIN YIYUAN WENHUAJIANSHE WEICONGSHU 2022 JUAN

策划编辑	张 霞	封面设计	颂 源
责任编辑	张 霞 张馨文	创意统筹	李伟强
责任校对	胥丽光	责任监制	李瑞卿

出版发行	郑州大学出版社有限公司	地 址	郑州市大学路 40 号 (450052)
出版人	孙保营	网 址	http://www.zzup.cn
经 销	全国新华书店	发行电话	0371-66966070
印 刷	河南瑞之光印刷股份有限公司		
开 本	787mm×1 092 mm 1/16		
印 张	19	字 数	380 千字
版 次	2024 年 1 月第 1 版	印 次	2024 年 1 月第 1 次印刷
书 号	ISBN 978-7-5645-9885-3	定 价	69.00 元

本书如有印装质量问题，请与本社联系调换。

编委名单

主　审	邵凤民
主　编	武素英
副主编	胡晓军　秦基石　尹沅沅
编　委	武素英　胡晓军　秦基石
	尹沅沅　崔冰心　张书豪
	梁雅琼　张晓华

序

当疾病肆虐、人类生命遭受威胁时，是医者的妙手仁心，为患者送来一缕缕暖阳，温暖、明亮，让人生重新起航！

伴随中国特色社会主义迈入新时代的伟大征程，历经百年风雨的河南省人民医院在新时代砥砺奋进、勇毅前行，舍生忘死、护佑人民，矢志践行人民医院服务人民的办院宗旨，为一个个备受疾病折磨、身处绝境的患者送来了生命的暖阳！

一串串改革发展的坚实足迹，一颗颗赤诚滚烫的医者初心，一幕幕真情有爱的医患故事，一个个创新创造的技术高峰，被"官微"一一记录！

"官微"是一本书，镌刻了百年省医在全面深化医改、加快推进医院高质量发展的进程中，担当突破，全面落实分级诊疗、发展互联网医疗，推动优质医疗资源下沉和均衡布局的坚实足迹！"官微"是一面镜，折射了一流专家团队严谨求实、不懈探索，创新开展突破性、标志性技术，不断攀登医学珠峰的科学精神！"官微"是一扇窗，撷取了医护人员聚焦患者需求、响应群众期盼、传播健康理念、普及健康知识、倡导健康生活，争当科普主力的责任担当！"官微"是一盏灯，映照了扎根临床的平凡感动、医患一家亲的动人场景，还有和生命赛跑的生死时速，面对灾情、疫情无畏生死的勇敢逆行……

为了铭记新时代医院的发展变化，让感动定格、让故事延续、让人文高扬、让精神永恒，院党委决定以官方微信平台刊发报道内容为基础，编撰河南省人民医院文化建设丛书，以年代为册，全景呈现医院重大事件、技术创新、危难担当和人文故事等。

编撰丛书的过程，既是对一篇篇精彩报道的筛选，更是对新时代医院发展足迹的回顾、对百年省医精神基因的追寻。编写组从每年近300篇报道中，撷取那些价值重大、脍炙人口、影响深远、感人肺腑的报道进行编校、优化、提升，旨在呈现给广大读者一套内容丰富、文笔优美，具有重要历史意义和广泛借鉴价值的图书。

丛书出版后，将成为加强院史教育、传承百年省医精神的一笔宝贵财富；将穿透岁月的幕墙，持续凝聚发展力量，进一步塑造省医为人民的品牌形象！步入新时代，我们将持续讲好省医故事，团结带领广大干部职工，为推动医院高质量发展奋勇争先，为造福患者，助力健康中原、健康中国建设做出新的积极贡献！

河南省人民医院党委书记

目录

第一章　省医聚焦

第二章　省医技术

第三章　省医科普

第四章 省医人文

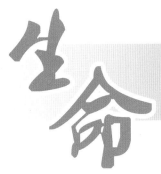

生命的暖阳

SHENGMING DE NUANYANG

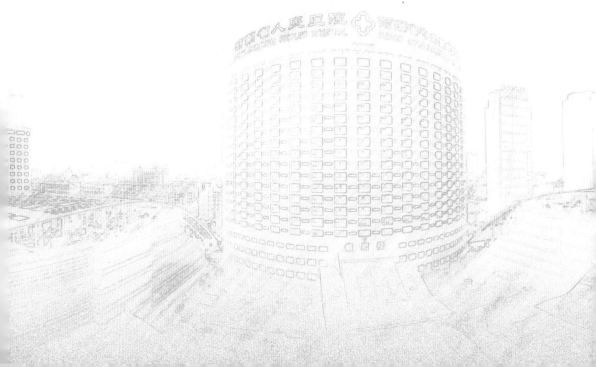

第一章 省医聚焦

2022-01-20

朱钵当选"中国好医生"月度人物

日前，由中央文明办和国家卫生健康委员会共同组织的"中国好医生、中国好护士"网上推荐评议活动经过群众推荐、集中展示、点赞评议等环节共有 10 位优秀医务人员入选。

河南省人民医院皮肤科主任医师朱钵，当选 12 月"中国好医生"月度人物，朱钵，男，1929 年 7 月生，中共党员。92 岁的他已经在工作岗位上坚守了 69 年。69 年前，身为共产党员的他放弃组织安排的留京机会，主动申请到偏远地区开展临床工作。他整理出"四石散""复方松馏油膏"等处方及土方，研究出 10 余种独特方剂，创新应用氯乙烷喷射治疗带状疱疹等多项技术，应用至今。曾获中华医学会终身成就奖、国家发明奖二等奖、全国皮肤科医师杰出贡献奖等荣誉。

哪里艰苦就到哪里去

1952 年，新中国刚刚成立不久，全国上下急需人才。从中国医科大学医学系毕业的朱钵有多种选择，但他主动放弃了留在北京的机会，来到当时的平原省新乡市（现河南省新乡市），开始了外科医生生涯。1954 年，他被调到洛阳矿山厂，负责厂医务所建设，这份既清闲又安稳的行政工作，对朱钵来说却是一种煎熬。朱钵回忆，"我向组织申请，要回到临床一线。"

哪个科室需要就去哪个科室

1956 年，朱钵来到河南省人民医院。当时，河南省人民医院正在筹备建设皮肤科，急需皮肤科医生。就这样，干了多年外科医生的朱钵改学皮肤科。

"我是共产党员，组织要求我去哪个科室我就去哪个科室。"朱钵说。他放下外科医生的工作，按照医院安排到北京进修皮肤科。1957 年，朱钵顺利进修毕业，成了河南省人民医院皮肤科主任和唯一的皮肤科医生，门诊、病房一起管，但从不叫苦叫累。由于工作成绩突出，1960 年，年仅 31 岁的朱钵被破格由住院医师直接晋升为副主任医师。

为群众解决健康难题是最大的快乐

近 70 年的临床工作，让他摸索出不少治病妙招。他先后研究出 10 余种独特方剂。由他在国内创新并推广应用的氯乙烷喷射治疗带状疱疹、高锰酸钾治疗结节性痒疹等技术至今仍在临床使用。

20 世纪六七十年代，全国的头癣发病率非常高，河南患者超过 10 万，大部分在农村。1978 年，朱钵响应党中央、国务院发起"在全国开展头癣病防治工作"的号召，成立"头癣防治技术指导组"，编写《头癣防治手册》，选择试点展开普查；发动基层医生，人人检查，查出疑似者采集病发进行真菌镜检。确诊的头癣患者，按他制定的"理、洗、涂、服、消"5 字措施进行治疗。一个疗程结束后，头癣患者治愈率达 97%。他组织开办头癣防治培训班，把成功模式在全省相继铺开。经过两年的奋战，河南省共治愈 10 万余名头癣患者，基本消灭了头癣。

患者治好病是我的心愿

退休后，朱钵也没有休息，而是坚持坐诊，目前是河南省人民医院仍在坐诊的年龄最大的专家。90 岁之前，除了门诊的工作，他还到病房查房。

多年来，朱钵坐门诊养成一个习惯，每天 8 点钟开始的门诊，他最少提前 15 分钟到。坐诊中，极少有人见他去卫生间，带的一瓶水也往往原封不动，一坐就是一上午。中午 12 点前，他没离开过诊室。不管多晚，也会把最后一个患者看完再下班。谈及为何这样，朱钵直言："找我看病的多是在基层看不好病的重症患者。他们有的在很多地方看过，或许耽搁病情，或许误诊误治，本身已经很痛苦了。我是共产党员，理应对群众的病痛做到感同身受。"

2022-01-31

2022 年新春贺词

　　春秋代序，岁月如歌。在这辞旧迎新的美好时刻，谨代表院党委领导班子，向辛勤耕耘、团结奋进的全院干部职工、离退休老同志致以节日的问候，向关心支持医院改革发展的社会各界致以诚挚的感谢，向广大患者朋友道一声"新年好"。

　　百舸争流、奋楫者先，我们以披荆斩棘的无畏奋斗，一起走过极不平凡的 2021。

　　这一年，我们礼赞百年、忠心向党。隆重庆祝中国共产党成立 100 周年，深入开展党史学习教育，大力弘扬伟大建党精神，扎实办好惠民实事、好事，精心组织"百县百家百场专家基层行"等活动，以实际行动擦亮"人民医院为人民"的宗旨底色，坚守用心用情保障人民群众生命健康的赤诚初心。

　　这一年，我们抗洪战疫、书写荣光。在洪灾疫情多轮叠加的危难时刻，全院干部职工众志成城、不辱使命，逆流而上、逆行出征。坚持人民至上、生命至上，在洪水围困的"孤岛"绝境里，军民同心、风雨同舟，患者、家属等近 5000 人安全转移脱险，谱写了气壮山河的空地大转运、生命大救援！面对多轮新冠疫情，从烈日炎炎到冰天雪地，14300 多人次医护团队白衣为甲、闻令出战，深入社区街道、爬楼入户，累计完成 566 万余人次核酸采样；由院领导带队的 4 支医疗专班支援抗疫、进驻定点医院，鏖战酷暑、奋战严寒，顺利完成 500 余名分流患者救治工作，目前近 900 名医护人员仍坚守在定点救治一线。当代省医人以"硬核"担当践行了伟大抗疫精神，为守护人民群众生命健康筑起了坚实屏障。

　　这一年，我们高质发展、赓续辉煌。院党委坚持前瞻 30 年，谋划 15 年，立足这 5 年，高质量编制完成医院"十四五"发展规划，聚焦打造"高水平临床研究型强院、高质量国家区域医疗中心"目标，大盘蓄厚势，落子开新局，新院区规划推进，平原院区实质提速，百年省医新蓝图正在擘画落地。一年来，国家心血管区域医疗中心建设提质提速。国家临床重点专科再添丁，普通外科获批入选；24 个省级重点学科全部通过验收。成功获批心脏移植资质，全球首例"超小型磁悬浮离心式人工心脏植入术"等标志性技术相继开展，7 个郑州大学先进医学研究分中心揭牌成立。连续 12 年获评河南省群众满意医院，迈进中国医学科学院科技综合排行榜百强。

历经大战大考、艰难方显勇毅！回望 2021，我们无限感慨、刻骨铭心，来之不易的成绩，是全体干部职工心连心、肩并肩，一起扛过来、拼出来的，每一位省医人都是"答卷人"，都是生命的守护者、奔跑的追梦者、奇迹的创造者。

开拓创新、勇进者胜，我们以一往无前的拼搏进取，共同迎接奋斗出彩的 2022。

2022 年是"十四五"规划实施的关键之年，目标已经确定，号角已经吹响，新的一年，让我们高举习近平新时代中国特色社会主义思想伟大旗帜，在省委、省政府和省卫健委党组的坚强领导下，深入贯彻党的十九大和十九届历次全会精神，全面落实新时代党的卫生健康工作方针，积极融入健康河南、健康中国战略大局，统筹疫情防控和医院高质量发展，坚定办院方向、坚守发展道路、践行服务宗旨，努力为新时代中原更加出彩做出新的更大贡献，以优异成绩迎接党的二十大胜利召开。

莫道前路多险阻，再闯关山千万重，新时代、新征程、新梦想，让我们坚定信心、踔厉奋发、笃行不怠，以忠诚、实干、奉献，牢记医者初心，担当健康使命，开创崭新局面，努力干成一番新事业、闯出一片新天地、展现新年新气象。

恭祝大家虎年吉祥，身体健康，阖家幸福，万事如意。

河南省人民医院党委书记邵凤民　院长陈传亮
2022 年 1 月 31 日

2022-02-10

省医北院区合作建设签约

河南省人民医院、新乡市平原城乡一体化示范区签署合作建设协议，河南省人民医院北院区建设推进再迈新步伐。

这是落实省委精神、锚定"两个确保"、加快实施"十大战略"、强力推动健康中原建设的实际行动，是推动优质医疗资源提质扩容、助力平原示范区建设、推动郑新一体化的重要举措。

2月10日上午，河南省人民医院、新乡市平原城乡一体化示范区合作建设河南省人民医院北院区协议签署仪式举行。河南省卫生健康委员会党组书记、主任阚全程，河南省医疗保障局党组书记、局长郑子健，新乡市委书记李卫东，河南省人民医院党委书记邵凤民、院长陈传亮，郑州市医疗保障局党组书记杜建强，新乡市人大常委会党组成员、市发改委主任郑援越，新乡市人民政府副市长李瑞霞、祁文华，新乡市政协副主席、市商务局局长周勇，河南省卫生健康委办公室主任路修德、医政医管处处长李红星，平原示范区管委会主任陈剑虹以及河南省卫生健康委、河南省医疗保障局、郑州市医疗保障局、新乡市各相关单位、平原示范区相关领导与负责人，省医在家领导班子成员及职能部门负责人参加协议签署仪式。签约仪式由新乡市委常委、常务副市长，平原示范区党工委书记孙栋主持。

河南省人民医院北院区规划面积269亩，将建成医疗、科研、教学、康复为一体的三级甲等综合性医院。河南省人民医院、新乡市平原城乡一体化示范区开展合作以来，新乡市、平原示范区十分重视，给予了大力支持，基本建设等各项工作有序推进。在之前合作的基础上，为推动合作更加紧密、更加深入，新乡市委市政府高站位、大格局、真重视，河南省人民医院牢记健康使命，积极融入新乡市高质量发展大局，经双方充分磋商、凝聚共识，决定合作建设河南省人民医院北院区，真正让优质医疗资源在平原示范区落地、扎根。

邵凤民说，协议签署后，医院将成立专班，正式进驻，全速推进。建成后将纳入河南省人民医院统一管理，在管理水平、诊治能力、质量控制和信息化建设方面做到"四个保持一致"，着力打造立足示范、服务郑新、辐射中原的高水平、现代化医疗中心。医院将与平原示范区一道，真诚合作、形成合力，争取早日建成开诊，为健康河南建设增添新光彩、做出新贡献，为人民群众生命健康保驾护航!

阚全程指出,双方签订合作协议,是完善我省区域卫生规划、推动优质医疗资源扩容和均衡布局的又一举措,是促进经济发展与增进健康福祉互促共赢的民生工程,将极大地提升豫北地区人民的健康获得感、幸福感。希望医院以此次签约为契机,加快建成医疗技术顶尖、医疗质量过硬、医疗服务高效、医院管理精细、人民群众满意的高水平现代化医院,在高质量发展的新征程上再创佳绩,引领全省公立医院整体进入高质量发展新阶段。也希望双方精诚合作、同心协力,推进项目尽快投用,尽早惠及百姓,为助力健康中原建设,谱写新时代中原更加出彩的绚丽篇章提供坚强保障。

陈剑虹与陈传亮签订合作协议。

李卫东指出,此次双方全面深化合作,致力于打造一座集医疗、医养、预防、科研、培训、管理为一体的三级甲等综合性医院,标志着我市医疗卫生事业掀开新的篇章。希望院地双方定期联系、精准对接,不断推动合作向更深层次、更广领域、更高水平迈进,共同探索区(县)与大型知名医院合作新模式。平原示范区要把服务好、保障好项目建设作为一项重要任务抓紧抓好,争取项目早日建成投用,造福黄河两岸百姓。

2022-02-16

省医 2022 年工作大会召开

2 月 16 日下午，河南省人民医院 2022 年工作大会在科教大厦四楼多功能厅举行。

为认真贯彻落实疫情防控要求，本次大会以线上线下相结合的方式进行。主会场参会人员有在家院领导班子成员、华中阜外心血管病医院筹建班子成员、河南心血管病中心班子成员、受表彰的先进集体和先进个人代表。医院其他人员、各托管医院、港区医院派驻人员等通过线上方式参加会议。

大会系统深入总结了医院 2021 年主要工作情况，对涌现出的先进集体、先进个人、新技术、新业务等进行表彰，谋划部署 2022 年主要工作，号召动员全院干部职工开拓创新、团结拼搏、真抓实干、再创辉煌。

河南省人民医院院长陈传亮在工作报告中，全面梳理和回顾了医院 2021 年工作开展情况及取得的发展成绩。他说，2021 年极不平凡，面对灾情疫情叠加冲击，全院干部职工在省委、省政府和省卫健委党组的正确领导下、在院党委的团结带领下，无私奉献、担责担险、稳中求进、难中求成，在抗洪战疫、学科建设、医教研协同等多方面携手并肩、拼搏进取，圆满完成了年度目标任务，实现了"十四五"良好开局。

陈传亮表示，2022 年是党的二十大召开之年，是我省锚定"两个确保"，实施"十大战略"，加快建设现代化河南的关键之年。做好今年的工作，必须做到党的领导、主动融入、规划引领、创新驱动、高质量发展"五个坚持"，在健康中国、健康中原建设进程中勇挑大梁、担当出彩。

重点做好十个方面工作：持续抓好新冠疫情防控；加快构建一院多区布局；加快推进学科专科体系优化整合；加快推进质量安全体系重构重塑；加快推进人力资源体系建优培强；加快推进科技创新体系提质赋能；加快推进医教协同体系持续深化；加快推进优质服务体系深耕细作；加快推进精细管理体系统集成；丰富完善党建文化体系。

大会由党委副书记兼工会主席武素英主持。

纪委书记田海峰宣读《河南省人民医院关于表彰 2021 "年度特别奖"的决定》。

副院长孙培春宣读《河南省人民医院关于表彰 2021 年度先进集体、先进个人的决定》。

副院长张连仲宣读《河南省人民医院关于表彰奖励 2021 年度新业务、新技术的决定》。

总会计师李建军宣读《河南省人民医院关于表彰 2021 年度科研工作先进集体、先进个人的决定》。

省立眼科医院党总支书记赵东卿宣读《河南省人民医院关于表彰 2021 年度教学工作先进集体、优秀个人的决定》。

大会对 2021 年度受表彰的集体和个人代表进行颁奖。

河南省人民医院党委书记邵凤民为"年度特别奖"颁奖。

阜外华中心血管病医院副院长高传玉、医学影像科主任王梅云、麻醉与围术期医学科主任张加强分别作为受表彰集体代表、个人代表、科技工作先进个人代表发言。

2022-03-04

科学家首次记录人类濒死时的大脑活动

2022 年 2 月 22 日，世界神经领域 SCI 期刊《frontiers in Aging Neuroscience》（《衰老神经科学前沿》）刊发了河南省人民医院脑血管病医院尤哈国际神经外科中心 Ajmal Zemmar 博士的最新发现《Enhanced Interplay of Neuronal Coherence and Coupling in the Dying Human Brain》（《在濒死人脑中增强的神经元连贯性和耦合的相互作用》）。这是科学家们有史以来第一次记录到人类在濒临死亡时的大脑活动。

论文记载了一名癫痫发作的 87 岁男子心脏骤停，当神经科学家使用脑电图（EEG）为其检测和治疗时，无意中记录到一个濒临死亡的大脑活动。

神经外科医生 Ajmal Zemmar 博士组织了这项研究。他介绍："我们测量了大约 900 秒的大脑活动，并设定了一个特定的时段来研究心脏停止跳动之前和之后的 30 秒中发生了什么。就在心脏停止跳动之前和之后，我们看到了一个特定的神经振荡带的变化，即所谓的伽马振荡，但也看到了其他的变化，如 δ、θ、α 和 β 振荡。"

脑振荡（通常称为"脑电波"）是一种有节奏的脑活动模式，通常存在于活体人脑中。不同类型的振荡，包括伽马振荡，都与高度认知功能有关，比如集中注意力、做梦、冥想、记忆提取、信息处理和意识感知，就像那些与记忆回放有关的振荡一样。

Ajmal Zemmar 博士推测："通过在记忆提取过程中产生振荡，大脑可能在我们临死前对重要的生命事件进行最后的回忆。这些发现挑战了我们对生命何时结束的理解，并产生了重要的后续问题，例如与器官捐献时间有关的问题。"

河南省人民医院是该论文的第一完成单位。文章通讯作者 Ajmal Zemmar 博士从 2018 年 7 月起加入河南省人民医院脑血管病医院尤哈国际神经外科中心并工作至今。

2022-03-10

助力乡村振兴，入选推广典型案例

河南省人民医院开展的"百县百家百场专家基层行"活动，成为河南省总工会决定推广的2021年"乡村振兴劳模出彩行动"典型案例。此为全省卫生健康系统唯一入选的案例。

河南省总工会印发的通知中，决定推广28个2021年"乡村振兴劳模出彩行动"典型案例和命名"河南省乡村振兴劳模出彩基地"。河南省人民医院"百县百家百场专家基层行"活动由河南省卫生健康委工会推荐入选。

2021年，河南省总工会在全省扎实开展"乡村振兴劳模出彩行动"，组织动员各级劳模先进人物、五一劳动奖状单位等先进集体，通过技术帮扶、资金帮扶、产业帮扶、项目帮扶、结对帮扶等形式，为巩固拓展脱贫攻坚成果，全面推进乡村振兴做出了积极贡献。

河南省人民医院在"百县百家百场专家基层行"活动中，坚持党建引领，凝聚先锋力量；坚持劳模带动，下沉优质医疗，坚持科学规划，确保活动实效。

先后分批组织国家和省级先进工作者和五一劳动奖章获得者及专家350余名，通过集中授课、组织查房、手术、病例讨论等形式，分赴全省54个县市开展精准帮扶工作，累计义诊2848人次，示范查房1828人次，疑难病例会诊321例，示范手术35台，质控27场，举办学术讲座163场，培训基层医务人员1.2万余人次。

截至2021年10月底，河南省人民医院"百县百家百场专家基层行"活动累计免费开展远程会诊6300多例，远程病理1.18万例，远程心电1.42万例，远程影像1328例，远程超声56例，远程培训直播课216节，累计培训基层医务人员5.2万人次。通过远程医疗的开展，形成了密切协作机制，在日常工作中就能满足基层百姓"足不出户"享受省级优质医疗服务的需要。

河南省总工会要求，各级工会组织要以学习推广典型案例为契机，坚持因地制宜、创新活动载体，持续深化"乡村振兴劳模出彩行动"，做强做优活动品牌，进一步扩大社会影响力；充分发挥工会桥梁纽带作用，加强宣传引导、竭诚服务劳模，组织更多劳模先进人物和先进机体参与，打造更多乡村振兴劳模出彩基地，带动广大群众增收致富、共享发展成果。

2022-03-18

黄改荣当选"中国好医生"月度人物

近日，由中央文明办和国家卫生健康委员会共同组织的"中国好医生、中国好护士"网上推荐评议活动，经过群众推荐、集中展示、点赞评议等环节，共有10位优秀医务人员入选1月月度人物。

河南省人民医院老年医学科主任黄改荣当选"中国好医生"1月月度人物。

多年来，黄改荣一直为老年人的健康奔波守护，深入基层医院开展学术指导及适宜技术推广，利用业余时间到养老机构、社区医院、残疾人托养中心进行社会调研及医疗技术指导，成立河南省人民医院老年病研究所、河南省老年医学中心、国家老年医学专培基地、国家老年疾病临床医学研究中心的中南区老年医学培训中心，牵头成立河南省老年医学，医养结合联盟，荣获全国五一劳动奖章、河南省三八红旗手等荣誉称号。

心系老人就近"养老难"

年近九旬的李先生是黄改荣的"老病号"，20多年来只要是心血管方面有问题，他都找黄改荣解决。他说，"我们家属院百十个老同志，都特别认她。"

2018年，黄改荣当选全国政协委员。在调研时，她发现绝大多数的老人都希望在家或社区养老，她决心要帮助更多的老年朋友解决就近看病就医问题。

2018年两会，黄改荣提交了自己几经修改后的提案《政府主导打造社区智慧服务平台助力社区养老》，建议加强社区卫生服务站的建设，由政府出资招纳适量全科医生、康复科医生和专业护士，把慢病患者管理起来，而一旦居民急病、大病发作，第一时间快捷精准向综合大医院转诊。这个提案就是为了积极推进医养结合，解决老百姓在健康养老方面的需求。

多方探索追寻"答案"

在"楼上居住、楼下就医"的社区养老模式探索开始期间，郑州社区卫生服务中心时常会出现黄改荣和同事们的身影。

她所在的河南省人民医院与该社区合作形成"医联体"，她和同事们定期到基层社区坐诊、指导，让老年人在家门口看病更方便、养老更舒心，也给残疾或行动不便的高龄空巢老人带来很大方便。

2019 年的全国两会，黄改荣的提案有了升级版：政府公费培养全科医生定向做社区医生；鼓励民间资本参与基层医疗服务机构硬件投入；将慢病管理、康复医疗等医保支付覆盖到社区医疗机构；多方结合、共同促进医养结合的落地。

2022 年 3 月 7 日上午，全国政协十三届五次会议第二场"委员通道"开启，8 位全国委员分组入场。

上午 8 点 05 分，全国政协委员、河南省人民医院老年医学科主任黄改荣作为第一组的 2 位委员之一进入委员通道。

在现场主持人作出可以提问的示意后，中央广播电视总台记者就积极应对人口老龄化的国家战略向黄改荣委员提出相关问题。黄改荣从老年人关心的"健康"、"幸福"和全社会的老龄观等方面进行了回答。

黄改荣说，老年人平时最关心的莫过于两件事：健康、幸福。老年人关心的幸福离不开 3 种状态：第一有乐趣，第二被需要，第三不掉队。老年人是文化传承和推动社会进步的重要力量。不论是要健康还是要幸福，老年人自身要有乐观的心态，要积极地参与社会活动，而社会也应该积极帮助老年人实现老有所为。

"积极应对人口老龄化已成为国家战略，你一定会感受到社区里的老年活动场所增加了，为老服务的内容更丰富了，老年人看病、出门越来越方便了，所以怎样的老龄观才算积极的？人人参与就是积极的老龄观。"黄改荣说。

用"5G+"推动医养结合

2021 年 8 月，河南省人民医院老年医学科牵头的"5G+ 老年智慧健康管理应用试点研究"入选由工业和信息化部、国家卫生健康委联合主办的"5G+ 医疗健康应用"试点项目。黄改荣积极推进项目，在郑州选定试点区域铺设 5G 网络，对区域内社区、养老院等老年人进行体检及疾病筛查、评估，为有需求的老人提供个体化的便携智能设备，实时监测身体情况。比如在独居老人出现跌倒等突发情况时进行一键报警，社区工作人员能第一时间赶到；心血管基础性疾病患者指标异常变化能及时通知医生端口，及时进行处理。

"这相当于有了'健康管家'，扩大老人尤其是独居老人的健康管理范围，提升健康指导及精准防控能力，减少突发问题带来的不良后果。"黄改荣说。

简介：黄改荣，河南省人民医院老年医学科主任、老年教研室主任，河南省首席科普专家，中国医师协会老年医学分会常委，中国老年学老年医学委员会常委，河南省老年医学专业分会主委，中华医学会老年医学分会委员，河南省"三八红旗手"、全国"五一劳动奖章"获得者。兼任民盟河南省委副主委；作为全国政协第十三届政协委员,心系百姓,经常深入基层调研,在全国两会提出优质提案。

2022-03-28

王梅云当选美国医学与生物工程院会士

近日，美国医学与生物工程院（The American Institute for Medical and Biological Engineering，AIMBE）公布了新当选的会士（Fellow）名单，以表彰他们在医学与生物工程上取得的卓越成就。据悉，全球共有 153 名专家学者入选，陈学思院士、马光辉院士等 8 位来自中国的专家学者入选其中。

河南省人民医院医学影像科主任王梅云因在"开发和拓展多模态医学影像技术在疾病精准诊疗中的价值"方面做出杰出贡献而当选，这是国内放射学界首位当选美国医学与生物工程院会士的专家学者，也是今年中国大陆唯一入选的临床医学专家。

王梅云，河南省人民医院／郑州大学人民医院医学影像科主任，美国哈佛大学医学院博士后，主任医师、二级教授、博士生导师，郑州大学医学技术学院学术副院长，国际医学磁共振学会(ISMRM)理事会理事，国际磁共振学会认证讲师，国际医学磁共振学会精神成像学组主席，国际神经血管疾病学会(ISNVD)候任主席等。神经及精神疾病的影像诊断与无创治疗、功能与分子成像新技术的研发应用研究领域专家，曾在国内率先开展了帕金森病震颤的磁波刀治疗，在国际顶级期刊发表学术论文 200 多篇，被引用 9000 余次，多篇论文入选全球 TOP 1% ESI 高被引论文；曾获河南省科技进步一等奖 2 项，主持国家自然科学基金、国家重点研发计划等重点项目等国家级和省部级项目等 10 余项，主导发布全国团体标准、国际专家共识 6 个，主编、参编著作 10 余部，曾获得全国科技系统抗击新冠肺炎先进个人、国家百千万人才工程有突出贡献中青年专家、国务院特殊津贴专家、全国优秀科技工作者等荣誉称号。

美国医学与生物工程院（AIMBE）隶属于美国科学院，是国际医学与生物工程领域著名的非营利性学术组织，汇聚了世界医学与生物工程领域的顶尖专家学者，其成员包括 3 名诺贝尔奖得主，20 位美国总统奖得主以及 294 位美国科学院、工程院、医学院院士。美国医学与生物工程院会士由世界医学与生物工程领域最杰出（Top 2%）的学者组成，每年经过国际同行提名与严格评选产生，是美国医学和生物工程技术领域的最高学术荣誉。李兰娟院士、郑树森院士等国内著名专家学者也曾入选其中。

2022-04-26

连续 4 届"群星闪耀"，5 项重要成果发布

4月23日上午9时开幕的第四届少林国际神经外科及脑血管病大会&第七届中原脑血管病论坛（SINC&CCDF）上，河南省人民医院、脑血管病医院正式发布的2021年度重要科研成果，引起社会广泛关注：李天晓教授带领河南省脑血管病团队研究项目——缺血性脑血管病救治体系创建及示范应用，荣获河南省科学进步一等奖；由河南省人民医院作为牵头单位自主研发设计的"Skyflow 取栓支架"及"SeparGate 球囊导引导管"获批上市，为打破国外高科技医疗产品的长期垄断、成果转化、救治病患进一步夯实了基础；由河南省人民医院、河南省脑血管病医院主编、主译的《牛津脑血管神经外科经典病例》《PED 在颅内动脉瘤中的临床应用》《脑血管病神经外科经典病例》等5本新书问世，将临床第一手资料加以总结并与同道分享。

这些科研成果的取得，标志着河南省人民医院、脑血管病医院科研实力再上新台阶。

大会开幕式以线上线下结合的形式进行。河南省卫生健康委主任阚全程，河南省人民医院党委书记邵凤民、院长陈传亮参会。

中国科学院院士、东南大学附属中大医院院长、中国医师协会介入医师分会会长滕皋军，国家卫生健康委脑卒中防治工程委员会办公室主任巢葆华，河南省人民医院 Juha 国际神经外科中心主任 Juha Hernesniemi 教授等领导及嘉宾线上莅临大会。

中国科学院院士、东南大学附属中大医院院长、中国医师协会介入医师分会会长滕皋军教授在致辞中说，河南省的神经外科和脑血管病介入水平得到了长足的发展。希望在"少林"这个高端学术品牌的影响下，与会嘉宾积极分享交流、共同进步，弘扬"少林"精神。

阚全程致辞说，脑血管病防治是河南省卫生健康系统工作的重中之重，在大家的共同努力下，河南省的脑血管病尤其是脑卒中的防治水平得到明显提升。大会秉承合作共赢、创新发展的理念，为全省乃至全国的同道打造了一个相互交流的舞台，希望参会代表积极交流、共同探讨，提升脑血管病防治水平，为"健康中国""健康中原"做出应有贡献。

国家卫生健康委脑卒中防治工程委员会办公室主任巢葆华在致辞中说，中国脑卒中防控形势依然严峻，河南是人口大省，卒中高发，因病致残、因病返贫者更是不计其数。近年来，河南着力推动脑卒中防治体系的建设，取得了一系列瞩目的成绩。"少林会"的举办，搭建起了一个神经外科、脑血管病等多学科融合的国际化学术交流平台，为我国脑卒中防治水平的提升奠定了夯实的基础。

邵凤民表示，少林国际神经外科及脑血管病大会已连续举办3年，将"少林"学术品牌的影响力持续扩散，也成为河南省人民医院、河南省脑血管病医院一张靓丽的学术名片。本届大会邀请来自海内外的神经学科杰出专家与青年翘楚，共话技能提升、共商诊疗方案、共建交流平台，共同打造神经外科及脑血管病领域交流合作的"演武场"，交流技术应用与创新成果。

大会开幕式由陈传亮主持。

随后，大会进入"神经学科终身成就奖"颁奖环节。当代神经外科Robert F.Spetzler教授、凌锋教授、江基尧教授获得本届大会终身成就奖。

大会还发布了郑州市卒中急救地图3.0版，为地图溶栓、取栓定点医院和河南省医师协会神经介入专委会青年医师手术比赛获奖者授牌和颁奖。

2022-05-02

省医科普战队获佳绩

4月29日下午，"健康中国行动知行大赛"医疗卫生机构专场河南赛区选拔赛总决赛举办。经过激烈的角逐，河南省人民医院战队从全省晋级决赛的16支队伍中脱颖而出，以总分第一的成绩荣获金奖！

"健康中国行动知行大赛"由健康中国行动推进委员会办公室举办，旨在深入实施健康中国行动，进一步加大健康知识普及力度。健康中国行动知行大赛医疗卫生机构专场河南赛区选拔赛总决赛由河南省卫生健康委员会、河南日报报业集团主办，河南省卫生健康宣传教育中心、大河健康报社承办，此次总决赛将选拔出一支"知行合一"的健康科普战队，代表河南省参加2022年6月在北京举办的健康中国行动知行大赛医疗卫生机构专场比赛。

来自河南省人民医院的5名选手可谓是"科普明星阵容"，其中脊柱脊髓外科医生王亚寒、乳腺外科医生申鹏均在以往我省举办的健康科普能力大赛中荣获过金奖，成员眼科护士张盼盼、神经内科护士许珺、消化内科医生蒋振华同样实力不俗。

此次战队属于多学科强强联合，队员来自5个科室、医护结合。按照院党委的安排，宣传部精心筹备、组织队员深入创意构思，酝酿了参赛作品主题和内容构成。

由于5名队员分别来自不同科室，他们之间的磨合显得尤为重要。通过几轮头脑风暴，选手之间不断碰撞出灵感的火花，最终从健康素养66条中确定了"甄别"主题，以"擦亮眼睛选对路，我的健康我守护"为题，在短短两分钟时间里，针对目前常见的健康信息传播渠道进行了高度凝练的讲解，以言简意赅的表述、生动形象的表演，告诉大家如何在令人眼花缭乱的信息中去伪存真。

现场表演中张盼盼生动演绎了直播间带货主播的形象，将包治百病的"神药"吹得天花乱坠。

许珺和蒋振华扮演道听途说的老人，接地气的对话让人会心一笑。

申鹏的表演充分展现了现代青年网上获取健康知识的现状。

王亚寒作为医生，向我们道出了如何正确鉴别信息的方法：保持清晰的头脑，认真听医生的叮嘱，相信权威媒体的科普信息，有辨别，不盲从。

精彩的表演让现场掌声连连，连主持人都表示，自己一定要给家中的长辈朋友介绍一下这些好方法。

选手们表示，希望能够通过这一形式，让更多的人了解健康知识，并让健康知识转化成为健康行为，真正改变自己的生活方式，成为自己健康的第一责任人。

2022-05-04

青春心向党，建功新时代
——致全院广大青年朋友的一封信

全院广大青年朋友们，同志们：

在全党和全国各族人民喜迎党的二十大胜利召开、五四青年节到来之际，院党委向全院广大青年致以节日的祝贺和诚挚的问候。

回首百年，五四运动孕育的爱国、进步、民主、科学精神，代代相传，生生不息，历久弥新。无论风云变幻、沧海桑田，中国青年爱党、爱国、爱人民的赤诚追求矢志不渝，坚定不移听党话、跟党走的忠贞初心始终未变。中国青年始终是实现中华民族伟大复兴的先锋力量。

风雨世纪，辉煌百年，经过一代又一代省医人赓续奋斗、拼搏努力，当代省医已经站在了新的发展起点，踏上了瞄准"双高"目标、绘就"十四五"规划蓝图的新征程！在抗击新冠疫情的危急时刻，在抗洪救灾的危难关头，全院广大青年在院党委的坚强领导下，主动请缨、挺身而出、护佑生命，用青春臂膀扛起了如山的责任！大家或逆流而上、不怕牺牲，或白衣为甲、勇敢逆行，或平凡坚守、默默奉献，以青春之热血、青春之激情、青春之智慧，书写了当代省医青年的担当和风采！"河南好人"、地铁中勇敢逆行挽救群众生命的李英豪，"河南青年五四奖章"获得者、支援国际抗疫的感染性疾病科曾艳丽，"全国优秀共青团员"、在感染ICU与病毒近距离较量的年轻护士张天奇，等等，就是你们当中的优秀代表。

时代造就青年，盛世成就青年。新时代中国青年生逢中华民族发展的最好时期，拥有更优越的发展环境、更广阔的成长空间，面临着建功立业的难得人生际遇。全院广大青年要传承"五四"精神红色血脉，大力弘扬医疗卫生职业精神，深刻领悟"国之大者""省之要者"，主动找准工作的结合点、切入点、着力点，将个人理想同中国特色社会主义共同理想，同增进人民群众健康福祉、医院发展愿景紧密结合起来，勤学苦练专业技能，常修常进医德医风，把论文写在祖国的大地上，把热血抛洒在医疗服务的生动实践中。

在今年五四青年节到来之际，习近平总书记到中国人民大学考察调研时强调："希望广大青年牢记党的教诲，立志民族复兴，不负韶华，不负时代，不负人民，在青春的赛道上奋力奔跑，争取跑出当代青年的最好成绩！"中国梦是历史的、现实的，也是未来的；是广大人民的，更是青年一代的。希望全院广大青年与新时代的中国青年一道，以实现中华民族伟大复兴为己任，增强做中国人的志气、骨气和底气，以永不懈怠的精神状态、永不停滞的前进姿态，在接续奋斗中将中华民族伟大复兴的中国梦变为现实！希望全院广大青年志当存高远，路从脚下起，用奋斗擦亮青春底色，以实干担当时代重任！真正做到无悔青春、强国有我！

真诚祝愿全院广大青年朋友节日快乐，工作顺利，身体健康，家庭幸福！

中共河南省人民医院委员会

2022 年 5 月

2022-05-12

致敬最美天使，绽放别样风采

5月12日，是护士的节日，国际护士节，主题是"关爱护士队伍，护佑人民健康"。河南省人民医院领导邵凤民、陈传亮、孙培春以视频形式，向在院和奋战在援沪一线的护理工作者致以节日慰问，感谢护理工作者的无私奉献。

河南省人民医院党委书记邵凤民说，无论是在日常护理服务的平凡坚守中，还是在突发灾害、重大疫情来临的危难关头，只要是人民需要、祖国需要，拥有光荣传统的省医护理人都不怕牺牲，冲锋在前，敢打硬仗，能打胜仗，书写了用仁心传递温暖、用生命守护生命的天使赞歌。

河南省人民医院院长陈传亮说，省医护理人在哪里，省医优质护理服务就能延伸到哪里；省医护理人在哪里，省医人的闪光形象就能播撒到哪里；省医护理人在哪里，"人民至上、生命至上"的殷殷嘱托就能落实到哪里。你们是医院永远的骄傲、最美的天使！

副院长孙培春说，你们坚守岗位、无私奉献、主动作为、努力拼搏，始终在平凡的岗位上守护着生命的希望。你们白衣擐甲、英勇奋战，迎难而上，日夜值守，有力有序有效推进各项防控和救治工作，彰显省医硬核抗疫力量和护理人的责任担当。

第111个"5·12国际护士节"期间，河南省人民医院的白衣天使开展第十一届"天使文化周"系列活动，展现出不一样的风采。

赓续薪火传承：临床护理青年教师中英文教学技能竞赛

竞赛通过线上线下相结合形式举行。青年教师充分运用现代化教学技术与手段，展示了扎实的教学功底和专业素养，展现了护理队伍"优质化、专业化、创新化、国际化"能力，传递了医者仁心的人文精神。党委副书记兼工会主席武素英、副院长孙培春参加开幕式。郑州大学护理与健康学院院长孙长青等院内外教育专家、护理专家担任评委。

节日祝福送到白衣天使身边

5月12日上午，河南省人民医院开展院领导送慰问活动，将节日的祝福送到白衣天使身边。

最可爱的人："省医最美护士"评选

最美护士由各科室推荐优秀护理工作者 36 人中，最终 10 人荣获最美护士荣誉称号。他们热爱护理事业，善于钻研、业务精湛、爱岗敬业、无私奉献，是省医护理人的优秀代表，用实际行动诠释了"南丁格尔"精神。

用生命守护生命："我的抗疫故事"分享会

"我的抗疫故事"共征集稿件 245 篇，评选优秀稿件 10 篇。作品情感真挚、细腻真实，展现了白衣战士英勇无畏的奉献担当。

传递人文关怀："人文护理示范单元"评选

验收评选 25 个申报单元，最终评选 10 个"人文护理示范单元"。工作点滴中的尊重、专业、细致、温暖，阐述了人文护理的真正内涵。

传播健康知识：护理科普能力大赛

护理科普活动周活动中，共征集科普作品 123 件，视频、文字、图画形式多样，最终评选优秀作品 15 件。作品形式新颖、妙趣横生、通俗易懂，让医学科普不再高深莫测，真正走进了普通群众的心中。

彰显护理文化：优质护理服务典型案例分享会

"优质护理服务典型案例"共征集案例 63 个，遴选典型案例 10 个，较好地展现了护理工作的专业创新和人文温度。

向无私奉献的前辈致敬：省医对 12 名"三十年工龄护士"进行表彰

心理沙龙：

持续对援沪队员进行心理健康及需求评估，每周开展心理健康讲座与互动分享讨论。讲座涵盖压力与情绪管理、睡眠策略、有效沟通、快乐工作等内容，持续关爱护理工作者心理健康。

2022-06-30

省医举行庆祝中国共产党成立 101 周年大会

6 月 30 日下午，河南省人民医院隆重召开庆祝中国共产党成立 101 周年大会暨"喜迎二十大 礼赞新时代 奋进新征程"主题活动。

歌颂党的丰功伟绩，赓续党的精神血脉，总结一年来医院党建工作成绩，表彰先进、砥砺奋进，重温入党誓词，牢记初心使命，献礼党的 101 岁生日。

河南省人民医院全体党委常委，医院老领导、老党员、老专家代表，受表彰的"两优一先"代表和新闻宣传工作、工会工作先进代表，以及来自各基层党组织的党员代表参加大会。

大会在庄严的国歌声中开幕。河南省人民医院党委书记邵凤民讲话。

邵凤民说，2022 年是朝着第二个百年奋斗目标奋进的开局之年，是党的二十大胜利召开之年，也是我院加压奋进、勇毅前行的关键一年。在党的第 101 个生日到来之际，院党委号召全院党员干部职工，不忘医者初心，牢记健康使命，依靠实干走向未来，依靠创新赶超跨越。

一是以信仰为基，把个人理想抱负融入赓续红色血脉、传承优良传统的使命担当中；二是以奉献为本，把"人民医院服务人民"书写在百年省医的发展旗帜上；三是以实干为要，把砥砺前行、矢志奋斗融入健康中原建设的生动实践中；四是以创新为帆，用敢为人先、勇攀高峰的胆识气魄，实现人生精彩。

院长、党委副书记陈传亮主持大会。

河南心血管病中心（国家心血管病中心华中分中心）党委书记郭智萍宣读《关于表彰 2021 年度先进基层党组织、优秀党务工作者和优秀共产党员的决定》。

党委副书记兼工会主席武素英宣读《关于表彰 2021 年度新闻宣传工作先进集体、先进个人的决定》。

纪委书记田海峰宣读《关于表彰 2021 年度工会工作先进集体和优秀个人的决定》。

与会领导分别为受表彰的集体和个人代表颁奖。

大会还为光荣加入中国共产党 50 年以上的老党员代表颁发"光荣在党 50 年"纪念章。

阜外华中心血管病医院副院长、全国优秀党务工作者高传玉带领新党员进行入党宣誓，老党员重温入党誓词。

大会还举行了"喜迎二十大 礼赞新时代 奋进新征程"主题活动。从精心组织的"喜迎二十大 礼赞新时代 奋进新征程"主题宣讲比赛中，遴选 5 位优秀代表，在大会现场进行展演。

选手们围绕身边的典型人物、典型事迹，以小故事诠释大主题，抒发爱党爱国情怀，以最深情诚挚的祝福庆祝党的生日。

国家兴衰，匹夫有责。一部中国近现代史，一部奋斗史，一部自强不息的史书。来自药学部党总支的薛丰，深情演绎了方志敏用笔墨心血写下的《可爱的中国》，讴歌祖国不屈的脊梁，礼赞壮丽可爱的中国。

省立眼科医院党总支张浥尘讲述《为了一亿人的光明》。将眼科专家从沙眼防治到青少年近视防控再到缅甸光明行的伟大奋斗娓娓道来，展现了眼科医务工作者为共产主义、为眼科科学事业、为一亿人的光明不断奋斗的高尚信仰。

脑血管病医院党总支陈志炯宣讲的《走理论创新路，迎光辉二十大》，讲述了马克思主义中国化的 3 次飞跃，生动讲述了中国共产党理论创新的伟大历程。

生殖医院党总支樊茹佳为现场带来的精彩宣讲《支部建在连上》，以鲜活的历史故事与感人的真实事例，讲述了抗击疫情过程中这一光荣传统发挥的重要作用。

机关党总支刘乐佳讲述的《三十名抗疫老兵的逆行征程》，讲述了我院核酸检测队穿越 7 座城市、1800 千米的逆行征途，77 天的昼夜奋战，深深震撼和感动了所有人。

庄严的仪式、铿锵的誓言、深情的演绎，汇聚起团结一心、奋勇前行的强大力量。

与会者纷纷表示，要以庆祝建党 101 周年为契机，在实现第二个百年奋斗目标的新征程上，认真贯彻院党委指示部署，不忘初心、牢记使命，创新拼搏、加压奋进，努力开创百年省医高质量发展新局面，以优异成绩喜迎党的二十大胜利召开。

大会在雄壮的国际歌中圆满落幕。

2022-07-08

医院"国考"放榜，河南省人民医院再获全省第一

2020 年度全国三级公立医院绩效考核"国考"放榜。

河南省人民医院位列全国三级综合医院 35 名，河南省第 1 名，比 2019 年度上升 34 个位次！

其中四级手术全国排名第八。

阜外华中心血管病医院位列全国专科医院 29 名，CMI 全国排名第二。

在 2020 年度全国三级公立医院绩效考核中，河南省人民医院在全国三级综合医院中排名 35，等级 A+，比 2019 年提升 34 名。

国家层面公布的全国三级公立医院绩效考核，被称为"国考"，权威性、专业性、科学性达到了新的高度：全国共 2508 家三级公立医院参加 2020 年度绩效考核。运用天河二号超级计算机分析 3.89 亿份病案首页和其他 184.7 万项数据、3.25 万条佐证资料，应用大数据技术加速推进考核工作。

成绩的取得来之不易。国家三级公立医院绩效考核是促进公立医院高质量发展的"指挥棒"，是公立医院"十四五"期间立足新发展阶段，坚持新发展理念，融入新发展格局的重要抓手。

河南省人民医院高度重视"国考"工作，对标"国考"标尺，聚焦"五个突出"，围绕"五新"要求，持续强化绩效考核结果运用，全力推动医院高质量发展。

突出顶层设计，明确发展方向。全面贯彻落实党委领导下的院长负责制，充分发挥院党委把方向、管大局、做决策、促改革、保落实的领导作用。把医院"十四五"及中长期发展规划纲要编制纳入院党委重要议事日程，前瞻 30 年、谋划 15 年、立足这 5 年，绘制了"坚持一个根本，围绕双高目标，推进五大战略行动，实施十大工程"的发展蓝图。

突出重构重塑，夯实发展根基

重构重塑学科发展体系。聚焦优势融合、精专突破、平台协同，全面优化学科专科架构，实施重点学科造峰，形成尖峰学科、优势学科、特色学科、潜力学科相互带动、竞相发展的学科体系。

整合优势学科资源，成立院中院 7 个、院中心 5 个；推行亚专科、亚专业

细分，分设临床专科 62 个，细分亚专科 124 个，亚专业组 375 个；加强影像、病理、检验、超声、麻醉、健康管理等 12 个平台学科建设，强化学科协同支撑。举全院之力争取国家眼科区域医疗中心创建，支持更多国家临床重点专科创建，支持基础条件好的专科、亚专科申报国家级、省级诊疗、质控、研究中心。

目前，医院拥有国家区域医疗中心 1 个，国家级培训中心 17 个，国家临床重点专科 12 个，河南省医学重点学科 24 个，省级质控、诊疗与研究中心 46 个，省级医学中心 4 个，省临床医学研究中心 5 个。成功开展全球首例"超小型磁悬浮离心式人工心脏植入术"、华中地区首例人工心脏移植、全省首例双肺移植等标志性领先技术，其中，肺移植累计 84 例，全国前五，中西部第一，生存率全国第二。

重构重塑质量安全体系。以学科结构优化为基础，以医疗质量安全核心制度落实为核心，以病历书写质量内涵提升为抓手，以医疗技术管理、围术期质量安全、抗菌药物合理应用为重点，以关键诊疗环节、重点人群管理为手段，构建"四级"质量安全控制管理体系，"七位一体"的质量安全指标监测体系、系统集成的质量安全管控平台，充分发挥省级质控中心作用，全面提升质量安全管控水平。建立健全四级质控体系，建强临床质控员队伍，筑牢医疗质控网底，守牢医疗质量安全生命线。

重构重塑优质服务体系。建立完善日间医疗体系。2016 年 6 月启动日间手术管理中心，规范设置日间病房，完善日间手术管理办法和质量控制体系。采取"集中＋分散"的管理模式，通过"患者准入、术式准入、医师准入"3 个准入条件保障患者安全，"专项奖励、绩效助力、优化病历"3 项激励推动日间手术开展。

目前，医院开展日间手术术种 175 种，涵盖全院 18 个专科，42 个亚专科。2018 年 3 月，启动肿瘤患者日间化疗运行方案，手术科室不再开展恶性肿瘤患者常规化疗业务，由肿瘤中心日间病房统一管理。

大力发展手术专科。实施资源整合扩容，引进空白项目专项人才，设立专项考核措施，不断提升手术比例、微创手术比例、四级手术比例。

一体化诊疗深入推进。打造国内首个一站式多模态影像卒中救治平台，首次将"DPT"缩短至 15 分钟，达国际一流水平。

精准用药服务延伸拓展。全省率先开展处方前置审核工作，成立处方管理服务中心，促进合理用药；开设药物咨询门诊、药师门诊、医师药师联合抗栓门诊等，保障患者用药安全。

大力发展互联网＋医疗卫生服务。全省首家获批互联网医院，通过智慧医疗、慢病管理、健康大数据、云计算、人工智能等互联网技术，实现线上线下服务同质，提供高效便捷、触手可及的智慧医疗服务。

突出盘活优化，提增发展能级

优化人才支撑体系。尖端人才造峰，重点培养，优中选优，冲击中原学者及更高层次专家人才梯队；下大力气引进长江学者、国家杰青、千人计划等海内外高端领军人才、高层次创新人才和创新团队。

分层分级培养。扎实推进"23456"人才工程，将老、中、青，高、中、初级人员合理分配，全院人才队伍能级结构更趋合理。青年后备培优。选拔专业学术带头人、技术骨干、青年业务骨干赴国内外知名医疗机构长期进修。

管理人才提质。针对质量控制、运营管理、成本管控、护理管理、信息化等管理人员，制定培养计划，出台培训方案，分类分批分层培养引进。目前，医院拥有高级职称1386人，博士、硕士3320人，其中，中原学者1人，"百千万人才工程"2人，专业技术二级岗位专家41人，中原名医及领军、拔尖人才14人，享受国务院政府特殊津贴专家47人、省政府特殊津贴专家10人，省优秀专家20人，省学术技术带头人49人，省高层次人才12人。

优化科技创新体系。优政策、搭平台、强支撑、促产出，分类分级建立科研考核、评价、奖惩及诚信管理制度，出台《科研奖励办法》《ESI论文奖励办法》等一揽子激励政策，营造一流创新生态。

规划布局河南省人民医院临床医学研究中心，总投资近2亿元，面积约1.4万平方米，拥有实验机构35个，全部达到省级重点实验室建设要求，部分达到国家重点实验室要求，面向社会共享共用。目前，医院拥有国家级研究机构4个，省级重点实验室7个，省工程技术研究中心8个，省发改委工程实验室（研究中心）17个，国际联合实验室12个，市厅级重点实验室36个。

近四年来，国自然累计立项数92项，获批科研经费1.1亿元，发布SCI文章1347篇，获省科技进步奖29项，发明级实用新型专利1000余项。

优化医教协同体系。以临床为中心，以科研教学为两翼，建立紧密型医教协同体。2019年纳入郑州大学直属附属医院体系，郑州大学人民医院正式挂牌，2022年成为郑州大学第二临床医学院。把院校教育、毕业后教育和继续医学发展教育有序衔接，持续加强教学平台和教学体系建设，提高师资力量和本科生、研究生培养质量。

突出效能效率，提高治理能力

探索建立现代医院经济管理体系。建立了集"智慧财务、成本管控、绩效管理"于一体的现代医院经济管理体系，实行全面预算管理，全流程成本管控。

探索建立现代医院绩效考核体系。对照高质量发展要求，结合我院一院多区格局、RBRVS、DRG、DIP 要求，分别从质量安全、效能效率、教学培训、成本管控、资源消耗、技术含量、服务满意度等多个方面评价考核，确保我院关键绩效考核指标（KPI）与"国考"指标体系基本吻合、全面衔接。

突出文化引领，坚守为民宗旨

将文化建设纳入医院历年党委工作要点、年度重点工作及发展规划，传承弘扬百年省医精神，坚持从战略高度设计推进医院文化建设，凝练铸就特色鲜明的"七个省医"文化体系。坚持"患者至上、员工为本"，更加关注患者体验，提升获得感、安全感，更加关注员工感受，提升获得感、幸福感。

2022-07-12

医疗机构最佳品牌传播榜揭晓，
河南省人民医院位居全国前十

备受瞩目、广受认可的全国医疗机构品牌"奥斯卡奖"，中国医疗机构最佳品牌传播榜揭晓。

河南省人民医院获评2021年度最佳品牌传播医疗机构全国前十、河南第一。

这次评选全国1000多家医疗机构参与，全部采集6大维度客观数据抓取评估。

7月8日，由全国知名医疗媒体丁香园主办的"2021年度医疗机构最佳雇主&最佳品牌传播榜单"元宇宙发布盛典在线上举行。

河南省人民医院荣获："2021年度最佳品牌传播医疗机构·优秀公立医院（国家／省级）50强"（全国第七名）；"2021年度最佳品牌传播医疗机构·微博影响力医院10强"（全国第十名）。

截至目前，医院已连续6届蝉联最佳品牌传播医疗机构·优秀公立医院荣誉称号，全省医疗卫生机构唯一。

高含金量的权威榜单

"品牌传播"是医院口碑、声誉和运营管理水平的重要标志。自2015年起，丁香园已连续6年举办"最佳品牌传播医疗机构"榜单评选活动。

品牌传播榜单以全网大数据指数模型为基准，对医院微信指数、微博指数、搜索指数、官网指数、舆情指数、视频指数共6大维度进行综合评估分析，全方位客观评价医院品牌传播综合实力，被誉为全国医疗品牌评选的"奥斯卡"和医院品牌风向标，在全国医疗行业具有普遍认可度。

在此次榜单评选活动中，全国共有1000余家医院参与，我院与华西医院、中山医院、武汉大学人民医院、邵逸夫医院、湘雅医院、北京协和医院等知名公立医院一同跻身全国前十。

作为一个没有评审团的评选活动，"最佳品牌传播医疗机构"评选完全靠数据"说话"，是基于全国医院在当下医疗行业热门互联网媒体形态中的活跃度、认可度、内容品质等多维度数据，用量化数据评估医院品牌的声量与表现。

品牌传播担当健康使命

近年来，院党委高度重视品牌宣传工作，要求紧紧围绕高质量发展目标任务，聚焦医院中心工作，持续创新推进融媒体平台建设，牢记为民初心、担当健康使命、弘扬正能量、唱响主旋律，讲好医院发展的好故事、好经验、新成就、新风貌。

医院精心打造 11 个宣传平台，构建融媒体宣传矩阵。"两微"：官方微信公众号、官方微博；"两视"：官方抖音号、官方视频号；"两端"：官方头条号、官方企鹅号；"两网"：中文网站、英文网站；"一屏"：电子屏（1200 多块）；"两报"：院报、简报。

11 个平台介质多元、立体配合、常态联动、内容聚焦、效能倍增。始终把服务人民群众生命健康作为基本出发点和重要落脚点。坚持融媒体平台聚合发声、主流媒体联动协同，通过图文、音频、视频等多样载体。

大力宣传——医院发展的大事要闻，权威高效的健康科普，造福群众的优势技术，便民惠民的优质服务，温暖人心的医患真情，矢志不渝的公益担当。

在服务百姓健康、改善就医体验、促进医患和谐、提升品牌美誉等方面发挥了积极作用。

医院先后获评国家卫生健康委全国宣传工作综合表现突出医院（全国共十家）、全国卫生系统优秀宣传平台、中国医疗机构品牌传播星耀奖第一名、健康中国新媒体影响力十佳健康号以及河南省卫生健康宣传工作先进集体、先进个人等荣誉，助力医院品牌传播力和影响力持续提升。

2022-07-20

河南提升医疗服务标杆揭晓，10 个奖项花落省医

近日，由河南省卫生健康委主办的河南省提升医疗服务十大举措颁奖典礼上传来捷报。

提升医疗服务 10 个单项评选中我院在预约服务精准化、支付方式多样化、门诊取药便捷化

综合服务集中化、多学科诊疗高效化、远程医疗常态化、病案复印便民化、膳食服务科学化、公共厕所洁净化 9 个单项上获评标杆单位。

这是对我院推动各项便民惠民措施落地见效的高度肯定。医院始终高度重视患者服务，结合党史学习教育"我为群众办实事"和《河南省提升医疗服务十大举措（2021 年版）》要求，成立了"提升医疗服务十大举措"专项工作组，各部门设置工作专干，具体负责各项工作整改落实，全面实施提升医疗服务十大举措。

从预约挂号到支付结算，从专家保障到就诊体验，医院着力对就诊环节精心设计优化，实实在在让患者受益。

预约服务精准化

依据坐诊医师历史接诊相关数据，测算其接诊的节拍时间及号源数，动态调整；改变传统预约就诊模式，除支持次日以后的预约外，全面支持当天预约当天就诊；加大多渠道预约诊疗服务宣传力度，引导改变传统排队就医习惯；通过微信、支付宝渠道预约的患者"无需报到"，以号源的开始时间作为报到时间。

支付方式多样化

收费窗口提供现金、银行卡、微信、支付宝、银行转账、医保卡 6 种支付方式服务门诊和住院患者。"疫情防控"背景下，我院微信公众号和支付宝生活号均可实现门诊充值、门诊缴费、缴纳住院押金。

全院所有自助机功能统一，均能实现门诊住院充值缴费服务，患者在病区就能完成缴纳住院押金、打印费用清单。

"床旁结算"新模式的积极探索与试运行，减少了人员流动、减少了人员聚集。

为此，医院采用线上录制"微课"试点科室自行组织培训、线下深入一线，指导、督导授课效果、评估"床旁结算"的可行性、实用性、便利性，由"驻点服务"升级为"延伸服务"。

门诊取药便捷化

利用信息化系统对门急诊处方进行前置审核，提高处方合格率，保障患者用药安全，减少患者无效等候时间。

对于慢病患者，按照规定适当增加处方用药量，减少慢病患者来回奔波次数。

与网络信息中心、医务部等部门互相协作，解决微信、支付宝缴费患者具体的操作问题，方便患者缴费取药。

对药房自动化、信息化状况进行升级、改造，设立报到机和智能叫号系统，对门急诊发药设备进行更新换代，提高处方调配效率，减少患者取药等待时间。

门诊药房根据情况适当增加发药窗口，减少患者长时间排队情况；根据工作情况进行弹性排班和延时下班，保障门诊患者用药及时性。

提高草药房中药饮片（包括颗粒剂）调剂效率，紧急煎药取药时间不大于3小时，并提供代煎、配送等服务。

通过后勤保障部在门诊、急诊、草药房放置环保自助取袋机5台，改善患者取药体验。

综合服务集中化

医院对现有业务进行整合，在门诊西区一楼设立综合服务中心，为患者提供轮椅、平车（推车）、饮用水、包裹寄存、针线包、老花镜、笔、纸等便民服务，提供就医咨询、指导服务、提供检查结果代邮寄等。

多学科诊疗（MDT）高效化

医院多次修订《多学科综合诊疗管理制度》，规范多学科综合诊疗团队的申请备案流程、患者预约就诊流程、信息系统操作流程，实现闭环管理，确保各环节工作流程顺畅。

起草了《河南省人民医院多学科门诊考评方案》，科学论证，突出正向激励与引导，实现对全院MDT团队的动态监管、跟踪评估，力求常态化开展。

设计、并督促完成多学科门诊模块开发，借助信息平台，实现门诊多学科诊疗的精细化管理。实现实时预约、在线记录会诊意见、动态追踪质控会诊质量，精准核算统计开展例数、专家劳务费的精细、高效的会诊模式。

截至目前，我院共有门诊多学科诊疗团队 46 个并成熟运行。2019-2021 年，全院累计开展门诊多学科综合诊疗服务 1860 例，其中，2019 年 688 例、2020 年 646 例、2021 年上半年 526 例。

远程医疗常态化

建立覆盖广泛、高效协调的远程医疗协作网络，联通省内外 130 余家医院，常态化开展远程会诊、远程病理诊疗、远程心电诊断、远程影像诊断、远程超声诊断、远程教育培训、多学科会诊网络直播等远程医疗服务活动。

截至目前，共计开展远程视频会诊 3.6 万例；远程病理会诊 8.4 万例；远程心电会诊 11.11 万例；远程影像会诊 4718 例；远程超声会诊 207 例。开展远程教育培训 1833 场，举办麻醉疑难病例讨论、乳腺肿瘤、胸部肿瘤 MDT 等网络直播活动 184 场，累计听课人数 17.15 万人次。开展远程教育培训 1833 场，举办麻醉疑难病例讨论、乳腺肿瘤、胸部肿瘤 MDT 等网络直播活动 184 场，累计听课人数 17.15 万人次。

远程医疗助力疫情防控，2020 年 1 月 24 日，医院正式启用联防联控－发热患者远程会诊中心；以公共卫生医学中心远程会诊平台为中心，借助互联智慧分级诊疗网络和信息化技术；联通省内外 138 家地市级、县级协作医院（包括 104 所新冠肺炎医疗救治定点医院），展开联防联控工作；对协作医院患者开通绿色通道，半小时内应答会诊，会诊院内外新冠肺炎患者 683 人次，开展远程培训 12 场。

病案复印便民化

为提供更加高效、精准、便利的病案复印服务，让患者病案复印"省时省力少跑腿，便民惠民送到家"，我院目前已开通线下、线上多种便民病案复印服务渠道。

线下可通过医院病案科和门诊西区现场复印，也可进行病房楼病案邮寄；线上微信公众号搜索"河南省人民医院""河南省人民医院官方号""河南省医互联智慧健康服务院""病案通"进行线上服务。

膳食服务科学化

2012 年 12 月 14 日起，按照《餐饮 6s 管理具体实施方法标准》等文件，规范化建设"营养食堂"，对营养食堂食品安全、供餐品种、质量和窗口服务情况等指标进行量化考核。营养食堂提供适合病情治疗需要的基本膳食和治疗膳食服务，同时提供民族餐饮服务。

营养科、临床病区、后勤保障部及食堂通过共同学习治疗膳食相关指南共识、回顾既往膳食情况，协同制定我院现阶段治疗膳食方案。管床医生下达治疗膳食医嘱，其中重点患者由营养师评估制定个体化膳食方案；营养食堂制作并配送治疗膳食。

公共厕所洁净化

"卫生间革命"共计改造 2334 个卫生间，坚持"以人为本"的设计理念；合理规划空间布局，采用低彩度、高明亮的和谐色调；设置完善如厕纸、残疾人蹲位、医疗扶手、防水防指纹银镜、感应皂液器等人性化设施。

目前医院卫生间全部达到"二类以上厕所"标准。建立卫生间管理制度；对全院公共卫生间进行编号、专人负责；每天对卫生间进行日常巡查，每周对全院卫生间专项检查。

2022-08-04

肿瘤中心全新亮相，一站式服务更贴心

肿瘤防治，赢在整合。以"单病种、多学科"为原则创新"治疗病种细分、治疗手段融合"模式，融合多学科优势，汇集省内肿瘤专家学者，配备国内一流放疗设备，提供"一站式"全流程服务。

历经数月精心打造，河南省人民医院肿瘤中心全新升级亮相，让我们从3大维度一起见证肿瘤中心新面貌。

肿瘤一直是威胁人民群众身体健康的头号大敌，作为人口大省，河南省恶性肿瘤的发病率为272.33/10万，每年新增患者超过28万，肿瘤的规范化、精准化诊疗已经成为提升群众健康水平的重要内容。健康中国行动提出，到2022年和2030年，整体癌症5年生存率应分别不低于43.3%和46.6%。

为了给患者提供更加便捷、高效、规范、精准的肿瘤诊疗服务，河南省人民医院肿瘤中心进行了全新升级，并从今年7月开始逐步投入使用。

肿瘤中心位于河南省人民医院南门东侧，包含6大病区、13个亚专科，是河南省唯一的集肿瘤内科、放疗科融合发展的肿瘤综合防治中心，也是河南省精准肿瘤防治中心依托单位、河南省肿瘤医学重点学科和肿瘤护理重点学科。

全新改造升级的肿瘤中心大楼功能齐全，设施先进，设有临床研究门诊、联通国内外的多学科会诊门诊、先进且功能齐全的放疗机房、临床研究病房、国际联合及医学重点实验室、具备转化功能的创新诊断与治疗工程技术研究中心和院士工作站等平台，具备开展临床肿瘤精准个体化诊疗、教学培训、基础研究、转化研究、临床研究等功能。

环境升级，就医更加舒适

肿瘤中心共有6层，9500平方米，医护人员200余人。

一楼为腹部肿瘤专科；二楼为头颈部肿瘤专科；三楼为妇科肿瘤专科；四楼为淋巴瘤专科；五楼为胸部肿瘤专科。六楼为国家癌症防控平台、肿瘤精准诊疗国际联合实验室、河南省肿瘤创新诊断和治疗工程研究中心。中心还含有恶性黑色素瘤专科、骨软组织肉瘤专科、儿童肿瘤专科、肿瘤生物免疫治疗专科等多个亚专科。除此之外，一楼还专门设立有肿瘤临床研究门诊、多学科会诊室、临床研究病房。

整洁的病床、合理的布局第一时间映入眼帘，全天候室内温度调节，24 小时热水全覆盖，一个个细节，无不体现着对患者的关心和照顾。

服务升级，诊疗更加便捷

"一站式"服务建立的背景是广大肿瘤患者需求的提升，承载的是肿瘤患者不断增加的诊疗需求和信任，通过多学科会诊平台的整合与升级，减少患者等待，提升患者就医体验，真正实现"一站式"诊疗全流程服务。

对于肿瘤患者而言，来到医院任何肿瘤门诊，无论是专家门诊还是专病门诊，都可以申请多学科会诊，经过临床专家初步诊断，快速转诊至肿瘤多学科团队并制定诊疗策略，为每一位患者提供个性化治疗方案，实现同质化管理。

肿瘤中心还设置有临床研究一体化服务中心，肿瘤患者可进入临床研究平台的快速筛选通道，对于不符合临床研究入组的患者，也将转诊至肿瘤多学科团队，由国内知名团队携手省医专家共同制定治疗方案，让患者得到专业、规范、精准的诊疗服务。

科研升级，汇集知名专家

肿瘤中心拥有高职专家 45 人、博士 25 人，医护人员 200 余名，各专业人员配备完整，人才梯队建设完善。与外科、病理科、影像科等兄弟科室合作紧密，同时和国内众多知名肿瘤诊疗团队建立有长期合作，针对疑难病例随时远程连线进行 MDT 讨论。

中心紧跟国际先进理念，坚持专科化、全程化管理模式，以化疗、靶向、免疫治疗为主，根据国际治疗指南及最新研究结果，系统地为患者制定精准个体化治疗方案。积极开展多学科治疗模式（MDT），参与多项实体肿瘤治疗的临床研究，治疗药物涵盖新药及已上市药物的前沿疗法，在肿瘤的综合诊治方面积累了丰富经验。

肿瘤中心放疗科拥有一流放疗设备和完善的管理结构，即将投入使用 6 台瓦里安直线加速器以及螺旋断层放射治疗系统（TOMO）、Infinity "可视化"四维影像引导医用直线加速器、Truebeam 高剂量率放射治疗系统等具有国际一流水准的放疗设备，为患者提供优质放疗服务。

未来可期，打造国内一流肿瘤中心

加快肿瘤学科的建设，加强肿瘤精准化预防、筛查、诊断、治疗、康复等方面的技术研究和推广，加强科技创新力度、聚焦肿瘤早期预防，全面提升肿瘤精准防治技术水平是下一阶段肿瘤中心的重点任务。肿瘤中心将以精准诊疗为目标，对标引进国内外一流肿瘤多学科团队，进一步提高肿瘤中心多学科团队建设水平，不断提升精准化、个体化治疗水平，促进临床与科研全面发展，建立国内一流的肿瘤防治中心，为肿瘤患者提供优质、专业的健康服务。

2022-12-29

"一盘棋"全方位保障群众就诊需求

随着疫情防控措施的优化调整，河南省人民医院全面加强新冠救治工作，院党委科学决策本着"保健康、防重症"的原则，全院动员、全面统筹全院上下"一盘棋"全方位保障群众就诊需求。

院党委科学决策，统筹安排部署

随着疫情防控工作重心从防感染转向医疗救治，我院急诊、感染性疾病科、重症、呼吸等科室每天接诊的患者都处在高位，医院面临着多重压力。

院党委科学决策，党委书记邵凤民、院长陈传亮靠前指挥，深入临床一线，及时解决问题，并多次召开视频会议安排部署。

全院持续优化医疗救治，制定了病区、人力资源调配方案，对全院医疗资源进行统一调配，要求全院职工树牢全院上下"一盘棋"的思想，站位全局，服从指挥，不打折扣贯彻执行医院各项部署，确保救治通道畅通。

医院将公共卫生医学中心专楼专用，专门开辟为救治感染新冠老年患者病房楼，加强人力资源调配，全方位保障 65 岁以上感染新冠患者就医。

该举措获得人民日报、新华社、中央电视台、光明日报、健康报、河南卫视新闻联播、河南日报等 60 多家媒体采访报道，200 多家新媒体平台纷纷转载。

科学统筹调度病区、人力、物资等各类资源，加强急诊、重症、呼吸等重点区域能力建设和医疗救治保障；职能部门加强协调配合，做好人员调配、调岗培训，优化组织架构和工作流程，全力应对重症高峰；强化互联网医院新冠专家团队咨询，为群众开辟网上便捷问诊通道；加强多学科会诊，畅通重点人员救治绿色通道，全力护佑患者健康。

院党委发布《致全体省医人的一封家书》，向全院干部职工致以最崇高的敬意，在全院引发强烈反响。大家纷纷化压力为动力，把岗位当"战位"，全力保障患者健康。

满负荷运转，保障急危重症患者救治

作为战"疫"的前哨点，急诊医学科持续处于满负荷运转状态，最近半个多月患者数量陡增：分诊台单日接诊量最高达到 666 人，分诊台一天接听电话超过 500 次，急诊抢救室连续多日抢救量突破 60 人，抢救室最多时有 13 名患者上呼吸机……

面对困难，急诊医学科在科主任秦历杰和总护士长臧舒婷的统筹协调下，党员同志义无反顾、带头冲锋，大家坚持坚持再坚持，用生命守护生命，确保了急诊救治工作高效畅通。

全员轮班坚守岗位、忍着病痛安抚患者情绪……重症医学科在主任秦秉玉的带领下，再次发扬了特别能吃苦、特别能战斗的工作作风，在病床使用率 100% 的高负荷下，救治工作有条不紊，守牢了重症患者的生死之门。

持续优化，全力保障老年患者健康

疫情高峰时期，感染性疾病科全体医护人员严守"应收尽收""应治尽治"原则，面对"老人多、重症多、总数多"的严峻挑战，全力保障患者医疗救治，依托全院多学科会诊优势，为住院老人开展个体化治疗。

公共卫生医学中心大楼专楼专用，专门收治感染新冠的老年患者，为这一特殊人群开辟了就医绿色通道，同时持续统筹优化医护力量安排，及时沟通床位安排，保障患者就医质量。截至目前，感染性疾病科已接诊患者 500 余人，其中 80 岁以上老人 50 余人。

高强度工作，线上线下优化服务

呼吸与危重症医学科医生坚持"不看完最后一位患者不走"，经常中午看到一点多、晚上看到七八点，跟患者沟通到声音嘶哑；病房医护人员克服一切困难，全力以赴投入高强度的临床工作中，保证患者的安全与健康。

医院优化互联网医院新冠肺炎咨询与问诊模块，实行"组团式"服务，开通了涵盖儿童、孕产妇、成人、心理、中医 5 大"新冠感染"咨询专区，第一时间对 96195 综合服务平台接线员进行当前新冠肺炎防控政策、防控知识等培训，确保准确回复公众咨询。特殊时期，互联网医院问诊量近 800 人，相当于平时工作量 4 倍，每天 96195 服务热线电话总量 1000 多个。

坚守一线，他们每个人都是平凡英雄

面对患者的需要，医务人员快速康复返岗，坚守奉献，只为了患者的健康。

急诊医学科副主任张培荣、急诊抢救室护士长任莹始终坚守一线。"医院就

像家一样，同事就像家人一样。""在最困难的时刻和大家在一起，这是一名党员应有的表率。"

深夜 12 点，急诊调度员肖赞国依然在认真回答电话中患者的问题，他忍受着嗓子疼、头疼、浑身乏力，要连续工作 24 小时，接听 500 余个急诊咨询电话。

面对重症高峰，感染科 ICU 迅速调集医护人员力量，增设床位，随时应对紧急救治需要，全体医护人员连续 5 天吃住在医院，迎战重症高峰。

中心 ICU 护士郭娇娇怀孕 36 周，体温恢复正常后，便申请重返工作岗位。同事们都劝她在家多休整几日，但她却说："大家最近都太难了，我早到岗一天就能早分担一些重担，我可以的"。

互助互爱，人文关怀感动患者

中心 ICU 五病区专门成立了新冠阳性互助组，所有阳性的同事均可入群互相帮助，包括病情进展互助、心理干预互助、工作应急互助、家庭私事互助等。此外，五病区还建立了药品和物资池，退热、止咳、抗感染等药物或保健品可自愿捐赠至药品池，所有人如有需要均可自行领取服用。

医务人员的高度敬业精神感动着越来越多的患者。

中心 ICU 一名 94 岁高龄的患者每天都会赋诗一首赞颂医务人员。转出 ICU 的当天，她再次赋诗一首以表达感激之情："行走如飞，来去匆匆。救死扶伤，大道通行。老树枯枝，借力更新。人才济济，祝我脱困。滴水之恩，涌泉相报。活着出去，设宴酬宾"。

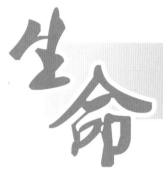

生命的暖阳
SHENGMING DE NUANYANG

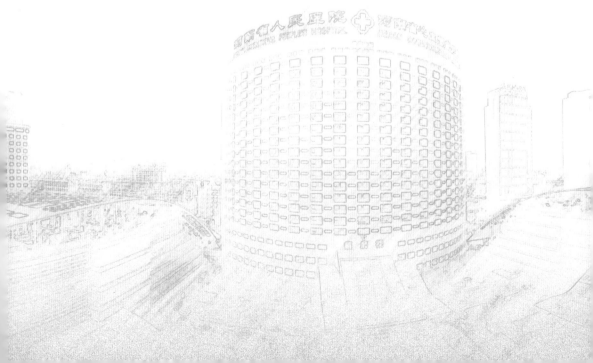

第二章　省医技术

2022-02-08

本应截肢的她站了起来

5年前，在省医急诊科，丽丽（化名）的双腿血肉模糊，严重的伤情让人倍感棘手。

不仅仅是骨质粉碎的膝关节，更要命的是腘动脉损失导致膝关节以下严重缺血，超过24小时之久，足以让整条小腿坏死。

"稳妥起见，建议截肢……"

转来医院前，医生这样建议；丽丽的母亲依旧相信，一定会有医生能带来一线希望。

河南省人民医院手足显微与创面修复外科主任谢振军会诊后毅然决定放手一搏。

争取保住生命的同时尽量保肢。

治疗从来都不是光靠一腔热血就能完成，第一步是冷静分析病情，丽丽的右腿皮肤脱套伤，看起来血肉模糊，但实际上主要是皮肉损伤，重要血管和骨头并未受伤。

反而是看起来尚算正常的左腿，已经出现广泛乌紫的花斑样病变，说明血管严重损伤后下肢长时间严重缺血继发组织变性，部分微循环血栓已形成。

动脉损伤！因为早期症状隐匿第一时间很难发现。

相关临床数据表明，肌肉缺血6～8小时以上，就可能出现不可逆的损害。超长时间的断肢，即便不论成活率，单是接通血管瞬间涌入身体的大量毒素及崩解的肌红蛋白就足以致命（医学上称为再灌注损伤）。

这也是为什么医生说截肢方能保命。

术前缜密的分析，结合多年积累的丰富经验，谢振军主任和副主任医师张建华密切配合，采取同侧大隐静脉移植修复的方法，移植修复长段损伤的腘动脉。

高倍显微镜下，用比头发丝还要纤细的无损伤缝线吻合移植的血管，最大限度保证术后血管的通畅，同时仔细清除坏死变性的肌肉。

几小时后，第一次手术完成，然而凶险并未解除。

术后1周ICU中每个日夜都异常凶险，各种并发症纷至沓来。

省医ICU团队除了给丽丽提供生命支持外，还为她及时进行了持续的床旁血浆过滤，将大量毒素和崩解的肌细胞排出体外，多学科紧密配合为丽丽赢得了继续手术的机会。

受伤后的 3 个月内，丽丽接受了包括植皮手术在内的大大小小 15 次手术。

断肢保住了，但并不意味着结束而是持续治疗的开始。

张建华每天都在关注治疗进展。治疗分为三步：保证左侧小腿的成活；为整条右腿植皮；康复治疗恢复腿部功能。

每一次换药丽丽都会承受痛苦，而反复经历治疗的痛苦让丽丽对医生产生了深深的恐惧。

每次治疗她都会一边哭喊，一边试图用手去捶打医生。

然而张建华却笑着对她说，希望未来的一天你能站起来跑着过来追我们。

5 年时间，她认识了科室的每一个人，看着丽丽每次换药时痛苦的样子，一旁的母亲早已哭成了泪人，恨不得自己代替她承受疼痛。

医院有陪护床，但丽丽的母亲听着孩子痛苦的呻吟，无论如何也睡不着，每天都是等自己累到极限，才靠在墙壁上迷糊一会儿。

护士长刘东苗发现后总是在繁忙的护理工作之余，给予其特殊关爱，并用"叙事护理"解除孩子和妈妈的心理问题。

科室里其他医护人员，也总会"多带了"一份水果，"多买了"一份饭菜。

5 年的时间匆匆而过，在医护人员的关怀下，丽丽已经从当年懵懂可爱的小女孩长成自信漂亮的大姑娘了。

5 年间，她不间断地来医院治病，生日总是在病房中度过，因为受伤而冰封的心灵，也在医护人员的关怀下渐渐融化。

经过大大小小 20 多次手术，丽丽已经可以用自己的腿走路，尽管还有些蹒跚，但科室里的医护人员都由衷地为她感到高兴。

也许有一天，她还能够穿上舞鞋自信而健康地翩翩起舞……

2022-02-11

"救命药"背后的故事

1月28日，河南省人民医院PICU治疗室医护人员围在病床边，守护着1岁3个月的小宝。

只见镇静后的小宝侧躺在病床上，一个超声探头紧贴着他的后背轻轻地游走。

一旁的超声显示屏能看到小宝的椎管结构、间隙大小，待医生评估后准确定位穿刺间隙和深度，一枚穿刺针顺利穿入。

经过一系列专业操作，至关重要的一步随即到来。

一支"救命药"被缓缓推入小宝体内，至此医护团队为睡梦中的孩子完成了第一针"诺西那生钠"鞘注治疗。

这一针，牵动着所有人的心

现场，河南省人民医院首席专家之一、儿科主任医师高丽，儿科主任史长松，麻醉与围术期医学科副主任崔明珠，儿科护士长兼PICU护士长马彩霞，儿科一病区护士长王彦利，主任医师刘艳萍，主治医师齐晖，护士谢增华、杨波，医师杜帆帆等一丝不苟、各司其职，单看这医护团队阵容，就知道小宝病情的复杂。

小宝身患的是脊髓性肌萎缩症（简称SMA）。

脊髓性肌萎缩症是一种遗传性神经肌肉疾病中的罕见病，在我国新生儿中发病率为1/10000～1/6000。

相关统计数据显示，这类患儿如不及时进行有效药物治疗，可能最多存活至25岁，但多数患儿在2岁前就会不幸夭折，该病也是导致婴儿死亡常见的遗传性疾病之一。

正是这种病，导致小宝至今还不会爬行和站立，双腿无法抬起，整个身体绵软无力，还一度出现严重的肺部感染。

经过多方打听，小宝父母慕名来到河南省人民医院就诊，儿科主任医师高丽接诊后，明确诊断小宝为脊髓性肌萎缩症IIa型。

在2019年之前，国内SMA患者在一定程度上面临无药可医的窘境。

"以前，我们能做的就是通过使用营养神经、改善脑功能、脊髓功能的药物，延缓病情进展，甚至还有许多家长带着孩子进行'脑瘫'康复治疗，但这些都无法解决根本问题。"高丽解释，2019 年，治疗该病的药物"诺西那生钠注射液"获批进入中国，但每针价格近 70 万元。

但小宝是幸运的。2021 年 12 月 3 日，该药经过国家医保局多轮谈判，从 70 万 1 针降至 3.3 万元 1 针，并正式纳入医保。

揭秘第一针的背后的故事

为确保小宝第一针鞘注治疗顺利进行，前期，医务部负责人程剑剑努力协调，组织院内多学科会诊，制定精准治疗方案；药学部保障"救命药"及时送达。儿科一病区、麻醉与围术期医学科、PICU 等科室组成专业治疗小组，不断细化治疗方案。

由于患儿疾病的特殊性，镇静药物可能影响到其肌肉力量，尤其是呼吸肌。崔明珠根据小宝的体重、体质情况选择了对呼吸影响最小的镇静药物及剂量。

治疗小组利用超声认真检查患儿椎管发育情况，精确定位穿刺间隙和穿刺深度，保证穿刺一次性成功……

治疗顺利完成，医护人员悄悄退出病房，而小宝则在 PICU 专职护士谢增华的看护下，在各项生命仪器的监护下，安稳地睡着。

患儿完成注射后，各项生命体征正常。2 月 7 日，大家迎来了令人振奋的好消息。小宝坐立时弓背较以前减少，自行挺直背部频次增多，坐位时下肢远端可稍上抬 1 ~ 2 厘米。

患儿恢复情况良好，战胜病魔的曙光终于到来……

2022-02-17

24年，他想为自己和家人重新活一次

老陈是个非常开朗的人，单位里的人都叫他"第一老好人""第一快乐的人"，但是自从得了帕金森病，他在开会的时候手会抖，走路越来越差，这些看似微不足道的细节都是对他自尊心的打击。

34岁，被确诊为帕金森病。申请病退前，老陈曾是某物资局的经理，常年在外出差跑业务，同事眼中的他为人和善、勤快能干、幽默开朗，谁也没想到他会在34岁的年纪被诊断为帕金森病。

1997年，老陈发现自己的手时不时抖动，走路拖步，紧张的时候还会加重。

"确诊之后，我们就开始吃药了，那几年脑起搏器刚刚进入中国，我们是从医生那里了解到的，但是他对开刀很恐惧，加上吃药效果还可以，我们还是决定先药物治疗。"

随着时间的推移，老陈的病情愈发严重，经常头疼，睡眠很差，变得容易急躁，甚至有些抑郁。

老陈好似"变了一个人"。曾经十分健谈的他变得郁郁寡欢，迫切寻求治疗的夫妻俩尝试了不少偏方和保健品，但最终效果都不好。

2019年开始，老陈的病情每况愈下，每天至少吃10片药，2小时吃一次药，可效果只起效半个小时，剩下的时间只能在床上动弹不得。

疼痛和失眠围绕着他，全身就像有蚂蚁在爬，而且药物起效时间越来越慢，副作用越来越严重。

虽然被疾病的阴影笼罩，老陈一家的生活始终有阳光照进，孩子大学毕业，成家立业，老两口有了可爱的孙女和孙子，家有80多岁的老母亲身体硬朗，愈发严重的病情和对家人的责任感使老陈改变了想法。

不想变成"废人"，他决定为自己和家人重新活一次。

于是，在朋友的介绍下，老两口慕名来到河南省人民医院功能神经外科副主任医师李海洋的诊室。

"李医生的态度和语气让我这个家属感到特别安心和感动，他耐心听我介绍病史，当我提到老伴因为腿脚不便，在楼下等待的时候他专门借来了轮椅，帮忙把老伴推上来，方便检查。"老陈爱人说。

仔细评估老陈的情况后，功能神经外科主任梁庆华团队为他进行了脑起搏器植入手术。

术前、术中和术后分别采用不同技术精准定位，为保证效果最大化，专家团队眼里容不得丝毫偏差。

脑起搏器植入后，脑深部电刺激可在脑部靶区内，调节异常神经活动，使运动神经环路恢复至相对正常的功能状态，以缓解运动障碍症状。

脑深部电极的电流、电压频率及电极触点位置等均可调节，在术后漫长日子里还可随病情变化调节，长期控制症状。

开机后，让老陈激动的变化出现了，他的手不抖了，身体不僵了，睡眠质量大大改善，虽然前期出现了小小的异动，但经过医生的悉心调试，状态越来越稳定。

手术给老陈的生活带来了质的提升，他的心态回到了生病前，服药量较术前明显减少，从术前几乎无法自理，到现在每天推着母亲出门散步，还能帮老伴料理家务。

2022-02-23

近视术后，感染罕见细菌险失明

18岁的患者小吴，接受角膜屈光手术后，感染罕见细菌，左眼险些失明！

这究竟是怎么回事？

不久前，小吴（化名）在当地医院接受了屈光手术，手术很顺利，但术后4天，开始左眼疼痛、眼红、视物不清，当地医院诊断为左眼角膜感染，建议到河南省人民医院进一步治疗。

河南省立眼科医院（省医眼科）屈光手术中心主任庞辰久接诊后发现小吴左眼视力仅有0.1，结膜充血严重、角膜水肿，还有中央3毫米边界不清的白色病灶存在，他判断：这是左眼角膜屈光术后感染性角膜炎，细菌感染所致。

对其进行抗菌治疗，随后的细菌培养结果证实，小吴感染的是溶血孪生球菌。这是极为罕见的病例。

溶血孪生球菌生长缓慢，其造成的感染，在临床极为少见，据检索，临床上报道的病例共有10例，角膜感染的仅有3例，角膜屈光术后感染的为首次。

小吴也是屈光手术后溶血孪生球菌感染全球首例患者。

该病发病迅速，如果得不到有效治疗，可能发生角膜溃疡穿孔，甚至眼内感染，即使病情能控制，也残留广泛的角膜瘢痕后遗症，严重影响视力甚至导致失明。

幸好，由于专业精准的判断，在细菌培养结果出来之前，庞辰久就针对小吴病情进行了一系列及时、正确的救治，其眼部感染症状很快得到了有效控制，最终视力恢复至1.0。

该病例的治疗经验发表在国际知名期刊《感染与耐药杂志》。

庞辰久提醒：屈光手术效果虽好，感染防控不可少。

如何才能做好术后感染防控呢？

庞辰久建议：全面详细检查，消除危险因素，防患未然；屈光术前后合理用药；点眼药看似简单，正确操作很关键；注意个人卫生，屈光术后的早期避免去人口密集、环境污染的场所；科学调整饮食；按要求复查复诊。

2022-02-25

一年老了 50 岁，必须警惕让人断崖式衰老的疾病

如果"衰老"在最青春的年纪突然降临，朝夕之间，皱纹爬满脸庞、全身皮肤松弛，20 岁的年纪突然变成 70 岁的模样……

如果这是梦，一定是让每个女生都尖叫的噩梦，但对张女士来说，却是发生在自己身上的残忍现实。

26 岁的那年，张女士刚刚做了妈妈，生下宝宝以后，她的世界时间仿佛按下了快进键，忙于照顾孩子的她，却没有注意到自己身体悄然发生的变化。

直到越来越多的亲人朋友，有意无意的关心询问。

"最近是太累了吗？感觉你一下老了很多。"

刚开始，性格开朗的张女士以为只是产后瘦得太快，导致的皮肤松弛，"等孩子断了奶，我就去做做护肤美容。"

可是很快，张女士自己也觉察到了异常，这种皮肤松弛好像是进展性的！

短短几个月时间，她眼皮、嘴角、面部、颈部、手臂、腹部，全身大多数的皮肤都在迅速垮塌。

每一条皱纹都以肉眼可见的变化不断加深。她，好像正在经历"断崖式衰老"。

这种猜想和变化，也被旁人的眼光不断证实。

每次出门，不管如何精心搭配服饰，张女士总会被人当作"老奶奶"对待。曾经相熟的朋友同事再次相见，总是惊讶地捂住嘴巴，不敢相认。

"衰老"正在加速快进，撕拉着这个年轻的妈妈。可这奇怪的、疯狂的变化，到底是什么原因导致的呢？

2021 年 11 月，张女士鼓起勇气走进了河南省人民医院整形外科，主任医师谢锋的诊室。

在这里，疯狂"衰老"的怪病得到了明确诊断——获得性皮肤松弛症。

在随后的多学科会诊中，张女士的病情，得到了整形外科、皮肤科等多学科专家的关注。

据河南省人民医院皮肤科卢祥婷医生介绍，皮肤松弛症是一种少见的常染色体遗传病，可分为先天性、获得性、局限性 3 种。

先天性患者相对多发，而像张女士这样获得性皮肤松弛症的患者，查阅国内

外文献资料，全球仅有不足百例记载。

人的皮肤之所以能保持紧致有弹性，和体内有一种叫作弹性纤维的物质密不可分，它位于真皮网状层与胶原纤维平行或斜行，可以起到增加皮肤韧性维持皮肤紧致饱满的神奇作用。

而皮肤松弛症患者体内的弹力纤维不仅明显减少、缺失，还变粗变短，甚至变性断裂。失去了弹力纤维的牵拉支持，皮肤就会松弛、下垂、多皱褶，其中以颈部、面部和皮肤褶皱处最为明显。

这些，只是临床观察到的改变，导致改变的原因是什么？

目前医学还不能给出明确论断，也没有有效的药物治疗手段。但通过医学美容办法对症治疗，可以尽可能地改善现状。

为了帮助张女士摆脱抑郁状态，医护人员不约而同，用不同的方式开导、帮助、安慰她。一边帮助她树立信心，一边建立病情档案开展长期随访，让人文关怀贯穿治疗始终。

经过前期充分沟通和周密准备，张女士接受了中下面部除皱手术。

术前，谢锋医生和团队一起对张女士进行了细致查体，全面评估面部老化情况、皮肤松弛程度，计算皮肤去除量、考虑最佳手术切口，精心设计了第一期手术方案。

上午九点，这场逆转时光的手术正式开始，在医生的精细操作和密切配合下，张女士面部的皱纹被温柔抚平，赘余的皮肤被小心去除，手术切口被最纤细的线细致吻合。

3个小时后，手术圆满结束，术中出血仅20毫升。

术后第3天，尽管还未完全消肿，已经能看到明显的效果，张女士的脸颊恢复紧致，再次有了青春的光泽。

而手术切口则隐藏在耳朵附近皮肤的自然褶皱里，几乎很难被人注意到。

看到镜子里的自己。一年多来，张女士第一次开心地笑了。

目前，张女士已康复出院。

出院前，谢锋还鼓励她："每个人的容颜都会变老，但年轻的心灵可以永驻。"

2022-03-01

古稀老汉竟有"淀粉心"，多学科追踪罕见真凶

"玻璃心"大家都知道，动不动就"碎"了一地。

可"淀粉心"你听说过吗？

这种罕见可致死的疾病，不仅普通人知之甚少，在临床也极少遇到。

因此，当张大爷遭遇"淀粉心"突袭，一场"寻找真凶"生命保卫战随之打响。

无解的胸闷气短

65 岁的张大爷，身体一向还算健朗。最近半年，却多次出现胸闷、气短的情况，步行三四百米就犯病，经当地医院对症治疗后，张大爷的情况略有好转。

出院 3 个月，张大爷的胸闷气短发作频率却越来越高，持续时间也越来越长，可以行走的距离只有 50 米。

短短数月，张大爷心功能评级已经降到 IV 级（NYHA 分级），已是心力衰竭最严重的程度。

辗转 4 家医院后，由于病情逐渐危重，张大爷被急诊转入河南省人民医院心脏重症病房接受进一步诊断治疗。

"胸闷气短"是心衰患者的常见感受，严重的高血压、冠心病、心脏瓣膜病，都有可能引起心力衰竭，但病情的发展进程相对缓慢。

但翻阅病例，CCU 管床医生胡振杰却发现，张大爷不仅没有相关病史，甚至发病前连令人生疑的"感冒发烧"也没得过。

所以张大爷的心功能在短时间内急剧恶化，就变得极不寻常。那么，导致心衰的真正病因是什么呢？

巨舌、瘀斑、变厚的心肌

与此同时，另一个奇怪的症状也难以解释，心脏重症医学科主任张静注意到，张大爷的心肌明显肥厚，严重的肥厚型心肌病，确实会出现心衰，可张大爷的心电图却是肢导联低电压，和常规的肥厚型心肌病恰恰相反。

冠心病也会引起心衰，冠脉造影结果却显示血管状况良好，并无明显狭窄，没有家族遗传史，没有高血压，常见的诱因都不存在，张大爷的心脏"变厚"毫

无理由。

带着诸多疑惑，张静和医护人员再次来到张大爷身边，进行体格检查。

张大爷意识清醒，非常配合。可在回答医生的问询时，却出现了问题。只见他讲话含含糊糊，吐字艰难、发音也含糊不清，宛如嘴巴里含着一颗核桃一般。

张静敏锐地捕捉到了这个异常，她让张大爷张开嘴巴，伸出舌头。

果然，张大爷的舌头明显大于常人，由于舌体过于肥厚，口腔内空间有限导致舌头边缘都有着明显的齿痕。

"难道是……"一个诊断思路在张静脑海中飞速闪过……

为了验证猜测，张静又仔细为张大爷进行了查体，果然在其体表发现了大小不一的诸多瘀血斑块。

后经进一步追问病史，才了解到张大爷为了这些莫名出现的皮肤瘀斑，还曾先后到多家医院，跑遍了皮肤科、血液科检查却遗憾始终没有查明病因。

而"巨舌"和"皮肤瘀斑"这些奇怪体征，恰好符合系统性淀粉样变的部分临床表现。

张静主任介绍，系统性淀粉样变是一种非常罕见的疾病，发病率约为（1/100000）／年。是由于淀粉样蛋白异常沉积于细胞外基质，从而造成沉积部位组织和器官损伤的疾病。可累及肾、心脏、肝、皮肤软组织、神经和肺等脏器或组织。

抽丝剥茧 多学科层层追"凶"

查房结束后张静主任以及超声科、放射科、核医学科专家共同会诊，她迫切需要进一步的辅助检查，验证诊断猜想。

一场多学科会诊在张大爷床旁展开，超声科主任袁建军借助床旁超声，在黑白的影像间细细探索。

如果真的是系统样淀粉样变，张大爷的心肌间一定会有许多淀粉样物质沉积，这些错误折叠的蛋白，像洒在豆腐上的豆子格格不入，会在超声探头下，显示出强回声和奇怪的沙粒状闪光。

不出所料，最终的超声和磁共振的检查结果，更加有力支持了张静主任的诊断猜想，专家达成一致意见考虑心肌淀粉样变。

随后医生为张大爷安排了组织活检，在他的骨髓样本中发现了异常的淀粉样蛋白沉积，而细胞免疫分型检查则明确了蛋白的具体成分。

同为系统性淀粉样变，根据沉积的淀粉样物质成分不同，如免疫球蛋白轻链、血清淀粉样 A 蛋白和转甲状腺素等，可以分为不同的分型，这意味着完全不同的治疗思路。

经过精确诊断，张大爷患的是原发性系统性轻链型淀粉样变性。

这是由于骨髓内浆细胞产生的单克隆免疫球蛋白轻链或轻链片段，以淀粉样蛋白的形式沉积造成的。60% 的患者确诊时，年龄多为 50 ～ 70 岁男性。

这真是一波三折求医路，四进五出擒"真凶"，明确病因后专家团队制定了完善而有针对性的治疗方案，目前，张大爷情况稳定正在接受对症治疗。

张静介绍，由于系统性淀粉样变性病例少、认知程度低、临床症状特异性差，常与心衰混淆，患者常因此在确诊前辗转各地错过最佳治疗时机，做到早筛、早诊、早治是改善诊疗效果的关键。

2022-03-02

伤口复杂，长久难以愈合？专业诊疗护理中心来了

开开心心出来旅游，就因为吃了顿牛蛙竟然险些丢了性命。

这样的事情就发生在 64 岁的王先生身上。

王先生有食物过敏史 7 年，后经激素治疗后过敏症状消失，这次跟家人外出旅游，在进食牛蛙火锅的次日，右侧腹股沟出现散在小结节。

更让人担忧的是在当地医院接受治疗后，伤口不断增大并红肿破溃。

5 天后，王先生接受了第一次清创，但伤口仍在不断扩大，整个伤口的样子触目惊心。

清创一星期后，创面周围皮肤坏死并向外扩展，随后，王先生接受了第二次清创。

然而，坏死皮肤依旧不断蔓延，王先生甚至出现了低蛋白血症、急性心衰、咯血、胸腔积液、反复高热等症状。

病情进展迅速，情况危急。

他被紧急转诊至河南省人民医院中心 ICU，此时距离发病仅过去了 20 天。

中心 ICU 立刻启动多学科会诊胃肠外科、整形外科、皮肤科、感染科、营养科、血液科、造口伤口学组在最短时间，为王先生明确了病因。

这意味着，一般清创处理不仅难以取得效果反而还会加重病情。

明确了病因，省医多学科专家制定了一整套，创面局部治疗和全身治疗方案。

经过多学科专家半个月的对症治疗，王先生的病情得到了有效控制，身体状况逐渐好转，顺利转入普通病房进一步康复。

多学科团队持续跟进，再次为王先生进行了会诊，不断调整优化治疗方案。

又经过近一个月的护理治疗，王先生触目惊心的伤口终于愈合了。

这是省医多学科联手治疗疑难危重伤口的典型案例。

常人看来，一个小小的伤口怎么会发展到病危呢？

事实上，大量临床病例显示，伤口种类繁多，慢性伤口的愈合机制往往十分复杂，临床治疗中经常要面对。

患者合并症多、疑难伤口治疗难度大，造口并发症多、基层专科治疗能力不足等一系列问题。

这些因素严重阻碍了患者伤口的康复效果。

2019 年国家卫生健康委发布的《关于加强体表慢性难愈合创面（溃疡）诊疗管理工作的通知》明确指出：要高度重视体表难愈合创面诊疗护理，加强创面修复相关科室能力建设，提升创面修复诊疗能力和规范化水平，丰富创面修复医疗服务内涵。

在这样的背景下，河南省人民医院伤口造口诊疗护理中心正式成立。

2022-03-11

麻醉医生"元宇宙"里练级，
高难度手术插管轻松搞定

当火爆的"元宇宙"概念，应用到医学麻醉中会碰撞出怎样的火花？

最近，河南省人民医院麻醉与围术期医学科根据临床需求，自主开发出一套虚拟现实气道智能模拟系统(简称唯爱丝TM)，极大方便了年轻麻醉医生快速"练级"，轻松搞定高难度手术插管。

3月3日，医学模拟中心，一场特殊的麻醉课正在进行。

医学实习生们像是"未来战士"，佩戴着VR眼镜、拿着手柄，对着显示器。他们正"置身"一个虚拟的手术室，要对眼前的"病人"进行气管插管。

麻醉与围术期医学科教学秘书王婕，麻醉医生侯铁柱、代彦文，手把手地教他们，如何根据系统的语音提示，利用手柄来进行不同的麻醉操作。

"太震撼了，有宏观视角，还有微观视角，能看到患者的咽腔、声门，就像自己在气道里一样！"实习生们啧啧称奇。

这套系统构建呈现出了不同气道管理类型和场景。麻醉医生能以逼真的感受，在电脑里的"患者"身上实施麻醉和手术，对高难度气道插管进行术前演练，做到胸有成竹。

年轻的麻醉医生还可以平时练手，促进气道管理水平快速提高。

目前，麻醉与围术期医学科已经应用这套高科技系统，对实习医生、住培医生、进修和年轻医生进行了几十场次操作练习培训。

气道，听起来平平无奇，但却是我们身体的生命通道。

麻醉医生是名副其实的"气道管家"。气道管理是他们最重要的操作技能。

对于住培、年轻麻醉医生来说，提高气道管理水平可能需要较长时间积累临床经验。他们迫切希望气道管理水平能更快地提高。但目前，完善的教学工具和方式还相对缺乏。

麻醉与围术期医学科主任张加强带领侯铁柱、王婕等团队成员，在大量临床数据和资料收集、特殊病例汇总基础上，利用虚拟仿真技术，由计算机系统构建一个三维的虚拟气道管理环境，真实地记录和还原气道管理过程。

唯爱丝TM由电脑主机、显示器、VR眼镜、根据临床开发的程序组成，它将枯燥的书面知识转化为较强的沉浸感、临场感和趣味性。

操作者以麻醉医生视角，根据语音提示，拿起喉镜、纤维气管镜等，推动手柄摇杆，让喉镜等器材在体内移动，视觉、听觉、触觉等体验近乎真实。

操作者还可以演练环甲膜穿刺术缓解紧急通气等智能模拟内容，提升对气道管理的全面认知和精准操作能力，面对危机事件更加从容。

这项技术目前在国内麻醉与围术期医学科中属于领先探索，已获得国家版权局的计算机软件著作权登记证书。

张加强介绍，下一步，研发团队将进一步结合临床工作完善系统内容，继续开发包括模拟人、虚拟仿真技术融合在内的教学模式、方法。

2022-03-14

河南最高龄男性患者换肺成功

"很好，这组做完，咱们今天还超额完成任务呢。"

3月9日，在河南省人民医院呼吸与危重症医学科住院的患者李爷爷，在副主任医师张文平的鼓励下进行康复训练。

只见老爷子抬腿轻盈活动有力，精神饱满。让人很难想象，4天前，77岁的他因为双肺弥漫性纤维化，刚刚接受过一场高难度的肺移植手术。

这台由省医胸外科魏立主任团队成功完成的手术，不仅帮李大爷重启了崭新人生，还刷新了中国中西部地区肺移植纪录。

受限于身体条件，李爷爷是全程依靠制氧机支持，由救护车转运到省医的。因为呼吸功能衰竭，当时，李爷爷已卧床2年生活完全无法自理，病床上的他极为虚弱、情绪低迷。

两年前，李爷爷开始出现咳嗽、咳白色黏稠痰，稍一活动便会有严重胸闷气促等呼吸功能衰竭症状，尽管在当地医院积极治疗，但病情仍然没有得到有效控制。

过年期间，李爷爷曾一度依靠呼吸机生存。情况越发危急，心急如焚的家属带着大量病例资料辗转千里慕名来省医寻求帮助。

省医专家给出的诊断是明确的：双肺弥漫性纤维化，重度呼吸衰竭，肺移植几乎是此类患者延续生命、改善生存质量的唯一办法。

肺移植是所有器官移植中难度最高、风险最大的一种，因为肺时刻都在与外界交换气体，除了手术本身难度大以外，往往还存在术后感染控制、术后排异反应等各种风险。肺移植因此被视为人体器官移植的"珠穆朗玛峰"。

毫无疑问，李爷爷这样高龄的患者，做肺移植手术难度更大、风险更高，几乎就是刀尖起舞，在国外甚至不建议70岁以上患者进行肺移植手术。

"做还是不做？"

在最初进行术前评估时，魏立和团队颇有些犹豫，但随后的完善检查给了大家坚持的信心：除了肺不给力，李爷爷的心脏功能及其他脏器均状态良好，尽管老人年事已高，但肺移植依然可使老人获益。

移植专家组会诊及讨论之后一致认为：手术风险可控，适宜进行肺移植手术！

为帮助李爷爷以最佳状态迎接移植手术，胸外科为李爷爷制定了全面的术前训练计划，涵盖运动训练、心理调节、营养管理等各个方面。

李爷爷从最开始的很难下床到能逐渐能完成 1 个、5 个、10 个原地踏步，杨慧护士长、高培玉护士一直陪伴在他身边给予温暖的鼓励、帮助和支持。

经过近 2 周的调整，李爷爷的体能和呼吸衰竭有了改善，也等来了合适的肺源。

3 月 5 日下午 1 时，魏立带领肺移植团队为李爷爷进行手术，为高龄患者进行肺移植对手术精准度、出血量、手术时长等，都提出了更高要求。术中，手术团队精细操作，在麻醉与围术期医学科张伟和其团队护航下，用时 4 小时，成功为李爷爷完成单肺移植，手术结束 5 小时后，李爷爷已恢复清晰意识，术后 12 小时顺利拔除气管插管。

目前在呼吸亚重症移植团队的精心治疗下，李爷爷的状态一天比一天好转，不久就能回归家庭享受天伦之乐了。

自全面独立完成世界各种单肺、双肺序贯，镜面人换肺等复杂移植术式后，胸外科魏立团队，再次成功挑战肺移植高龄禁区。

未来还将为更多终末期肺疾病患者带来健康希望。

魏立介绍，当前，社会老龄化趋势日益凸显，人均预期寿命延长，老年人就医需求也随之增加。以慢阻肺为例，40 岁以上人群当中，慢阻肺的发病比例达到 13.7%，居世界首位。

随着病程进展，许多老年患者往往已处于极重度状态，肺移植是延续生命、改善生存质量的唯一选择。只要评估结果对于患者是获益的，那么，年龄就不应该是肺移植手术的绝对禁忌。

3 月 5 日，魏立团队还同期为一名因工伤饱受尘肺折磨多年的青年男性，顺利进行了肺移植，目前患者恢复良好。

2022-03-29

小小磁力环，解除 5 年"烧心"烦恼

近日，王女士终于结束了长达 5 年的"烧心"的日子。

一个直径 3 厘米的磁力环，一台不足 1 小时的手术，一支技术精湛的团队，也由此诞生了一项全省首例。

近日，河南省人民医院胸外科副主任务森及其团队完成了省内首例、国内一流的磁力环微创治疗胃食管反流病手术，手术用时不足 1 小时，出血量不足 10 毫升。

反酸烧心，5 年饱受困扰

王女士患胃食管反流已经有 5 年了。初期，只是偶尔出现反酸、烧心，她想着是不消化，并不在意。

很快，王女士的病情发展到睡觉醒来就会口苦、咽痛，"胃里感觉一直往外冒酸水。"

吃了半个月的口服药后，王女士感觉症状得到了一些缓解，但是一停药，反酸、烧心、反胃的症状又立刻出现。

吃药、停药、复发、换药……几轮下来，王女士的病情却有增无减，药效越来越差，特别是睡觉时，胃里的酸水就像被倒出来一样，恶心与灼烧感折磨得她无法入睡。

这病说大不大，说小又实在折磨人。王女士也因此患上了失眠焦虑，身体状况雪上加霜。

全省首例，一环锁住烦恼

历经了反反复复多地就医后，王女士打听到河南省人民医院胸外科副主任务森团队开展了磁力环治疗胃食管反流手术，她立即和家人来到了医院。

经过高分辨率食管测压和 24 小时测酸试验，王女士被确诊为胃反流性食管炎。

务森介绍，胃食管反流性食管炎是现代社会的一种常见病，发生率在 8% ~ 10%。很多患者除烧心、反酸外，还有胸痛、上腹部疼痛、恶心、反胃，严重者甚至有咽、喉、口腔、鼻耳等不适症状。

有些患者会出现胸骨后烧灼感、食物或酸性胃液倒流到咽部和口腔，出现间歇性咽下困难，其过程的痛苦程度可想而知，严重影响患者的饮食和睡眠。

务森团队决定为王女士采用一种先进的治疗方式——磁力环手术。这种手术是针对人体抗反流机制失效设计的磁力括约肌增强系统，通过磁珠之间的互相吸引的物理作用，增强人体固有的食管下段括约肌的抗反流作用。

这种手术方式不改变人体解剖结构，可放可取，通过腹腔镜操作、创伤小、恢复快，已经通过 FDA 批准，有望成为标准术式。

精准筹备后，务森及副主任医师赵璞、主治医师徐磊和医师韩志军为王女士顺利实施了手术。术后当天，她便能安然入睡，不再频繁受到反酸、烧心的困扰。

2022-04-01

"就像被人掐住脖子"——分秒之间的生命保卫战

有一种严重呼吸困难的病，患者就像被人用手卡紧脖子，分秒之内就可能威胁生命。

巨大肿瘤堵死气道，戴着呼吸机连夜转诊

"我们敢回家吗？"

3月11日，河南省人民医院呼吸与危重症医学科一病区，患者付大姐的丈夫难以置信地反复问副主任医师张群成。

付大姐46岁因为宫颈癌肺转移，巨大的肿瘤把气道堵死。3月4日，戴着呼吸机的她连夜从当地医院转诊到郑州。

亲眼看到妻子病情危重到命悬一线。付大姐的丈夫无法相信：这才治疗一周，妻子不但脱离生命危险，甚至已经可以考虑回家了。

付大姐两年前确诊为宫颈癌，经过手术和多次放化疗后，癌症还是在去年出现了肺转移，不久前因咳嗽、胸闷，痰中带血住进当地医院。

3月4日凌晨1点，付大姐被室息感憋醒，她惊恐地叫醒陪护的丈夫，就在医护人员紧急抢救时付大姐陷入昏迷，随后被送入ICU戴上了呼吸机，已经病危的付大姐，必须开通堵死的气道，刻不容缓。

当地医院医护人员，立即联系省医互联智慧分级诊疗协作平台，危重症转运车迅速出动将付大姐转运到省医呼吸重症监护病房。

呼吸与危重症医学科呼吸内镜介入团队，为付大姐进行了硬质气管镜下激光治疗，用圈套器冷冻冻取肿瘤，开通气道后置入硅酮支架，病情稳定后付大姐转到普通病房。

"没敢想过出院的事，更没敢想能这么快出院"付大姐的丈夫激动地说。

呼吸系统最凶险急症之一，每年300多人紧急转诊省医

大气道狭窄是呼吸系统最凶险的急症之一，患者如同被人用双手紧紧掐住脖子，随时可能窒息而亡。

曾经，这类患者生机渺茫。但近年来，随着呼吸介入技术迅速发展，大气道

狭窄有了新的应对方法。

气管镜介入治疗大气道狭窄属于高风险的 4 级手术，患者一旦在术中出现严重的呼吸困难，其情形比心肌梗死的发作还要凶险。省内仅有少数医院能开展气管镜介入治疗技术。

河南省人民医院呼吸内镜介入团队，每年都要接诊 300 多例各地转诊过来的大气道狭窄患者，救治量和救治实力全省乃至全国领先。

危重症转运与呼吸重症实力，为气管镜介入治疗护航

呼吸与危重症医学科主任张晓菊介绍，随着大气道狭窄患者的逐年增多，科室组建立了气管镜介入治疗团队，派出主要成员到德国海德堡大学胸科医院，以及北京、上海、厦门、广州等地的医院学习。

团队相继成熟，开展了硬镜鞘管铲切，冷冻，球囊扩张，圈套器治疗，激光治疗，金属支架，硅酮支架，T 形管置入等多项技术，成为省内救治大气道狭窄患者的主要力量之一。

河南省人民医院呼吸内镜介入中心同时为中国医师协会呼吸内镜医师培训基地，中国医药教育协会呼吸分会中心，每年 200 余名进修医师在此学习交流，为全省培养更多呼吸科医师参与大气道狭窄救治。

救治大气道狭窄的患者，呼吸支持十分重要，必须有强大的麻醉团队和呼吸重症实力，才能保证患者能够在术前维持基本的呼吸功能，为呼吸介入技术创造机会。

术后的恢复，也需要呼吸重症强有力后盾作为支持，才能使患者渡过难关。

呼吸与危重症医学科实行呼吸重症－呼吸康复一体化管理，在危重患者器官支持、重症感染治疗、临床营养、内环境紊乱纠治等方面实力雄厚，是呼吸介入治疗的有力保障。

安全转运同样是大气道狭窄患者得到有效救治的关键。医院 96195 综合服务平台 24 小时在线，协调开展危重症转运调度。省医重症转运车行驶路线涉及全省 18 个省辖市及山西、河北等地。

"大气道狭窄救治不断挑战着技术极限，是患者的信任给了我们闯关的勇气。"张群成说。

2022-04-06

腹内惊现神奇"鸡蛋"

这世间最好的词，绝对有这一个——虚惊一场。

最近，老王的就医路，堪称峰回路转、柳暗花明，连主刀医生也感叹"万万没想到！"到底是咋回事？

吓人！体检查出了"大肿瘤"。

事情还要从老王年初的体检说起，原本只是单位的例行体检，但身体一向很好的老王这次却被医生发现，在腹部有一个不明包块。

"完了，我得肿瘤了！"

吓出一身冷汗的老王，拿到体检报告后直奔河南省人民医院肿瘤内科"这么大一个瘤子，我还有救吗？"

看到检查结果，这样的腹部包块让肿瘤内科医生也颇感奇怪，与胃肠外科主任医师张广坛共同会诊。

只见老王的检查片子上显示他体内的不明肿物，位于下腹部，呈椭圆形状体积较大，CT表现强化提示内里含有钙化成分，难道是个……"畸胎瘤"。

畸胎瘤是由于胚胎发育过程中，多功能原始细胞异常分裂、分化所形成的组织。最终分化成熟的良性畸胎瘤中出现过各种各样的组织，如皮肤、毛发、牙齿、骨骼、油脂、神经组织等等。

这也意味着畸胎瘤可能是一团一言难尽的团块，里边可能含有各种人体存在的结构，所以在CT造影下看到钙化成分也就很好理解。

但是，畸胎瘤的发生率很低且好发于育龄女性，多长于卵巢部位，如此一来，这个长在王大哥肚子里的"畸胎瘤"就更显罕见。

什么？竟然是个"鸡蛋"。

尽管不疼不痒，但自从发现"瘤子"后，王大哥就陷入焦虑之中，每天夜不能寐、茶饭不思，强烈要求手术。

考虑到畸胎瘤会浸润生长，术中可能需要切除部分受侵犯的器官，为了保障手术安全。术前，张广坛团队充分考虑了各种可能情况，制定了翔实的手术预案。

手术当天，一切按预期进行直到医生用腹腔镜进行微创探查，一个卵圆形类似"鸡蛋"的白色物体，出现在医生的视野中，这也是大家第一次清晰看到它的原本面目。

只见这颗"鸡蛋"完全游离于腹腔脏器以外，和腹腔内的其他组织毫无粘连也没有血运供应，与一般表面凹凸不平的肿瘤极为不同，显得"人畜无害"，只是"孤独而突兀"地存在着。

如同探囊取物一般，张广坛取脐部"隐形"切口将其取出，手术仅用时10分钟。

这枚取出来的"鸡蛋"约有5厘米×6厘米，如橡胶一般富有弹性。

这让张广坛猛然想起了5年前的一次手术，也是从一位患者腹部取出了两枚游离的小"鸡蛋"外观、手感、质地和此次一模一样。

这奇怪"鸡蛋"到底是啥？

肚子里这奇特而孤独的"小鸡蛋"又叫作"腹腔游离体"。其实就是坏死脂肪组织的钙化。

张广坛介绍，其成因可能由于腹腔内感染等，造成腹腔血液供应不顺，肠外脂肪组织坏死，慢慢地纤维化、钙化而形成的物质。其中并不含有异常的细胞，不是肿瘤。

因为人常常站立重力致使它们在盆腔滞留，随着日常活动其也会在腹腔内活动，日积月累，如流水冲刷鹅卵石一般逐渐变得光滑且圆润。

腹腔游离体并不会对人体造成危害，除非它体积、重量足够大才有可能会压迫腹腔，由于多数人终身都不会发现，因而很难估算其发生的概率，也没有相应的预防措施。

得知自己体内的并不是可怕的肿瘤，只是一个完全无害的大"鸡蛋"王大哥如释重负，不仅多日来的阴郁情绪一扫而空，还连连感叹"虚惊一场之后，现在感觉很幸福！"

2022-04-11

让"小神兽"一分钟睡着

给"小神兽"做医学检查，是很多父母发怵的一件事。

如何既配合好医护人员，又不让孩子感到惊慌害怕，是个两难的取舍。

河南省立眼科医院一项新技术让家长们松了一口气。

随着眼健康知识的普及，婴幼儿的眼底筛查，受到越来越多家长的重视。

但因为婴幼儿年龄较小无法主动配合检查，往往需要家长强行固定头部，这样不仅会导致孩子哭闹不止，也容易给检查带来一定安全隐患，更可能对孩子造成心理创伤！

如今，随着麻醉新技术——全凭吸入麻醉行门诊婴幼儿眼底筛查和治疗的实施。

在河南省立眼科医院（河南省人民医院眼科）孩子做眼底筛查时画风变成了这样：进入检查室后小宝宝一边观看动画片，一边用面罩吸入麻醉气体，一分钟后就平静地进入睡眠状态。

10分钟后检查结束了，孩子也睡醒了。

这项技术是由麻醉与围术期医学科副主任王开伟主持，为全省率先开展有助于对婴幼儿眼底疾病，早发现、早诊断、早治疗。

全凭吸入麻醉是将麻醉气体或挥发性麻醉药，吸入肺内经肺泡进入血液循环从而达到全身麻醉的效果。

吸入麻醉药在体内代谢、分解得少，大部分以原形从肺排出体外，因此吸入麻醉具有较高的可控性、安全性及有效性。

2岁的小花(化名)因患先天性视网膜病变，需进行眼底检查。她在家人陪伴下，采用全凭吸入麻醉完成了检查，制定了以后的治疗方案。

小花的奶奶说："原来全凭吸入麻醉这么安全，孩子也不受罪了，之前还有些不放心，现在看到了过程，真是非常的安全。"

王开伟介绍，麻醉与围术期医学科在临床检查及手术操作中作用非常重要，全凭吸入麻醉在保证安全的同时避免了强行按压对患儿心理的伤害，也可使医生的检查更从容帮助孩子术后顺利康复，减少并发症的发生，细致入微的贴心让医学更有温度。

2022-05-06

摔了一跤，7年后突然病重！六大专科一起"破案"

就因为摔了一跤，被血栓"纠缠"7年，20岁小伙难以呼吸、生命垂危，多亏一个"绿色通道"。

河南省人民医院肺血管病多学科会诊团队6个专科的专家联手，北京协和医院专家远程"支招"为他揪出一种罕见的疾病——

前段时间，河南省人民医院呼吸与危重症医学科收治了一个生命垂危的小伙。

20岁的他口唇发绀，胸闷到无法平躺，肚皮鼓胀得像爬了几条蚯蚓，两条腿肿得都变形了，血小板进行性下降。

导致他病危的是死亡率高达30%的肺栓塞。病因要从7年前的一次摔倒说起。

摔一跤7年后得上肺栓塞

7年前，小张不慎摔倒，伤得并不重。

但几天后小张的左腿却莫名肿胀起来。

当地医院确诊为"左下肢静脉血栓栓塞"进行抗凝治疗，水肿慢慢减轻，小张以为"这事儿就算过去了"。

5年前，小张突然晕倒，医生告诉他，他得了肺栓塞，可能危及生命。

小张懵了，遵医嘱服用"华法林"治疗，一年后见症状消失就自己停了药。没想到一停药，他就反复下肢水肿，近半个月更严重，甚至出现呼吸困难。

当地医院检查发现小张为极重度的肺动脉高压，建议紧急转诊到河南省人民医院。

医生紧急完善各项检查，明确诊断小张为肺栓塞，危险分层为中高危。

问题来了，导致肺栓塞的病因到底是什么？

血栓一般好发于中老年人群，小张年纪轻轻，反复发生静脉血栓栓塞症，难道，他有易栓症可能？

死亡率超过50%的"灾难性"疾病

易栓症：易栓症是指容易发生血栓形成和血栓栓塞的病理状态，可分为遗传性易栓症和获得性易栓症两类，当二者同时存在时，血栓栓塞性疾病更易发生。

最常见的获得性易栓症为抗磷脂综合征，为自身免疫性疾病，患者常反复发生血栓。少数患者可在一周内出现进行性多个器官的血栓形成，累及重要脏器，造成功能衰竭和死亡，并有病理证实小血管内血栓形成，称为灾难性抗磷脂综合征。

医生对小张进行了磷脂综合征抗体谱检测等病因寻找，发现小张抗磷脂抗体检测结果阳性，意味着他有获得性易栓症。

为了确定精准的治疗方案，河南省人民医院肺血管病 MDT 团队专家共同参与会诊，呼吸与危重症学科主任医师齐咏，风湿免疫科主任、主任医师楚天舒，血管外科副主任医师张志东、崔明哲，心血管综合一门诊副主任医师杜松，超声科主任医师朱好辉，影像科副主任医师雷志丹，以及呼吸与危重症医学科治疗组成员等。

专家小组一致确认了小张目前的诊断：①灾难性抗磷脂综合征。②慢性肺血栓栓塞症。③重度肺动脉高压。④双肺肺炎。⑤双下肢深静脉血栓。⑥心力衰竭，心功能Ⅳ级。⑦呼吸衰竭Ⅰ型。⑧多浆膜腔积液。

根据诊断，专家组给出了治疗方案。鉴于灾难性抗磷脂综合征预后较差，专家组建议申请北京协和医院专家远程会诊。

北京协和医院风湿免疫科专家赵久良远程会诊也认为，小张灾难性抗磷脂综合征可能性很大，这种病死亡率高达 50% ～ 70%。

为疑难肺血管病开"绿色通道"

就在诊断出小张有获得性易栓症时，专家小组同时还送检了小张的标本做易栓基因检测，看是否合并遗传性易栓症。

随后的易栓基因检测结果提示，小张为遗传性易栓症患者。

谜底揭开了，遗传性易栓症合并获得性易栓症，可造成血栓反复发作，怪不得 7 年来小张始终无法摆脱血栓的"纠缠"甚至病情危重。

这类患者就算无明显出血风险，也应该长期或终身服用抗凝药物。

"怪不得一停药就出现血栓。如果不是这次明确诊断，我恐怕一辈子也不知道自己的病因是什么。"小张感慨。经过对症治疗，小张康复出院。

小张患的是疑难肺血管疾病的一种，诊断难度较大。如果不及时诊断，患者致死、致残概率较高。

2022-05-20

6 小时手术逆转生命危机

你听过"高级定制"的血管吗？

一根由医生纯手工打造、精雕细琢，一根为患者"量体裁衣"独一无二的"高定血管"，它不仅能化解一场生命危机，还能为众多患者带来新希望。

腹主动脉瘤，会跳的不定时"炸弹"

最近刘大爷总感觉不对劲，在他的肚皮下有个"皮球"在隐隐跳动（不是亲眼所见，真是万万不敢相信）。

一检查才发现，这离奇的"皮球"竟然是一个直径达 7 厘米的腹主动脉瘤，刘大爷随即被转入河南省人民医院血管外科。

正常的腹主动脉直径约为 2 厘米，当动脉血管壁弹性受损，在血液的压力下血管壁会像气球充气一样缓慢膨胀。

薄如蝉翼的血管，在每一次血液奔涌而至时都会因冲击发生有规律的波动，刘大爷感觉到的"皮球跳动"就来自于此。

生活中我们都知道，持续充气，气球一定会炸，腹主动脉瘤也是如此，仿佛一颗不定时的炸弹，爆炸只是时间问题，目前国际公认。

腹主动脉瘤直径接近 5 厘米，即有较大的破裂风险。

一旦腹主动脉瘤发生破裂，高速高压的动脉血，将立即喷射入腹腔，在短短几分钟内，患者失血可达数千毫升，随即出现休克，继而死亡。

几乎可以说，一旦发生破裂，任何抢救和输血都是徒劳的，90% 的患者，会在瞬间失去生命，刘大爷的手术，迫在眉睫。

两大难题 治疗何去何从

但刘大爷的手术却有两大难题，让医生深受困扰。

家属意见不统一，刘大爷年逾 80，由于担心手术风险大，除了刘大爷本人和老伴儿，几个子女几乎都不同意手术。

手术难度非常大，常规介入手术对血管进行腔内微创修复时，一般会采用带膜的支架，覆盖掉"膨胀病变"的血管，因此瘤体两端必须有正常血管，才能保证术后不出现漏血。

但刘大爷的腹主动脉瘤位置非常棘手，距离双肾动脉和肠系膜上动脉，距离都非常近，想要安全"拆弹"同时不伤及重要脏器血管，几乎是不可完成的任务，手术难度极高，家属意见不一，为了刘大爷的生命安全血管外科科主任翟水亭、副主任医师李卫校等，多次组织病例讨论，积极开展术前谈话最终决定尊重患者意愿，创新采用"3D 打印＋预开窗"方式，为刘大爷进行微创手术。

"高级定制"新血管

手术成功的关键在于内脏动脉重建。

为了保证患者左右肾动脉，及肠系膜上动脉充分的血供，置入的开窗支架必须与三个分支血管都精准对接，一旦错位封闭了任何一支血管，都可能导致器官损伤甚至危及生命。

因此手术团队需要为刘大爷，高级定制一款独一无二，完美吻合其血管特征的覆膜支架。

手术前，专家团队先通过血管造影，为刘大爷定制了 3D 打印的血管模型。

根据 3D 血管模型，在覆膜支架上开窗，开窗完成的覆膜支架。

随后，在麻醉与围术期医学科、复合手术室的协作下由李卫校、王恒、朱亚东、刘剑扬、牛浩组成手术团队，分成两组，根据术前测量数据精准确定三条分支血管的解剖位置和直径大小，用电灼笔对支架精雕细琢精准"开窗"。

在将支架置入患者体内的过程中，李卫校凭借对患者主动脉解剖的精准掌握，将支架上预先开好的三个"窗口"，精准对准三条分支血管，一条崭新的血液通路"落成通车"。

血液从覆膜支架中流过，原来膨胀的动脉瘤不再受到冲击，破裂出血的危险彻底解除。

同时，两侧肾脏的正常血供，也得到了有效保障。

历时 6 小时，手术顺利完成。

目前，刘大爷已痊愈出院。

河南省人民医院血管外科，在省内较早开展 3D 打印下预开窗血管内微创治疗技术，已有众多复杂动脉瘤患者获益，手术量居省内前列。

2022-06-06

0.01% 硫酸阿托品滴眼液的诞生

2021年12月23日，抑制青少年儿童近视的院内制剂0.01%硫酸阿托品滴眼液，经过缜密的院内制剂研发流程，通过相关部门审批、检验后在河南省立眼科医院（河南省人民医院眼科）药房上架了，一经上市便受到广泛关注。

6月6日，是第27个全国爱眼日，让我们深入河南省人民医院眼科药剂室，揭秘低度阿托品滴眼液的生产全过程。

滴眼液最主要的溶剂是水，0.01%硫酸阿托品滴眼液的生产也不例外，一切要从制水开始。

制备水所使用的全自动化设备，整个生产制作过程中，几乎各个环节都采用了先进的全自动化设备，确保了生产过程高效、精确、严谨，药液质量安全、稳定、可靠。

在全自动化的制水设备间，在确保设备运行正常后，工作人员只需要向电脑输入相关的指令，整套设备便会自动制水。

普通的饮用水经过粗滤、精滤、一级反渗透、二级反渗透后，会净化为纯化水，也就是俗称的纯净水。

纯化水进行多效蒸馏后，成为能够满足配制眼药溶剂要求的注射用水。注射用水会通过自动化的密闭循环管路被输送至配制间。

同时，在净化区的配制间工作人员会对原辅料进行精准称量。

这一步的称量至关重要，轻微的误差就可能导致滴眼液浓度不达标，失去应有的疗效。因此，工作人员必须严格规范地执行操作流程，杜绝一切可能导致测量误差的风险。

称量结束后，工作人员会启动另一台先进的自动化设备——滴眼液配制系统。

随后，原辅料会被投入配制系统，与注射用水按照电脑设定好的比例进行混合溶解稀释。工作人员需密切观察设备运行状态，并取样进行中间品检验，确认合格后进入下一道工序。

配制完成后，经过除菌过滤，0.01%硫酸阿托品滴眼液会经过管路输送至灌装间。

来到灌装间，工作人员从灭菌器中取出完成灭菌的滴眼液包装容器。

随后，工作人员会将包装容器放入全自动灌装生产线。

依然只需一道指令，整个生产线便开始全自动运行。

理瓶、气洗、灌装、封装……所有操作均在一条无菌灌装生产线上完成。

至此，0.01%硫酸阿托品滴眼液的生产流程全部完成。

离开生产线，经灯检后裸瓶的眼药水会被贴签装盒。

但是装盒的眼药水还不能离开实验室，工作人员要对其进行严格抽检。

只有性状、鉴别、pH值、渗透压、可见异物、装量、无菌、含量等药检全部合格后，才能按程序入库。

入库完成后药品会被送至药房配送给患者，0.01%硫酸阿托品滴眼液是业内认可的安全有效抑制，青少年儿童近视发展的浓度是近视防控的重要方法，也是当今眼科医学研究的热点。

2022-06-10

出血不到 5 毫升，却差点危及生命

朱先生，一位不论是事业还是血压，都处在上升期的 49 岁患者。

作为家中的顶梁柱，他感觉自己身体倍儿棒，尽管血压已经比体重还高，他也丝毫不以为意。

瞬间失去意识

不久前的一天晚上，朱先生像往常一样起夜，一阵剧烈的头痛突然袭来，仿佛背后有人用棒子，给他的脑袋重重地来了一下。

四肢无力、言语不清、呕吐不止、意识障碍严重的症状一个接一个出现，家人将他送到医院，头部 CT 显示：脑干出血。

根据片子显示，出血量约 5 毫升，此时深度昏迷的老朱并不知道，自己的处境凶险，但重症监护室外的家人，只能在担心焦虑中，在一张又一张的病危通知单上签字。

为何指甲盖大小的出血点，却能造成如此严重的后果。

转入河南省人民医院时，出血性脑血管病亚专科主任臧卫周回答了朱先生家人的疑惑。

脑干位于大脑下方，主要功能是维持生命包括心跳、呼吸、血压等，这些不需要意识主动维持的生理活动，都交由脑干全自动处理。

因此脑干出血，患者随时会出现心跳呼吸骤停并发症多、预后差、致残率高、死亡率高，多数情况下脑干出血基本等同于死亡。

祸不单行

为了维持呼吸，朱先生接受了气管切开术，并发症也随之而来。

入院时，朱先生已经有重症肺炎症状，根据肺泡灌洗液培养以及药敏结果判断，朱先生同时有两种多重耐药菌。

多重耐药菌，"菌"如其名，对多种抗生素都有耐药性，常规药物"武器"基本无效。

治疗难度的不断提升，患者病情持续恶化，家属一度产生了放弃治疗的念头。

综合治疗

脑干出血不是绝症，尽管朱先生病情严重，但并不是毫无希望。

臧卫周迅速组织诊疗团队，根据丰富的危急重症诊疗经验，制定了以维持生命体征为主的综合治疗方案。

药物治疗降低颅内压独有的高流量加温加湿呼吸治疗仪，维持患者呼吸平稳，严格根据药敏结果，选择抗生素，定期进行纤维支气管镜检查及肺泡灌洗。

同时增加人文关怀，家属能够陪伴在患者身边，让家属随时了解病情，也增加了患者的安全感、陪伴感。

多管齐下，朱先生日渐好转从毫无意识，到神志清晰从四肢无力，到生活能够初步自理。

家属入院时的焦虑，现在早已消失不见，对今后的健康生活，朱先生和家属同样充满信心。

臧卫周介绍：脑干出血大多由高血压引起，发病时会出现突发头痛、晕倒、肢体无力、言语障碍、呕吐等症状。病发后，患者通常迅速进入昏迷状态，严重者需靠呼吸机维持生命。

2022-06-13

"中德连线"为疑难肺间质病患者会诊

间质性肺病，目前是个世界难题，它原因不明、复杂多变，类型多达300余种，诊疗极其困难。

如今，在河南省人民医院这类患者却能通过中德连线远程会诊，直接找到德国和中国知名专家，得到与世界先进理念同步的诊疗。

"神秘疾病" 27 年终确诊

27年来，孙磊（化名）饱受一种"神秘疾病"的折磨。

他的眼睛、鼻子、大脑、气管等，身体重要器官反复长出来多余的增生组织。

这些新长出来的东西，侵占着身体的正常空间，影响着所在器官的功能，消耗着自身的健康。

才50岁的他看起来比同龄人都要消瘦、苍老，1米7的个头，体重只有52千克。

比如，眼睛里的"赘生物"，让眼睛又疼又磨，睁也不是闭也不是，脓性分泌物不断增加，导致视力下降。

鼻子里的增生物，导致反复大量鼻出血，鼻骨中段凸出、变形，鼻塞严重影响睡眠……

孙磊曾在湖北、河南等地多次求医，做过鼻部、眼部甚至脑部的外科手术，并做过多次放疗、化疗，十分痛苦。去年，他因眼部赘生物在河南省立眼科医院（河南省人民医院眼科）再次手术，术后胸部CT显示右肺占位和纵隔肺门淋巴结肿大，随即转到呼吸与危重症医学科。

孙磊厚厚的病历、复杂的病情、殷切的眼神，让接诊的呼吸与危重症医学科主任医师汪铮感到棘手不已。

在科主任张晓菊的指导下，诊疗团队对孙磊27年来的病史、化验、病理、影像资料进行了收集整理，进一步完善检查，一点点拼凑出疾病的"全貌"。

多科专家多次会诊

由呼吸与危重症医学科、病理科、影像科、血液科、耳鼻喉科、神经外科、骨科、眼科、风湿免疫科等，多学科专家组成的团队，先后对孙磊进行多次会诊，初步确立了诊疗方案。

1个月后，通过中德连线远程会诊平台，呼吸与危重症医学科专家又跟德国知名专家乌尔里奇·康斯塔贝尔（Ulrich Costabel）教授、中日友好医院代华平教授等进行了长达1小时的线上会诊。

最终，孙磊被确诊为多系统受累的罗道病，除了脑、鼻窦、淋巴结、肺内、眼部、颅骨、鼻骨有病灶外，四肢骨、心脏、神经根、气管、皮下组织等部位也发现了病变。

罗道病是什么？

罗道病又称窦组织细胞增生伴巨大淋巴结病，是一种罕见的良性淋巴组织增生性疾病，表现复杂，极易误诊。此前，孙磊多数时间都按鼻硬结病、结节病、肺结核、脑瘤等疾病进行诊断和治疗。

专家团队针对孙磊的病情，制定了糖皮质激素联合免疫抑制剂的治疗方案，并给出了减量和复查时间表，以及各种并发症和药物副反应的预防处理措施。

经规范治疗后，孙磊精神、食欲、体力明显改善，体重增长20斤，各项化验指标恢复正常或趋于稳定，CT上肺部占位、肿大淋巴结均明显吸收缩小，全身没有再出现新增生物。

孙磊患有的罗道病累及肺部肺内和纵隔病变，符合间质性肺病的表现。

长达27年的就医经历，是这类患者疑难复杂病情的缩影。

中德专家定期连线会诊疑难病例

由于间质性肺病临床表现缺乏特异性，影像、病理改变复杂多样，为更好地诊疗此类疾病，2020年底，呼吸与危重症医学科主任、河南省医学会呼吸病分会主任委员张晓菊积极联络国内外权威专家，带领全科医务人员搭建了德国专家乌尔里奇·康斯塔贝尔教授远程会诊平台。

会诊每月一期，每次两三个病例，时间一般都选在周一下午17:30开始，时长约两三个小时。

从住院的疑难患者和主动报名要求会诊的患者中，专家团队会根据连线讨论价值预先进行筛选，并确定是否需要请本院病理、风湿、影像等专家参与讨论。

确定病例后，由主管医生搜集详细病历资料，做成中英文双语幻灯片。

王子奇博士、汪铮主任医师提前与康斯塔贝尔、代华平教授及其他与会专家联系确定连线日期，并将会诊幻灯片发去供专家了解病情。

与此同时，连线的海报信息也会在各个规培、继续教育以及间质性肺病医生微信群发布，邀请相关医生线上参与。

线下会场在呼吸与危重症医学科的远程会诊室，通过腾讯会议远程连线对话。

每次连线，先由科主任张晓菊中英文介绍基本情况，由主管医生用英语汇报病情。由睡眠呼吸病科亚专科主任、副主任医师况红艳、主任医师汪铮主持和翻译。

每个病例汇报完以后，专家们依次进行分析讨论，共同商议妥善的诊疗方案。

有时，康斯塔贝尔教授等专家还会讲述业内最新进展，全国其他兄弟医院也会分享讨论典型病例。

目前，连线已累计进行了 19 期，全国参与的医生数以万计。

促进间质性肺病诊疗规范化

中德连线的常驻专家中，康斯塔贝尔教授是德国鲁尔肺科医院间质性及罕见肺疾病高级顾问，世界结节病和其他肉芽肿疾病协会前任主席，曾任世界呼吸病学顶级期刊《欧洲呼吸杂志》主编，从 1998 年起担任欧洲支气管肺泡灌洗小组主席并协助举办了多次国际会议，主持或参与制定了 20 余项间质性肺疾病国际诊疗指南，是全世界间质性肺疾病领域的领军人物。

代华平教授是中日友好医院呼吸与危重症医学科主任，中华医学会呼吸病学分会常务委员兼副秘书长，中华医学会呼吸病学分会间质性肺疾病学组组长，承担国家重大研发计划精准医学重点专项等多项研究课题。

平台搭建以来，为许多疑难间质性肺病患者解决了难题，更是为年轻的呼吸科医生们提供了提升能力的好机会。

会诊涉及的病种涵盖多种临床常见及罕见的间质性肺病，包括：特发性肺纤维化、伴有自身免疫特征的间质性肺炎、原发性干燥综合征合并间质性肺病、多发性肌炎并间质性肺疾病、快速进展型间质性肺病、血管炎、木村病、肺泡蛋白沉积症、系统性红斑狼疮相关的间质性肺病等。

广州医科大学附属第一医院、中南大学湘雅医院、华中科技大学同济医学院附属同济医院、宁夏医科大总医院、西安交通大学第一附属医院等医院的专家团队都曾参与连线讨论。

康斯塔贝尔教授表示：通过中德连线看到，河南省人民医院呼吸与危重症医学科已经形成了临床、病理、影像等多学科诊疗团队，展现出专业的间质性肺病诊疗水准，一些十分罕见的病例得到了精准治疗。中德连线也向更多中国医生传递了间质性肺病的最新知识和诊疗理念，相信对推动间质性肺病诊疗规范化有很大帮助，希望可以长期持续下去。

2022-06-16

痛苦与幸福之间的距离，竟然是一颗"小球囊"

半年前，他竭尽全力 6 分钟只能移动 300 米。

半年后，他向医生报喜现在能一口气爬 3 层楼。

短短半年时间发生了什么？

张大哥今年 40 岁，年轻时干活工作一把好手，是家里的顶梁柱，也是同事心中老大哥。

但在十多年前，张大哥被确诊为下肢深静脉血栓，肺栓塞。

虽经治疗后出院，但从此以后就常常胸闷气短、呼吸困难。

多年来一直在各个医院辗转无法正常工作生活，随着症状越来越严重，正值壮年的他术前到河南省人民医院就诊时，6 分钟步行实验仅能走 300 米。

但经过血管外科团队的精心手术，手术后半年张大哥就回归了正常生活，他找了一份送快递的工作。

在发给崔明哲医生的微信里。他这样写道"我现在一口气能爬 3 层楼了，能重新挑起养家糊口的担子，虽然辛苦但我觉得很幸福"。

让张大哥备受折磨的疾病叫作慢性血栓性肺动脉高压（CTEPH）。

CTEPH 是严重危害人类健康的肺血管疾病，5 年生存率不足 30%。

在国内，病人数量以每年 9 万~ 15 万的速度增加，由于长期缺氧连上楼梯、慢跑等基础活动都难以耐受。

"蓝色嘴唇"是他们的共同标志，静息是其中大多数人的常态，为了改善病情大部分患者需要长期服药。

肺动脉高压可分为 5 大类，CTEPH 是其中唯一一种可预防且不需要肺移植，就能被治愈的类型，在此之前治疗这种疾病的办法主要包括：药物治疗；传统手术治疗。药物治疗对病情严重的患者效果有限，手术治疗则需要多学科团队合作在开胸、体外循环、深低温等系列前提下，才能对肺动脉中的血栓内膜进行剥离。

由于手术难度高、创面大，国际上，即使是最有经验的团队，也有近 50% 的患者无法进行手术。

同时，由于开胸手术无法多次进行，医生会在手术中尽可能将血栓取净，术后患者可能出现肺水肿等并发症。

2017年，河南省人民医院血管外科在主任翟水亭的带领下，开始实施球囊扩张的微创介入手术治疗CTEPH。

这是一种在局麻的情况下，医生从股动脉或颈内静脉穿刺介入，通过肺血管小球囊扩张的方式，改善阻塞血管的血流，达到重建肺循环降低肺动脉压力的目的。

临床效果明显，介入治疗的优势在于创伤小，时间短、恢复快，可反复多次治疗，相比传统开胸手术时长不足2小时，切口仅有于2～3厘米。

为了救助更多患者崔明哲翻阅了大量既往病历，逐一给符合条件的患者联系沟通。

几年间，河南省人民医院开展的此类手术数量、效果均位列全省第一，经手的每一个患者，时隔多年，崔明哲还都能一一叫出名字。

72岁的曹奶奶，术前肺动脉平均压≥58 mmHg超过正常值两倍还多，哪怕走十多米的距离都难以完成，上厕所也需要家人帮助。

通过球囊扩张微创治疗CTEPH后，曹奶奶不仅自己生活可以自理了，还能为家人做饭、照顾晚辈含饴弄孙，享受天伦之乐。

但并非所有的结局都是喜悦，也有让人倍感遗憾的时候。

在进行病例筛查时，崔明哲发现了何小花这个病例。

她年仅52岁，受累于慢性血栓性肺动脉高压多年，在崔明哲医生眼中球囊扩张介入手术，可以很好改善她的症状，大大提高存活时间。当时崔明哲就主动电话沟通"这个病现在有新办法可以治了，您可以再来省医试一试"。

但崔明哲始终没有等来何小花，等来的是几个月后何小花的女儿的电话。从她口中，崔明哲得知何小花的病情进展很快，后来因为无法耐受一场感冒，引发多器官衰竭，在当地医院ICU抢救多日，无效离世。

谈起这个患者崔明哲充满遗憾。

崔明哲提醒：由于人们对肺动脉高压的认知比较少，不了解其危险性、严重性，该病在常规体检中也不易发现，大部分患者也遭遇过误诊，即便病情恶化，其体征可能也跟其他心脏和肺部疾病相似，耽误了治疗。因此患者明确自己有肺动脉高压相关症状后，一定要遵医嘱，及时到正规医院就诊。

翟水亭介绍：经过肺动脉球囊扩张成形术的治疗后，患者活动耐量可明显提高，大多数患者可以正常生活和工作，基本上没有胸闷、气短等不适的临床症状。

部分患者可以停用较昂贵的肺动脉高压靶向药物，多数患者经过肺动脉球囊成形术治疗后，血流动力学参数基本恢复正常。

2022-07-07

突发离奇病症，超高难度"大脑追凶"

7月5日一大早，河南省人民医院脑血管病一病区，颅内动脉瘤专科副主任医师李立正在病房查房，他心里牵挂的是两位刚做过颅内动脉瘤手术的患者。

奇怪病症各不同 病因竟都在脑内

40天前，陈大哥突然开始口齿不清，常常一句话正说着，下半句却突然卡顿，再也说不出口了。

无独有偶。贾大姐的病症也很奇怪，半夜惊醒，突然腰疼难忍，难以自主移动。

虽然表现大相径庭，但在随后的完善检查中陈大哥和贾女士都被查出了，大脑中动脉 M1 段分叉处动脉瘤。

颅内动脉瘤，是一种常见的脑血管疾病，其发病率高，发病速度快，致死率致残率极高，被称为颅内的"不定时炸弹"。

位置凶险 常规手段"拆弹难"

更糟糕的是陈大哥和贾大姐脑动脉瘤的位置非常棘手。

位于大脑中动脉 M1 段分叉处解剖结构复杂，瘤体入口宽大。

李立介绍，在专业上这种形态的动脉瘤，被称为血管分叉部宽颈动脉瘤，约占脑动脉瘤患者的 20% ~ 30%。

治疗颅内动脉瘤的传统方式包括：开颅夹闭术普通弹簧圈栓塞，由于位置显要、角度刁钻，一直以来，传统的治疗手段，都很难保障此类瘤体治疗的安全性和有效性。

手术直击 新技术省内首次应用

针对两位患者情况，省医脑血管病医院常务副院长李天晓组织各相关科室进行会诊，对患者自然风险、手术策略等情况进行了周密的讨论。

在与患者及家属沟通后，颅内动脉瘤专科治疗团队决定为患者施行 WEB 装置植入术。

这也是河南省开展的首例此类手术。

WEB 的全称为自膨式动脉瘤瘤内栓塞系统，采用镍钛记忆合金编织技术，是基于瘤腔内扰流理念的新型设计。

全新的设计形态既能诱发瘤腔内血栓形成，又可通过促进瘤颈内皮化，以实现动脉瘤痊愈为颅内分叉部动脉瘤的治疗，提供了一种全新的选择。

在全球多项临床试验中，WEB 在复杂动脉瘤治疗方面，均表现出了良好的安全性和有效性。

7 月 1 日上午 9 时，由李天晓教授现场指导李立主刀，在手术室护理团队和麻醉医师团队通力配合下，经过缜密的术前计划和精细的术中操作，圆满完成了河南首例 WEB 装置的成功释放。紧接着团队为贾大姐也实施了 WEB 装置植入术，两例手术均圆满成功。

优势技术 造福更多患者

术后两天，陈大哥和贾大姐已下床活动，恢复良好。

7 月 5 日，术后第四天，贾女士已经要出院回家了。

陈大哥也恢复了爽朗的微笑和流利的谈吐，很快也将康复出院。

李立介绍，WEB 装置治疗分叉部动脉瘤具有诸多明显优势。

首先，避免了支架的应用，降低了超选择远端分支血管的难度，更容易降低手术并发症取得良好的预后。

其次，该装置治疗既可干扰瘤腔内血流动力学，又不影响载瘤动脉及周围正常分支血管。

最后，术后无需长期服用抗血小板药物，减轻了患者长期服药的身体和心理负担。

此次在河南省人民医院成功开展的河南首例 WEB 装置植入术，为治疗复杂性颅内动脉瘤开辟了新的思路，标志着我省在治疗颅内动脉瘤技术上再上新台阶。

2022–07–19

"无解"难题，他们探索出了解决方案

"谢谢陈主任救了我孩子的命，我回去一定做面锦旗送到你手上"。

6月22日，老邰隔着手术室谈话间的玻璃，激动地对河南省人民医院肝胆胰腺外科六病区主任陈国勇表示感谢。

过去的一个多月，对老邰来说是黑暗的。

17岁的儿子突患重疾，辗转多家医院才明确病因，确定病因也难以医治，直到他在省医遇到了陈国勇……

突发腹部疼痛 生命危在旦夕

从5月初，老邰17岁的儿子阿强开始出现间断性腹痛，年富力强的他起初并没有当回事，但是这种感受每天都在逐步加强。

5月24日，他的腹痛越发难以忍受，且开始出现恶心、呕吐等症状。

阿强当时在南昌打工，在老家的父亲得知他的身体状况一直很担心。

5月24日，在父亲的催促下阿强前往当地医院就诊，但是，等来的却是一个"无解"的难题。

初步的CT结果提示："腹腔占位性病变"。

医院在第一时间把检查结果通知了老邰。这种情况很有可能是腹腔出现了肿瘤，结合阿强的症状，如不及时治疗，很有可能危及生命。

考虑到在南昌治病不方便，不放心的老邰还是决定，让阿强先回河南老家再去郑州治疗。

在老家沁阳，当地医院为阿强做了进一步检查，证实了之前医院的诊断，阿强的病极有可能是门静脉巨型瘤样扩张并血栓形成。

"孩子病情危急必须立刻手术，但他的手术恐怕非常棘手，你们先到郑州去看看吧。"

于是，老邰带着阿强在郑州寻医问药，并把病历资料发给了北京、上海的亲戚朋友，让他们帮忙找专家打探疾病的严重程度。

在郑州，连续几家医院的医生都表示，阿强的病非常罕见，没有好的解决办法，且手术难度非常大，建议前往北京、上海进一步治疗。

而在北京、上海那边，专家们看了阿强的影像结果也直摇头，表示没有见到过如此严重的病例，没有把握为他手术，即便手术成功也很难保证愈后良好。

几经周转，省医血管外科副主任医师崔明哲带着阿强找到了陈国勇。两位专家经过近一个小时的讨论，决定团队联合，共同制定救治方案，哪怕只有一丝生的希望。

病情世界罕见 手术成为难题

看到阿强的影像资料，从医 20 余年、挽救过不计其数疑难杂症患者生命的陈国勇主任也吃了一惊。

阿强的病情有多罕见？

陈国勇表示，正常人的门静脉直径只有约 1 厘米，通常当门静脉瘤体大于 3 厘米时便具有手术治疗指征，而阿强的门静脉主干接近 20 厘米，国内外都没有这么大门静脉瘤救治的文字记载。

阿强手术风险有多大？

在有既往报道的 200 例患者中，40 例进行了手术治疗，死亡率约 17.5%，而且这些病例的门静脉瘤体都远比阿强的小。

而如不及时采取手术，巨大的瘤体仿佛悬挂在体内的炸弹，随时可能引起门静脉血管破裂导致腹腔大出血，失去救治的机会。

阿强的术式有多难选择？

巨大的瘤体在术中随时可能出现破裂出血，一旦大出血发生，他恐怕下不了手术台。

并且，专家们可参考的文献非常有限，手术团队只能根据肿瘤大小、部分、形态以及是否存在广静脉血栓或门脉高压症等，"摸着石头"探索手术方案。

手术面临着两难的选择

如果选择相对保守的手术方式，阿强手术的成功率会相对更高，但是术后效果有限，对以后的生活仍然会产生不小的影响。

如果想要让阿强回归正常生活，就必须想办法进行门静脉重建，风险极大，对主刀医师的技术、麻醉医师的经验、手术团队默契程度以及相关科室的协同配合度都有着极高的要求。

病情复杂，肝胆胰腺外科、血管外科、影像科、胃肠外科、肿瘤病区、病理科等科室多次会诊，研究治疗方案。

为此，陈国勇和团队专家每天都会翻阅国内外的学术资料，开会研究阿强的治疗方案。

"大家集思广益，有了好的主意，团队成员就会拿着自己手绘的示意图一起探讨手术的可能性，大家畅所欲言把自己对手术的理解相互分享。"陈国勇说。

要不要尝试最高风险的手术，想办法重建门静脉，一次性解决阿强的疾病？

手术如果不顺利怎么补救？

万一没能走下手术台，怎么跟患者家属交代？

时间不等人，每拖一天阿强都有生命危险，但一连串的问题始终困扰着大家。

父亲坚持手术 医生全力以赴

"你们大胆手术，我信任你们"专家们的焦虑，老郜都看在了眼里。

"我明白你们的担忧都是为了我儿子，所以请你们放下包袱大胆手术，结果如何我都能接受。"老郜说。

手术团队没了后顾之忧，为了年轻的生命大家全力以赴。

其实在陈国勇看来，他愿意挑战最高难度的手术——不仅是为了让阿强回归正常生活，更是对手术团队和医院综合实力的自信。

6月22日，经过周密的准备和安排手术团队决定为阿强实施，门静脉切开取栓门静脉成型重建手术。

这台手术首先要面临的难点就是避免术中大出血，并尽可能降低患者的术中出血量。因此，手术团队对术中每一步操作都进行了细化，并且准备了多套应急方案。

手术由陈国勇主刀，血管外科、麻醉与围术期医学科、手术室、输血科、病理科等通力协作，密切配合。

手术来到最关键的时刻，阻断门静脉主干及左右支，切除门静脉前壁左侧和门静脉右侧壁及部分前壁约3厘米×7厘米。

取栓完成后，缝合缩窄，并用同样的方法分别缩窄门静脉左右支汇合部及后壁。

大家小心翼翼、如履薄冰，终于在陈国勇的精雕细琢下，新的门静脉重建成型，恢复正常形态。

大家最担心的大出血没有出现，但本就很脆弱的静脉壁重建后更加薄弱，为了防止脆弱的静脉壁术后破裂出血，手术团队因地制宜，将已切下的门静脉壁重新加固缝合至门静脉薄弱区。随着血流开放，门静脉血流通畅，吻合口无出血。

就这样，手术中的一个个世界难题，被专家团队一一破解。

原计划预期控制在 5000 ～ 6000 毫升的出血量，实际出血量只有 1200 毫升，历时 7 个小时，手术圆满成功。

一场酣畅淋漓的胜仗，每个人的脸上都流露出了胜利的喜悦。

手术室外的老郜心情却仿佛像坐过山车一样，直到出院的那天，他还在"埋怨"陈国勇突然把他喊到手术室谈话间。

"手术成功你就不要告诉我了，直接把他推出来就好了嘛，突然叫我去谈话，我还以为手术失败了，眼泪都流出来了。"老郜说。

如今，经过近半个月的进一步疗养，阿强出院前复查 CT 门静脉主干形态良好，无血栓，肝功能正常，已经康复出院。

2022-07-22

一台完成 3 项超高难度操作的手术

当大脑内同时出现脑梗死和多发动脉瘤，如何才能安全救治患者呢？

近日，河南省人民医院脑血管病医院常务副院长李天晓教授团队，副主任医师张广林大夫主刀，为一名 69 岁疑难多发脑血管疾病的患者完成国内首例颅内大脑中动脉 M2 段斑块剥脱、颅内外血管搭桥、多发脑动脉瘤夹闭手术。

一台手术同时清除深部脑血管的斑块和多发脑动脉瘤，并搭桥连通新的血运通路，方寸之间完成 3 项高难度手术操作，省医脑血管病治疗再上新台阶。

送锦旗　患者深表感谢

7 月 17 日上午，接受手术的患者张女士及其家属正在为出院做准备。

副主任医师张广林和多名医护人员再次来到她身旁，查看恢复情况并嘱咐出院事项。

"大夫，要不是你，我现在……谢谢！"说着，张女士双手握住张广林的手。

站在一旁的家属拿出早已准备好的锦旗，"医德高尚医术精，关爱病患暖人心"14 个金色字体，印在红色绒布上。

双管齐下　创下全国首例

6 月中旬，张女士突然丧失意识，清醒后头晕头疼、口歪眼斜、左侧肢体感觉无力，在当地医院治疗，效果不佳。家人为进一步治疗，慕名来到省医。

李天晓和张广林接诊后，为其进行了细致检查，最后诊断结果比当地初步诊断复杂许多。

这两位平时沉稳、干练的医生，在谈及半个月前的手术时，既激动，又感叹。

"这个手术难呐，全国第一台，患者如今恢复得这么好，我们也很高兴。"张广林说，这台全国首例手术用"逢山开路，遇水架桥"形容十分贴切。

原来……

在张女士的大脑中动脉深处，不仅有斑块，还有两个即将破裂的动脉瘤。

这两种疾病不论哪一种都足以致残、致命。当同时出现时，极易发生脑出血合并脑缺血性脑中风。

风险不言而喻，要解决张女士的问题，必须兼顾"堵"和"通"。

术前，李天晓专门主持疑难病例讨论，组织脑血管医院出血组、缺血组骨干专家，进行了详细的术前讨论，对术中、术后可能发生的风险都制定了细致的应对处置预案，确保手术达到理想的效果。

医务、护理等多部门也高度重视，积极配合，组织全院麻醉、护理、输血等科室骨干力量，投入这台复杂脑科手术，并对这项国内首创技术进行了全方位大力支持。

首先是脑梗。

张女士右侧大脑中动脉 M1 长节段重度狭窄合并 M2 分支狭窄，经强化内科治疗脑梗死仍反复发作，介入治疗难度大，风险高，支架远期效果不好，只有进行颅内外血管重建，改善脑缺血，才有可能降低严重脑梗死的风险。

要想疏通脑内闭塞血管，进行颅内外血流重建，首先要手工剥脱血管斑块，这可谓是"逢山开路"。可是 M2 段位于大脑外侧裂深部，手术操作空间狭小，操作空间只有成人的手指般大。

此外，大脑中动脉血管直径不足 3 毫米，要完整剥脱斑块、缝合血管，要在显微镜下放大十几倍的情况下进行血管显微手术，对显微手术器械、医生显微操作技术等要求很高，堪比在鸡蛋壳上雕花。

然后将头皮动脉血管分离出来，接到颅内与大脑中动脉 M2 进行吻合，也不是一件容易办到的事。

其次是脑动脉瘤，这种病号称脑内的不定时炸弹，破裂随时危及生命。

患者右侧大脑中动脉 M1 分叉多发动脉瘤，其分叉口位置及远近端血管都有重度狭窄病变，不利于介入支架放置展开，只能开颅进行夹闭，实现"堵"的效果。

关闭一处，就要连通一处，这意味着还要"遇水架桥"，在大脑中动脉远端架起一座全新的"血运"桥梁。

作为已经在临床工作 20 余年、经验丰富的医生，主刀医生张广林在 2019 年完成大脑中动脉 M3 段粥样斑块剥脱及颅内外血管搭桥手术，创下当时的全国首例。这一次在脑血管位置更深的大脑中动脉 M2 段动刀，难度倍增。

经过认真筹备，6 月 25 日，张广林、主治医生常晓赞、王磊，住院医师孔令华等医护人员为张女士施行了"右侧大脑中动脉 M2 斑块剥脱＋颞浅动脉（STA－M2）血管搭桥＋大脑中动脉 M1 分叉多发动脉瘤夹闭术"，一台手术完成 3 项高难度操作，再次创下全国首例。

2022-07-25

智慧镇痛的"云病房"来了

"不怕手术就怕疼!"这句话在病房经常听到。

疼痛是手术患者最关心的问题之一,疼痛严重的患者需要麻醉医护人员进行特殊镇痛管理。

但患者分散在医院的各个科室,如何集中高效地管理,考验着一所医院的麻醉与围术期学科管理水平。

2022年4月以来,河南省人民医院麻醉与围术期医学科成功创建云病房管理系统,将需要特殊镇痛管理的患者一站式集中管理,目前已有1000多名患者受益。

麻醉与围术期医学科主任张加强与团队正在应用云病房查房。

男孩一晚上按 69 次镇痛泵

7月13日早上,河南省人民医院手术室的云病房办公室里,云病房管理小组麻醉医生贾佳,麻醉护士李鑫、张晶、翟瑞敏等照例逐个查看云病房管理系统内的患者信息,追踪最新的治疗、护理情况。

这时,一个异常数据吓了她们一跳:昨天晚上雷雷(化名)的镇痛泵共按了69次!

雷雷的按压次数已经远超"预警值"。

19岁的雷雷不久前遭遇车祸外伤,全身多处骨折,前一天刚刚接受了手术治疗,疼得他整晚睡不着,一直按镇痛泵。

随后,麻醉云病房医护人员到病区查房时,详细查看了雷雷的情况,为他精准调整了镇痛药物、镇痛泵参数。

下午,麻醉医护人员再次到病房查看雷雷的情况。

"按镇痛泵的次数明显减少,能睡个安稳觉了!"雷雷的妈妈欣慰地告诉医护人员。

由于病情复杂,未来几个月内雷雷可能都离不开镇痛治疗。

长时间镇痛,特别考验麻醉医师对镇痛药物的精准使用,既要有效镇痛,又要避免药物耐受,甚至成瘾。

麻醉云病房医护人员根据雷雷的疼痛程度变化,为其更换不同作用靶点的镇痛药物，并动态调整药量，"护航"他顺利康复。

多渠道、一站式管理疼痛患者

除了雷雷，当天的云病房管理系统上还有十几位患者，年龄最大的 74 岁，最小的只有 6 岁，大部分都是外科术后的患者，分别患有骨折、恶性肿瘤、梗阻性黄疸等，不少恶性肿瘤的患者都需要长期使用止痛药。

他们是通过多种渠道被纳入到云病房管理系统的。

各个病区的夜班值班医生、麻醉恢复室医护人员、主麻医生等，一旦发现有需要特别关注的疼痛患者，就会专门提示麻醉云病房医护人员。

医护人员到病区查房时发现有疼痛、严重恶心呕吐、谵妄等患者，也会纳入管理。

还有申请急性疼痛会诊的患者、未手术需要疼痛治疗的患者、需要睡眠治疗的患者等，都可以得到像雷雷一样的云病房管理服务。

纳入云病房管理的患者住院信息可以一键式"抓取"到云病房管理系统中。

麻醉云病房医护人员将全面、持续关注他们的生命体征、诊疗措施、病情变化等，发现问题第一时间处理，每天早晚两次查房，动态调整患者的镇痛治疗方案。

当患者疼痛减轻、病情稳定后，就会从云病房系统移除。

止疼助眠让患者恢复得更快更好

自从 2022 年 4 月，云病房管理系统投入使用以来，目前已管理了 1000 多名患者。

在此之前，需要特殊管理的患者，都由医护人员手动建专门的 EXCEL 表格，把各项信息重新填入，查看病历时也需要逐个打开病历系统查找。云病房系统显著提升了医护人员的工作效率。

一位 63 岁的卵巢癌根治术后患者，医护人员查房时，患者女儿反映，母亲整晚不睡，凌晨一两点在病房溜达。

麻醉医生贾佳及时为其配上了助睡眠的"睡觉泵"，按一下可以缓解焦虑、轻松入睡。当晚，患者睡得很舒服，第二天精神明显好转。

"剧烈疼痛、睡眠质量不佳、围术期认知功能障碍等都会影响术后康复。通过云病房管理系统，医护人员可以实时关注患者，采用超声引导下神经阻滞、患者自控镇痛、睡眠治疗等措施减轻围术期不适，让患者恢复得更好更快。"张加强说。

2022-07-26

眼皮"沉重"背后的闯关

高先生（化名）怎么也没想到，因为简简单单的一个眼皮问题，居然需要更换自己身体的"零部件"。

2 年前，高先生发现自己眼皮发沉，尽管睡眠充足自己却总是一副没睡醒的样子。

"不影响看路，也不耽误我干农活，管他干啥"每当有人问起"眼皮"问题他都是这样回答。

他的子女看在眼里急在心里，在多次坚持下高先生决定到医院查查到底是个啥病。

重症肌无力，同时合并恶性胸腺瘤。

河南省人民医院重症肌无力科主任张清勇给出了准确诊断，眼皮和肿瘤怎么看都不像有关系的样子，这就要从重症肌无力说起了。

"重症肌无力是由于累及神经肌肉接头突触后膜引起的免疫性神经肌肉传导阻滞性疾病，其典型临床特征为随意肌受累运动后易疲劳，经休息后症状减轻或消失，任何年龄均可发病。"

好多字！师傅别念了！

好的，简化版来了：这是一种自身免疫性疾病，患者的免疫系统私自串岗，跑去神经系统插科打诨，让肌肉神经接收不到工作信号，于是肌肉开始大规模"摸鱼"。

一般的肌肉"摸鱼"顶多让人动不了，问题是呼吸也是肌肉控制的它们"摸鱼"，直接的后果就是窒息，这也被称为重症肌无力危象，如果抢救不及时就会危及生命。

我不想知道病是怎么来的，只想知道病是怎么没的。

研究表明，重症肌无力多数合并胸腺异常，那些到处捣乱的免疫系统成员：乙酰胆碱受体抗体就产生于胸腺。

治疗方法就是切除胸腺，毕竟正常人的胸腺，35 岁以后也就完成了自身使命逐渐开始萎缩，具体到高先生的情况因为病情已经发展 2 年，胸腺肿瘤持续生长已经严重侵犯上腔静脉，手术难度陡增。

手术难度有多高?

上腔静脉相当于一条高速公路，我们身体上半部分的血液，都要经此回流到心脏。

此时的手术既要切除肿瘤又要重建血管，还不能影响血液流通，而且患者的呼吸肌随时可能罢工，难度可想而知。

全省首例，胸腺瘤及胸腺扩大切除术＋上腔静脉置换术＋右上肺楔形切除术。

重症肌无力科主任张清勇和副主任医师崔新征主刀，血管外科主任医师梁凯辅助手术，麻醉科主任医师崔明珠密切配合。

灵活使用体外循环设备，在右侧颈内静脉和股静脉之间建立体外循环。

手术完整切除肿瘤、部分上腔静脉及无名静脉、部分肺组织后，通过人工血管顺利将上腔静脉与右无名静脉吻合，重新建立血液回流通路。

目前高先生恢复良好，之后还将进行重症肌无力的药物治疗。

张清勇介绍，重症肌无力的治疗需要药物手术双管齐下。

治疗过程中，准确合理的分型分期，能够更好地指导手术时机及围手术期用药，避免术后危象发生。

该重症肌无力患者合并胸腺瘤，且侵犯上腔静脉等血管，术中需要人工血管置换手术复杂且难度高。

患者通过规范治疗，愈后情况基本较好，疗效良好者并不会影响正常的工作和生活。

2022-07-27

比患癌更可怕的事

顺畅呼吸是多么稀松平常的事，但对两位年过九旬的老人来说却是珍贵无比的愿望。

他们……

一个92岁，患了鼻腔鼻窦癌堵着呼吸通道。

一个97岁，患了喉癌威胁着呼吸关卡。

但高龄，一直是他们求医的"拦路虎"。

高龄能手术吗？

高龄是"禁区"吗？

河南省人民医院耳鼻喉科副主任万保罗团队给出了答案。

老人的"大难题"

"一直感觉右脸疼，还有头也嗡嗡的，疼得厉害，一个鼻孔也不透气，有时还会流鼻血。"

92岁的刘奶奶出现这样的状况，约莫已有小半年的时间。

更揪心的是，老人双眼都曾做过手术，一只眼球已失明30年，另一只眼球由于感染，在一年前被摘除。

疾病带来的不适感于双目失明的老人而言，好似"放大"了一般，苦不堪言。到医院，医生一瞧，发现她的右侧鼻腔里竟然长了肿物，被堵满了。

更为详细的病理检查结果出来了，原来"祸根"竟是，鼻腔鼻窦恶性肿瘤，这就必须要手术了。

可刘奶奶已是92岁高龄，她这样的情况，若是开展传统手术，需要将右侧面部整个上颌骨切除，小半张脸没了骨头的支撑，面部严重塌陷不说，如此高龄也耐受不了这个手术。当地没有医生敢为她手术。

97岁的张爷爷，面临着几乎一样的困境，不久前他突然发觉自己说话声音嘶哑，还有呛咳等症状。

他觉得自己年纪大了，不打紧。幸亏家人比较心细，坚持带他来医院做检查。

这一查发现情况并不简单，在张爷爷的声带上长了个黄豆大小的"疙瘩"。

进一步的病理检查得知，这疙瘩竟是恶性肿瘤俗称喉癌。

临床上，有不少喉癌患者由于发现晚，肿瘤几乎堵满呼吸关卡，危险不言而喻。

可张爷爷即将迎来 98 岁生日，为接近百岁的高龄老人手术，面临的风险也更大。

医生的"小微创"

辗转多家医院，两位老人都在家人的陪同下，先后找到了省医耳鼻喉科副主任、知名专家、主任医师万保罗。

经过全面的评估，万保罗认为，两位老人的情况可以手术，还能选择目前先进的微创方式治疗。

在麻醉与围术期医学科的默契配合下，万保罗带领副主任医师臧艳姿、主治医师李靖等手术团队，为两位高龄老人先后进行了对应的微创手术。

92 岁的刘奶奶接受的是全麻下低温等离子泪前隐窝入路鼻腔外侧壁切除术 + 鼻腔鼻窦肿瘤切除术 + 鼻泪管部分切除术 + 泪囊切开术。

手术团队并未从患者面部开刀，而是从患者的鼻孔入路进行微创手术切割、消融、凝固、吸引……

狭小的操作空间内，专家团队利用等离子技术操作的游刃有余。

术后第二天患者就下床了，精神很好。从外表看上去，刘奶奶的右侧脸颊除了有些许微红外，并无其他异样。

由于发现及时，万保罗团队选择为 97 岁的张爷爷进行了更为微创、精准的 CO_2 激光手术。

不用从颈部开刀，不用气管切开，而是通过支撑喉镜撑开患者口腔显微镜下，手术团队"直视"声带，利用 CO_2 激光"直击"肿瘤精准切除。

由于手术微创，损伤小，术后第三天，张爷爷就顺利出院。

"为高龄老人手术是一项很大的挑战，包括年龄、身体状况、麻醉风险、手术风险等。临床上，这么大年龄患者做手术的确不多，但高龄并不是手术的'禁区'。"

万保罗提醒，许多高龄患者若发现及时，是可以通过微创手术治疗的。

生活中，若发现声音嘶哑半月以上以及长时间鼻塞、头疼、鼻出血等，一定要尽早前往正规医院检查，不能大意。

2022-07-29

反复"引爆"大脑危机，三步走重重挑战

"老李，今天感觉怎么样？"

一大早，河南省人民医院脑血管病五病区主任、主任医师栗超跃来查房。

这是老李接受全省首例的不用开颅，后循环脑血管搭桥手术后的第二天，病床上的他，头上还包着纱布，虽然躺着却把两个胳膊高高举起，向医护人员竖起了大拇指。

"精神头儿可好，谢谢主任。"

老李的声音清晰有力，旁边陪护的儿子却没忍住，悄悄背过脸去擦了擦湿润的眼眶。

几年时间，陪伴父亲一路就医，从痛苦煎熬到喜极而泣。

其间各种滋味，他体会最深。

反复"引爆"的大脑"危机"

大概从 2018 年，我才猛然发觉父亲在加速衰老，小李这样回忆。

那年冬天，父亲第一次脑出血发作，在此后的短短两三年里，又连续多次出现脑出血、脑梗死。

每次发病都凶险至极，全家跟着心惊肉跳。

2022 年 4 月，老李在工作时再次发病走路不稳，视物不清，被同事就近送进当地医院抢救，采取保守溶栓治疗后效果不佳，反应迟钝，眼睛也看不清东西了。

看着父亲的状况小李寝食难安。

他知道，脑中风（脑卒中）后的伤害是不可逆的，不从根本解决脑血管的问题，父亲就如同高空中走钢索的人，风吹草动间就会失去平衡坠入深渊。

三重难题关关难过

2022 年 6 月，小李带着父亲走进了河南省人民医院，看到老李的脑部磁共振片子，栗超跃心里为之一沉。

一天都不能耽搁，必须马上住院。

随着血管造影等相关检查的完善，老李头部血管问题清晰地呈现在眼前：右

侧颈动脉已经堵塞 98%；左侧椎基底动脉堵塞严重，影像检查已基本看不到血管，整个脑后循环长期缺血，随时会威胁脑干部位；左侧颈动脉发现有动脉瘤，是由于其他血管堵塞。这一条血管长期高压所致。

任何一个患者脑血管出现以上一种情况就会出现严重的健康问题。

而老李则在如此糟糕的脑血管条件下，一路跌跌撞撞，"虎口求生"。

针对老李复杂的病情，脑血管病五病区专家团队制定了"一盘棋、分步走"的手术方案。

先通过颈内动脉剥脱术取出斑块，解决右侧颈动脉严重堵塞的问题。

通过血管搭桥，"南水北调"解决椎动脉堵塞难题。

血管瘤问题观察随访，必要时支架介入治疗。

手术方案是赵黎明医生跟小李谈的为什么要这样设计手术，能解决什么问题，接下来怎么办可能出现什么风险。

赵黎明拿着人脑模型、边画图边讲解，给小李一点点掰开揉碎讲得透彻细致，小李听懂了不仅是手术方案还有手术风险。

那一刻，我觉得我爸好难，医生也好难。

手术风险是显而易见：颅内斑块取下后，血流恢复畅通，脑血管可能无法耐受冲击，会有脑出血的风险；大斑块取下后，可能会有小斑块松动，随动脉血流冲击脱落进入脑部，导致脑梗发作；做手术需要把全身血压降下来，而降血压会加剧后循环的本就糟糕的血运状况，加剧脑缺血的程度。

幸运的是——手术很顺利。

看到从父亲颈动脉取下来的斑块，竟如成人大拇手指头肚那般大小，小李激动得想要落泪。

术后老李恢复得不错，术前短暂性脑缺血的症状消失了，一周左右就康复出院回家。

省内首例技术再造血管通路

一个月后，栗超跃诊室老李一家如约而至，这次他们是要按照既定方案，来做第二次手术改善脑后循环的血管搭桥手术。

这一次，医学的进步再次为老李带来了好运，治疗椎动脉狭窄，临床常用的手段是"介入手术和药物治疗"。

而这次要对老李开展的"不开颅进行枕动脉和椎动脉搭桥"手术。因为解剖难度高、血管获取困难，需要极为精湛的技术水平，在全国仅有少数几家顶尖医院开展，在河南，这尚属首例。

相比于开颅进行的颞浅动脉和脑中动脉的搭桥，不开颅的枕动脉－椎动脉搭桥手术反而更具有挑战性。

栗超跃介绍，手术台上科室里一名熟练的医生，可以在5分钟内完美分离出颞浅动脉，而由于枕动脉在多个肌肉层次之间走形，对术者的解剖学知识和三维立体意识，提出了超高要求。

而在血管吻合阶段同样险象环生。

受限于血管位置，医生必须通过狭而深的手术通道，才能进行手术操作从暴露血管到吻合，步步险象环生，稍有差池便功亏一篑。

在手术团队的密切配合下，经过近4个小时奋战，手术获得成功。

回到病房不久老李就恢复了神志。

第二天早上查房时已经能和医生对答如流。

看着父亲反应迅速、思维敏捷，儿子小李再也难忍眼中热泪。

据介绍，后循环搭桥技术可用于恢复脑组织供血，缓解脑缺血症状，让此类患者更早地恢复健康，而且大大降低患者经济负担免除长期服药之苦。

此次手术的成功实施，为我省治疗此类后循环缺血性疾病提供了新的解决方案。也标志着河南省人民医院在对后循环搭桥领域的全面覆盖，对小脑脑干区域的梗死缺血诊疗技术再上新台阶。

2022-08-02

全国大赛总决赛一等奖，现场探秘世界级罕见病

花季女孩血压值莫名"爆表"，常见原因一一排除，诊断进入"死胡同"。

突然医生敏锐地从她短小的手指、脚趾上捕捉到"异常端倪"，一系列大胆推测就此展开。

"揪出"了全世界才发现几十例的罕见病……

"悬疑，精彩，罕见，这个病例能够体现河南高血压诊治的优秀水平"不久前，中国高血压精彩病例大赛总决赛上，河南省人民医院高血压科副主任医师樊彩妮分享的一则极其罕见疑难的病历，让评委们"三连叹"。

极为罕见的血压谜团

毕业体检时，21 岁的萍萍（化名）体检报告突然亮起红灯：一向身体健康的她血压居然高达 200/120 毫米汞柱。

萍萍跟家人又惊又怕，赶紧到当地医院查明原因。当地医院先后尝试了多种治疗方案，奇怪的是，萍萍的血压始终居高不下。

当地医院建议：尽快转诊到河南省人民医院高血压科。

"医生，我平时一运动容易浑身没劲儿，其他并没有不舒服，为啥血压会这么高？跟我爱吃零食有关系吗？"萍萍十分困惑。

在省医，接诊的赵海鹰主任医师、樊彩妮副主任医师等专家团队为萍萍进行体格检查。

身高一米四左右的萍萍，除了口唇、眼睑略显苍白，全身没有其他任何异样表现。

接下来，萍萍先后做了多项针对性检查。一般情况下，绝大部分疑难高血压患者经过这些检查，都能准确找到病因。但检查在萍萍这里却"卡壳"了：她并不属于常见的继发性高血压。

高血压被称为"沉默的杀手"找不出原因，就很难控制住血压，即使没有明显症状，身体也正在受到损害。专家团队和萍萍家人同样着急："真凶"究竟是什么疾病？

怎么才能把失控的血压降下来呢？

灵光乍现的"短指"推测

就在诊断几乎走入"死胡同"之际，樊彩妮等专家突然想起了，高血压国际诊疗指南中曾提及过的高血压伴短指畸形综合征。

虽然指南中仅提到一句，此刻却灵光乍现般给了专家们启发：详细检查时他们确实注意到，萍萍的手指、脚趾似乎比正常人略短，当时以为只是个子矮所致，现在看来，或许是一种病态表现。

高血压伴短指畸形综合征，是一种单基因遗传性高血压，临床极为罕见，此前高血压科还从未确诊过，没有现成经验可以参考。

于是，高血压科专家团队开始了艰难的文献查找。经检索，在全球范围的数据库里一共发现20多篇报道，其中，中国的病例只有5个。

文献提到的症状中，专家们发现了萍萍跟这种病相关的疑点：短指，身材矮小，甲状旁腺激素升高，脑动脉、肾动脉较细。

随着追问萍萍的生长发育史，更多的疑点浮出水面：萍萍是被抱养的，出生时只有3斤，且喂养困难。学会走路前没有爬行过，智力比同龄人略低。初一以后，她的身高就再也没有增长过。

综合考虑后，高血压科专家团队立即安排萍萍进行基因检测。

基因检测结果竟然"反转"

基因检测结果出乎意料，不支持高血压伴短指畸形综合征的诊断。却指向了另一种，同样罕见的单基因遗传疾病——Myhre综合征。

这种疾病自1981年被首次报道以来，截至目前，世界范围报道的病例只有几十例。

文献中的国外Myhre综合征患者，这也是一种多系统受累的生长缺陷性疾病，患者都有低出生体重，除了表现有矮小、短指／趾畸形、特有的面部畸形外，还会出现随年龄进展的高血压。

如果不加干预，高血压可能导致严重的心肺并发症，有致命危险。

而且，文献报道多由儿科发现，由高血压专科首发的报道目前还没有。

对此类患者，及早确诊、监测血压变化非常有必要，早期治疗，并预见性地随访管理，才能更好减缓疾病进展，延长患者寿命。

明确诊断后专家团队以文献中的治疗方案为参考，对萍萍进行了对症药物治疗。

很快，萍萍的血压及其他几项异常指标都恢复了正常。

由于这两种罕见的疾病在国内外高血压相关指南中都没有明确提及，高血压科专家团队多次讨论后，将它们的异同进行了比较，并详细总结了心得体会，与全国同行分享。

来自河南省人民医院的罕见病例分享，赢得了现场评委和线上几十万同行的一致认可，一举夺得了 2022 年中国高血压精彩病例大赛总决赛一等奖。

这也是继 2017 年以来，省医高血压科专家李玲、赫连曼、王珊珊等在全国病例比赛中多次获奖后，科室再次在全国展现高血压诊治的专业技术水平。

2022-08-12

专家团队揭示肠道菌群调控代际遗传预防糖尿病新机制

近日，河南省人民医院内分泌科袁慧娟教授团队在国际著名期刊 Microbiome（IF：16.837）发表了题为"Vertical transmission of the gut microbiota influences glucose metabolism in offspring of mice with hyperglycaemia in pregnancy"的最新研究成果。袁慧娟教授为通讯作者，内分泌科研究生薛存希、谢沁园及上海交通大学张晨虹研究员为共同第一作者。

这是近半年来，继 Diabetes Care（IF：19.112）JCEM（IF：6.134）World Journal of Gastroenterology（IF：5.374）Frontiers in Immunology（IF：8.786）发表后，以河南省人民医院为第一作者单位和独立通讯作者单位发表的肠道微生态领域系列研究的第5篇高质量论文。

随着糖尿病家族化、年轻化倾向日益严重，如何阻断不良生活方式造成的糖代谢异常"遗传"给子代成为预防早发糖尿病的关键。该研究通过建立妊娠期糖代谢异常跨代模型，通过主坐标分析(PCoA)对不同糖代谢表现母鼠及其子代的肠道菌群结构进行可视化分析，发现糖代谢异常母鼠与正常母鼠之间存在显著差异，两组母鼠对应的子代间也存在显著差异。同时，各组子代的肠道菌群与其对应母代的肠道菌群紧密聚类在一起。

通过剖宫产和交叉哺乳阻断肠道菌群垂直传递，子代粪便代谢产物水平的改变，妊娠期高血糖母鼠子代 Bifidobacterium 丰度及 SCFA 水平显著上调，有效改善了胰岛 β 细胞功能。

基于功能群分析，对差异有贡献的 ASV 根据其 SparCC 相关性聚类为15个共丰度组（CAG），各组粪便代谢产物也被划分为12个 modules。ASV_19 Romboutsia 等不仅是 CAG（如 CAG2 等）的核心 ASV，也是高血糖母鼠特异性的核心 ASV。关联分析显示，CAG2 和 CAG6 都与糖代谢相关指标呈正相关，与6个包括含 BCAA 的二肽和水杨酸的粪代谢物粪代谢物 modules 呈负相关；同时，这些 modules 与糖代谢相关指标均呈正相关。

该研究揭示了肠道菌群调控代际遗传预防糖尿病的新机制，证明了母婴肠道菌群的垂直传递是影响后代糖代谢表型的重要因素，通过准确切断菌群传递可阻断子代糖尿病发病，为基于肠道微生态的糖尿病早期精准预防和治疗提供了理论支撑和技术方法。

2022-08-17

350 斤患者呼吸衰竭，400 千米连夜转运

洛阳一名体重 350 斤的男子突发呼吸衰竭，危在旦夕。

河南省人民医院互联智慧呼吸重症 ECMO 转运团队连夜出发，往返近 400 千米，成功将其转运至省医救治。

经多日抢救，男子生命体征恢复平稳，他也成为河南省内利用 ECMO 转运成功救治的体重最大的患者。

"劫后余生"的两句话

他身高 190 厘米，体重接近 350 斤，在医护人员近一周的日夜守护和精心治疗下，刘方劫后余生，ECMO 成功下机。

这意味着，他"罢工"了近一周的心脏和肺又能重新自主跳动舒张了。

但由于气管还处于切开状态，刘方还无法说话，呼吸与危重症医学科主任医师刘红梅，拿来一个硬皮本让他把想说的话写下来。

刘方握笔，第一句话写给医生。

"谢谢你们救命"

第二句话写给老婆。

"经过一些事，才知道携手相伴是多么重要"

写完，这个一米九的大男人抹起了泪，时间仿佛又回到了一周前，那个与死神赛跑的深夜……

350 斤的超重呼救 400 公里连夜出发

7 月 30 日晚，刘红梅接到了来自洛阳一家医院的电话，"刘主任，我这有个患者情况危重，急需转院""快来快来，晚了恐怕要活活憋死"

电话接二连三地催促。

这个十万火急的患者正是刘方，原本到医院看"中暑"的他突发呼吸困难，吸氧状态下刘方的指脉氧才 30%，远低于正常 95% 的标准。

紧急情况下，当地医院为刘方进行了气管插管，在呼吸机给予 100% 吸氧浓度的情况下，刘方的指脉氧还是徘徊在 83%。

更可怕的是，由于肥胖，医护人员根本看不到咽喉正常的生理通道，简单的

气管插管操作在刘方身上格外困难。

由于口咽部肥厚肿胀，刘方生生把气管插管的管路压扁了。

痰吸不出来，氧气打不进去，救命的通道几乎被卡死。

刘方手脚、面部肤色憋得青紫，缺氧及二氧化碳潴留，会随时带走他的生命，ECMO 是挽救患者的唯一办法。

救人要紧!

刘红梅紧急联系医院互联智慧综合调度中心，在转运车辆已经满负荷运转的情况下，各方连夜协调，在最短时间内为生命竞速。

21 时，开往洛阳的危重症转运车从省医出发，一路上，司机李瑞予、马宽，顾不上一整天的劳累把车开得又稳又快。

车上载着可移动式 ECMO 设备，以及一支紧急集结的精锐医护团队，体外循环师孟凡伟大夫、副主任医师王学林护士刘万乐、彭胜伟呼吸治疗师高胜浩。

23 时，省医 ECMO 小队赶到了患者病床前，为刘方进行相关检查后，立即着手为他建立 ECMO 通道。

但由于患者过于肥胖，超声难以探查到血管，切开患者右下肢腹股沟发现，皮下脂肪厚度竟然接近 10 厘米，医护人员只能用专用拉钩拨开，才得以在直视下成功穿刺股静脉。

此外，ECMO 需要血液抗凝过大的体重导致，需要给予大剂量的抗凝药物出血风险不容小觑。

在这个和时间赛跑的深夜，在兄弟医院协助下，省医团队克服重重困难终于成功完成穿刺、上机、引血、治疗等各项操作，随后，10 余名医护合力将刘方抬上急救车。

7 月 31 日凌晨，在 ECMO 的支持下，转运车一路风驰电掣，患者顺利转运到河南省人民医院呼吸与危重症医学科，呼吸重症病区（RICU）从郑州到洛阳往返近 400 千米，移动 ECMO 和急救技术的有机结合，将院前急救的时间线大幅度提前，为刘方这样的患者抢得了生机，专家层层追凶虽然艰难闯过了"转运关"，但刘方呼吸衰竭的原因却始终扑朔迷离。

入院后不久，他的呼吸衰竭进一步加重，ECMO 及呼吸机必须 100% 浓度供氧，才能勉强维持血氧饱和数值。

但体位稍有变化，数值就会立刻报警，以至于肺部 CT 和肺血管造影等检查都难以完成。

随后，经过多次床边心脏超声检查、气管镜下检查及肺泡灌洗液宏基因二代测序检查，医生先后排除了心源性和肺血管原因导致的呼吸衰竭。

最大的嫌疑逐渐浮出水面：呼吸道感染诱发急性呼吸窘迫综合征。

与此同时，患者家属提供了一个极为重要的线索。

十几年来，刘方都没有平躺着睡过觉，总是靠在床头半坐着而且打鼾严重，还经常打着打着就没声了。

这是典型的睡眠呼吸暂停综合征，考虑到患者十几年如此，医生判断患者已经由阻塞型进展到中枢型。

而且，这次病情突然危重前，刘方觉得身体不适，怀疑"中暑"到诊所、医院多次就诊，却一直没有查明病因。

殊不知，悄无声息的感染已经向肺部进犯，直到诱发肺内严重炎症反应，出现极其严重的非心源性肺水肿导致呼吸衰竭。

找到病因后刘红梅团队很快明确治疗思路，以抗病毒抗感染为主，同时加强利尿，6 天内，脱水量超过 20000 毫升。

最直接的效果就是刘方一下减重了 40 斤。

8 月 5 日，刘方成功完成 ECMO 撤机。

8 月 6 日，呼吸机也停了下来，刘方身体状况开始好转。

8 月 12 日，刘方能下床自主活动了，看到这一幕，在病床前连守数个通宵的管床医生、主治医师刘辉忍不住拍下照片分享给大家。

看到刘方渐渐康复，所有医护人员都为之振奋，很快刘方就能转出重症监护病房和家人团聚了。

呼吸与危重症医学科主任医师刘红梅表示，由肥胖导致的睡眠呼吸暂停综合征，会大大增加出现呼吸衰竭的概率及严重程度，所幸整个团队密切配合，最终创造了生命奇迹。

同时，刘方也是省内利用 ECMO 转运成功救治的体重最大的患者。

2022-08-31

极限挑战，28 分钟的肾脏保卫战

刘先生是一名企业高管。45 岁，正是年富力强的年纪却在体检中惊闻噩耗，右肾占位性病变。

而且肿瘤为完全内生性生长，紧贴肾窦和肾脏动静脉。

这颗麻烦的"瘤子"几乎聚齐了所有高风险因素，可谓是保肾手术难度的"天花板"。

一路辗转求医，刘先生得到的结论却是一致的："保肾很困难，右侧肾脏需切除"。

肾脏真的保不住了吗？

正值中年，上有老下有小他不敢倒下，不甘心的刘先生走进了河南省人民医院，想在泌尿外科丁德刚主任这里得到一个"希望"。

仔细查看患者影像检查资料后，丁德刚主任做出了判断"咱们一起努力，这个肾应该能保住！"听到这句话刘先生瞬间就落泪了。

为了患者，迎战"天花板级"难度

为什么刘先生的肾脏肿瘤，让那么多泌尿外科医生望而却步，这和内生性肿瘤的特性密切相关。

被肾脏完全包裹其中，位置极深，手摸不着、眼看不到，不借助工具，根本难觅其踪。

邻近肾窦和其他肾血管，想要完整取出肿瘤，操作极其困难。

如果只是将病灶肾脏一切了之，手术难度自然会大大下降。

但丁德刚主任却说，"理论上人可以仅靠一个肾生存，但从患者角度出发，肾脏面临衰老，假如另外的肾脏功能不好，或者再发生病变，就会对患者未来的生活质量产生极大的影响，这就好比飞机要配有 4 台发动机来保证飞行全程的安全，因此实施保肾手术十分必要"。

想要保肾，就必须要争分夺秒。时间越短，肾脏功能损伤越小，对专家团队技术水平的要求也越高。

极限挑战，28 分钟的肾脏保卫战

为保手术成功，丁德刚主任带领团队做了万全准备。

精准 3D 建模，通过肾脏 CTA 及 "3D 肾脏模型构建"，精确评估肿瘤与肾脏动静脉及肾盂之间的关系（黄色的为肿瘤，红色为动脉，蓝色为静脉），为手术做好充足预案。

机器人辅助，手术过程中第四代达芬奇机器人，成为丁德刚主任团队的得力助手，借助机器人辅助系统及术中超声系统。

医生快速、精确定位到肉眼看不到的右肾肿瘤，并清晰显示出肿瘤与肾脏血管及肾盂的关系。

丁德刚主任则通过远程操作机器人机械臂精巧、娴熟地将肿瘤完整切除，保留了正常肾脏组织，整台手术仅用时 28 分钟。

手术中专家还通过冰盐水降温等措施，最大限度保护了肾脏功能。术后，刘先生恢复良好，一周后各项指标都恢复到正常水平。

机器人助力，让 "保肾" 手术如虎添翼

第四代达芬奇机器人外科手术系统，是具有世界先进水平的微创外科技术平台。

与传统腹腔镜手术相比它更清晰、更灵活、更精准，视野清晰，自带裸眼 3D 效果，7 个操作臂无死角灵活转动，能真正做到精准的游离、剪切和缝合。

而且，越是在狭小的空间越能发挥其优势，在肾脏肿瘤切除术中它既能完整切除肿瘤组织，又能最大限度保留正常组织。

在专家行云流水的操控下可完美完成达成 "肿瘤摘除" 与 "肾功能保护" 的双目标。

医院于 2019 年引进第四代达芬奇手术机器人。

目前，泌尿外科已累计开展泌尿系机器人手术 324 台，其中肾脏肿瘤 170 台。

像刘先生这样复杂性肾脏肿瘤占比超过 50%，保肾成功率 100%。

及时预警的最简单办法

丁德刚提醒：肾脏肿瘤发病十分隐匿，早期症状不典型如果出现血尿、腰痛、腰部包块等，则表明肿瘤可能已经侵犯肾盂，所以每年定期体检是早期发现肾癌的最简单方法。早发现、早诊断、早治疗对患者的康复和预后至关重要。

2022-09-15

容貌焦虑这样"翻盘"

眼袋低垂，泪沟明显，法令纹深刻。

不知从何时开始"初老"的迹象悄悄爬上面容，即便打开美颜相机，也能清晰看到皮肤下坠的松弛感。

无论如何对抗地心引力，始终留不住曾经的颜值……

陷入两难

在河南省人民医院整形外科副主任、主任医师康深松接诊的患者中就有不少面临这样容貌焦虑的人。

40岁出头的汪女士是其中一位，当生活与事业步入正轨时，汪女士的心头却平添了许多别的焦虑与不安。

她发现自己并不是想象中那样，优雅地慢慢变老而是肉眼可见的速度直线衰老。

饱经沧桑的眼袋，遮挡不住的泪沟，能当括号的法令纹，就连年轻时引以为傲的卧蚕，都悄无声息地消失了。

每一处"衰老"的痕迹，都在慢慢"吞噬"她的自信。

汪女士了解到，解决这些烦恼的方法有很多，比如割眼袋、微整形，可这也让她陷入了两难的境地：割了眼袋，还想要饱满的卧蚕；解决了泪沟，法令纹，依然深刻；做面部整体除皱手术，手术较大、年龄尚早；微整形填充也只能解决局部问题。

好像怎么选都不能"鱼与熊掌兼得"。

重拾自信

面对汪女士的焦虑。康深松解释，传统的割眼袋手术，是将其切除、修复，可原本泪沟凹陷问题也会因此更加明显，法令纹也依然存在，解决了眼袋问题，但并没有解决中面部年轻化问题。

那么，解决局部"衰老"与同期中面部年轻化如何兼得呢？

这也是康深松带领团队开展的眼袋修复手术的一大特色：即在眼袋修复的同时解决下睑及中面部老化问题。

这样一举多得的手术正是汪女士所需要的，在为汪女士进行的眼袋修复＋中面部提升手术中，主刀医生康深松不仅为她修复了眼袋，并将突出的眶隔脂肪释放、下移重置将其泪沟改善；同时，术中向面部下方分离，松解深层组织，把松垂的组织上移、固定，提升复位，法令纹也明显改善了；术中并重建了卧蚕，可使眼部更显年轻娇媚。

而手术切口，隐藏在睫毛下方，做到了几乎无痕化的效果。

康深松说，立竿见影是这项技术的优势。手术效果有没有解决局部问题，有没有顾及中面部的提升，患者恢复后就会见真章。

而这样在国内、省内比较"前卫"的技术，经过手术团队十多年的不断精进，已为数不清的中年女性解决了"容貌焦虑"。

经过一段时间的恢复，汪女士看着镜子里的容貌激动不已，先前存在的眼袋、泪沟、法令纹，在手术团队的妙手翻飞下被"拂去"岁月的痕迹，重建的卧蚕使她的眼睛更加美丽。

除此之外，汪女士更是恢复了往日的自信"该手术不但是美容手术，它同时还是一个'心理治疗'手术，患者容貌形象改善了，往日的自信也能随之恢复。"康深松说。

2022-09-20

不足1毫米，为淋巴液建"人工渠"

拥有一双玲珑美腿，是大多女性的心愿。

在网页搜索框输入"瘦腿"二字，运动、拉伸、按摩、抽脂……

各类妙招秘籍让人应接不暇。

其实，无论外观是胖是瘦，最重要的，一定是健康，但有这样一类特殊患者……

夏日炎炎，他们却裹紧长袖长裤，遮遮掩掩，活动艰难，他们日夜忍受着下肢的沉重坠胀。

他们的腿粗和胖瘦无关，而是由一种疾病导致——淋巴水肿。

切除肿瘤后，连弯曲膝盖都成了奢望

几年前，王阿姨因患有盆腔恶性肿瘤，进行了手术治疗。

为了减少手术后肿瘤复发及远处转移，医生对病灶周边淋巴结进行了清扫，这也是此类手术的必需操作。

术后没有了癌症威胁生命，但王阿姨却一直被淋巴水肿的症状困扰。

双腿持续变粗，粗糙如象皮而且沉重酸胀，走几步路就难以坚持。

在进河南省人民医院血管外科诊室求助时，王阿姨患肢和正常腿部的腿围差距最大竟然已达14厘米。

而且皮肤张力极高连弯曲膝盖都难以做到。

保守疗法 VS 创新研究

血管外科翟水亭主任介绍，像王阿姨这样的患者并非少数，恶性肿瘤治疗后的淋巴水肿已经成为继发性淋巴水肿的主要病因。

在我国，有近5000万的淋巴水肿患者，其中急需治疗和康复的超过1000万人。

而目前，对于淋巴水肿的治疗，大部分采用保守疗法，包括做体位或手法淋巴引流，穿戴多层弹性压力绷带、进行功能锻炼等。

由于认知程度低、开展治疗的医疗机构相对较少。

相关数据统计，仍有约90%的患者没有得到有效治疗，甚至没有得到最基本的保守治疗。

随着此类患者日益增多，为切实解决患者的痛苦。2022 年起，河南省人民医院血管外科翟水亭主任牵头开展了手术治疗继发性淋巴水肿的可行性研究。

显微镜下巧"绣花"

正常人在静息状态下，每小时约有 120 毫升淋巴液回流入静脉，而进行淋巴清扫相当于淋巴液的回流通路受到重创。

这就好比主干道受损，堵车就难以避免，能不能想办法进行人为贯通呢？

建桥搭路、让堵塞的血管恢复畅通本就是血管外科的专长，想方设法让淋巴液再次畅快地循环起来，二者有着异曲同工的道理。

经过前期大量的模拟研究和术前评估，血管外科副主任医师崔明哲治疗组，明确了淋巴静脉吻合术的治疗思路。

8 月 14 日，王阿姨接受了多处多支淋巴静脉吻合术（LVA），成为河南省内首位因此获益的患者。

崔明哲介绍，淋巴静脉吻合术的原理是通过在足部和小腿实现，多点多处多支的淋巴管与静脉的吻合，使淋巴液可以回流到静脉从而改善患者的症状。

这相当于为阻滞的淋巴液修建了多个"人工水渠"，让淋巴液得以在多通路和静脉实现汇流。

术中通过注射吲哚菁绿（ICG）使淋巴管得以清晰显影。随后，找到口径匹配的淋巴管及静脉进行吻合。

这是一个远超"绣花"的精细活！

因为淋巴管和静脉的直径只有 0.2 ～ 0.4 毫米，医生要在 30 ～ 50 倍的显微镜下，用 0.01 毫米的缝合线缝合 6 针。

而这样的"微观水渠"，医生团队为王阿姨搭建了 10 条。

由于手术方案设计合理，术中淋巴、静脉吻合完成后王阿姨的淋巴回流区域，皮肤张力明显下降，术前绷得紧紧的皮肤很快就出现了正常褶皱，患者腿部肿胀感已明显缓解。

术后一周，小腿周径缩减了 6 厘米，大腿周径缩减了 4 厘米，已经可以自由弯曲行走。

随着后续的加压康复，王阿姨两条腿的差异越来越小，原患肢状态持续好转。

科普时刻

继发性淋巴水肿，按照水肿程度和纤维化程度可分为四期，下面这种症状一定要警惕：

Ⅰ期：可逆性淋巴水肿。特点是按压水肿部位，会出现局部的凹陷，下午和傍晚水肿明显，休息一夜后，肿胀大部或全部消退。

Ⅱ期：水肿不能自行消退，结缔组织增生，组织质地变硬。

Ⅲ期：肿胀肢体体积增加显著，组织变硬，纤维化明显，皮肤过度角化，生长乳突状瘤。

Ⅳ期：肢体异常增粗，皮肤增厚，粗糙呈大象腿样改变。影响日常行动、生活和工作。

翟水亭提醒，被淋巴水肿困扰的患者应尽早就诊，到了后期淋巴管会因长期承受高压而功能衰退，尤其是反复出现的淋巴管炎，会造成淋巴管的萎缩、甚至闭塞，此时再进行手术治疗往往效果较差，甚至失去手术机会。

2022-10-10

一题双解，这波新技术太秀了

说起脑梗、心梗，人人谈之色变，可说到"腿梗"，知道的人就寥寥无几了。

但据统计，全球约有 2 亿人罹患此病，我国大于 35 岁的自然人群患病率高达 6.6%，且有逐年增加的趋势，这到底是个什么病？

腿部麻、凉、痛，当心是"腿梗"。

59 岁的老卢和 69 岁的老周，多年来一直忍受着腿部麻木、冰冷、疼痛的痛苦，后来连正常走路都变得困难。

更可怕的是两人先后都出现了足部伤口长期溃烂不愈的症状，老周已经因此失去了右脚一个脚趾，老卢的左脚小脚趾溃疡达数月之久。

腿梗，到底是什么"梗"？

河南省人民医院血管外科副主任医师张克伟介绍，在医学上，"腿梗"的正式名称是下肢动脉硬化闭塞症。与冠心病、脑梗死类似，是一种血管硬化性疾病。

血管硬化一般是全身性的，患有冠心病、高血压、脑梗死的病人，80% 以上合并有下肢动脉硬化，可引发腿部缺血、腿痛、伤口不愈甚至坏死等。

老卢和老周两人都是有着十几年病史的老糖尿病、高血压患者，CT 血管造影结果也显示两人的下肢动脉血管都有弥漫性软硬斑块，局部已完全闭塞，根据常用钙化评级标准均为重度钙化病变。

属于下肢动脉硬化闭塞症，最严重的程度手术治疗刻不容缓。

一题双解

血管钙化一直是下肢动脉腔内治疗的痛点和难点。

下肢动脉长段严重钙化闭塞病变，则被血管外科称为最难突破的堡垒。

而在近日，面对两位患者相似的病因，同样的症状，省医血管外科用两种截然不同的治疗方案，先后为周先生和卢大哥实施手术。

不仅彻底解除了患者病痛，更通过超前的探索和实践，将此类疾病的治疗提升到国际领先水平。

全国首例

除糖尿病、高血压外，卢先生还患有肾衰，由于钙、磷等物质无法正常代谢常年沉积下来，使他的血管"硬如磐石"。

术中，为了从正面开通堵塞的下肢血管，手术团队几乎尝试了所有硬度的导丝，但倔强的斑块依然纹丝不动。

数次"正面冲锋"无法奏效，张克伟手术团队启动了周密准备的创新方案——用 Detour 技术重建血流。

即采用"侧面突围的战术"舍弃掉已完全闭塞的这部分动脉血管，用导丝从侧面穿过动脉壁，进入临近的静脉血管中借用通畅的静脉血管，用支架为堵塞的动脉血铺设一段管中管路，这种巧妙的手术方式取得了显著效果。

术后不久，老卢久治不愈的脚部溃烂痊愈了，术前各种不适症状也显著减轻，卢先生也因此成为该项技术受益的国内第一人。

该技术的应用将为更多下肢动脉长段严重钙化闭塞患者带来希望。

华中首例

同样面对下肢血管钙化闭塞、难以开通的巨大难题，老周的手术更多了一些科技和未来感的影子。

张克伟手术团队创新采用 Shockwave 外周血管内冲击波技术，为周先生顺利完成手术。

张克伟介绍，与治疗肾结石的声波技术原理类似，Shockwave 冲击波技术通过声压力波，将血管壁内的钙化沉积物震松软，达到钙化斑块修饰的效果，便于后续的球囊和支架展开。

而且，Shockwave 声压波具有"遇刚则刚，遇柔则柔"的特性，可使钙化病变重塑后裂而不碎，保留在原位，可有效避免斑块回弹、血管夹层或破裂等风险。

狭窄严重，膝下动脉病变重度钙化，术后即刻造影复查，动脉显影良好，血流通畅。

术后，老周的下肢血运得到显著改善，皮温皮色接近正常、疼痛消失，脚部溃疡面很快痊愈，手术圆满成功。

这是 Shockwave 外周血管内冲击波技术在华中地区的首例应用。

这些症状一定要警惕，血管外科主任翟水亭介绍，下肢动脉硬化闭塞症，是一种常见病、多发病，如未得到积极治疗，则会导致较高的致残率和致死率，初期症状主要是患肢发凉、麻木、感觉异常等，最典型的症状为间歇性跛行。

2022-10-13

一针入睡后，麻醉医师还做了什么

如果你曾接受过手术，最模糊的印象或许就是——不知何时，被"催眠"了……让患者安全、无痛地手术，这就是麻醉医师的工作。

在 10 月 16 日世界麻醉日即将到来之际，请跟随小编揭秘麻醉医生们的工作。

手术台旁的"隐形守护者"

在大多数人的印象中麻醉医师就是，打麻药减轻患者疼痛的医生。

实际上这只是他们工作最基础的一部分，从手术开始前他们便参与到了患者治疗的几乎所有环节。

主任医师张继兵即将为 13 岁的烟雾病患儿苗苗进行麻醉。手术前的下午，他再次来到病区，为苗苗做最后一次术前访视，评估身体状况。

要保证 13 岁低龄患者顺利接受开颅手术，这对麻醉医师来说，挑战不小。为了万无一失，当天，他第一个来到手术室，调试麻醉相关设备、准备好麻醉相关物品等。

麻醉医师通常是手术室中最先对患者实施操作的医务人员，为了缓解苗苗的紧张情绪，张继兵通过言语不断鼓励她。

苗苗紧张的情绪逐渐平复，张继兵和麻醉助手开始为苗苗建立中心静脉通路和人工气道。

随着一小管白色液体被注射进体内，苗苗不到半分钟便进入了睡眠状态。对大部分患者来说，对麻醉医师的印象到这里就戛然而止了。但其实，他们的挑战才刚刚开始。无痛接受手术，只是麻醉医师的最基本要求。

术中，维持患者生命体征稳定，才是他们最重要的工作。心率、血压、血氧、脉搏、呼吸、体温……苗苗此刻的生命体征，反映为一条条游走的线条和一个个跳动的数字。麻醉医师需要紧盯屏幕，时刻监控各项数据。

如果突然发生大出血导致血压下降，麻醉医师必须及时升压；如发生严重心律失常，麻醉医师也要第一时间发现并维持心脏跳动稳定。

手术中的某些"特殊时刻"，需要人为将某项生命体征升高或降低至某个范围，此时，麻醉医师必须立刻调整用药，精准操作，稍有不慎都可能导致手术失败。

如果说无影灯下，主刀医师是台前英雄，那麻醉医师则是为整个手术团队保驾护航的幕后英雄。

苗苗的手术持续了近4个小时，非常成功。在张继兵等医务人员的护送下，她被转至麻醉苏醒间（PACU）进行苏醒。在与PACU麻醉医师完成交接后，张继兵回到手术室，继续投入下一台手术。

围手术全周期护航患者安全

患者离开手术间并不意味着麻醉医师的工作已全部完成，相反，有些患者还要在麻醉医师的"护航"下一起"闯关"。

绝大多数的手术患者结束手术后，会被转送至麻醉苏醒间（PACU）经历苏醒，患者清醒后第一个看到的人依然是麻醉医师。

在这里，麻醉医师会与麻醉护士密切监测患者情况，直至生命体征恢复稳定后再转入普通病房。

PACU的工作十分繁忙，麻醉医师不停穿梭在30余张病床之间，日行两万步早已是常态。

有时，麻醉医师还会一边安抚刚刚苏醒的宝宝，一边观察其他正在苏醒的患者。

部分合并特殊疾病的患者和术中有特殊手术情况的患者，通常会被转送至PACU隔壁的麻醉重症监护病房（AICU）接受进一步的专业治疗。

AICU更专注于接收与麻醉手术相关的重症患者，给予其精准器官支持及治疗，争取以最快速度帮助患者手术康复并稳定病情。

更让患者安心和信赖的是，河南省人民医院AICU是目前全国规模最大的AICU，也是全国最早成立的AICU之一。

AICU的麻醉医师不仅运用专业技术与方法减轻患者的疼痛与恐惧，还能预防、治疗手术相关并发症，助力患者从手术中尽早康复，保障重症患者围术期安全，帮助患者树立康复信心。

早在2018年，河南省人民医院就将原麻醉科与手术部等科室整合优化，在全省率先成立了麻醉与围术期医学科，麻醉医生不再只是术中管理的中间医生，而是术前优化、术中安全、术后康复，全程参与患者治疗的围手术期医生。

为了更集中高效地管理分散在各个科室的疼痛患者，麻醉与围术期医学科还构建了云病房管理系统，一键式"抓取"患者信息，全面、持续关注患者生命体征、诊疗措施、病情变化等，动态调整患者的镇痛治疗方案。

随着现代医学的发展，越来越多的麻醉医生从幕后走向台前。

麻醉技术被更广泛地服务于患者需求和疾病诊疗，无论是心理还是生理都有效实现了就医全周期"无痛"，患者体验得到了全方位提升。

2022-10-14

这个孩子来得太不容易……

孕育新生命是幸福的，怀上双胞胎，更是美满加倍，但对琳琳（化名）来说这个过程却充满了坎坷。

看着诞生的宝宝，琳琳感慨万千，寄给医院的信里一口气写下千余字，第一句就是："35000 ∶ 1 的发生概率，15 ∶ 1 的存活率，这个孩子太难了！如果没有众多省医专家的生命护航，她不可能来到这个世界……"

让人喜忧参半的双胞胎

35 岁的琳琳初为人母，怀上的还是双胞胎，全家人倍加呵护。

但在一次例行孕检中，检查结果犹如晴天霹雳，肚子里的双胞胎其中一个没有胎心，已经停止了发育。

其实，这种情况一般不需要特殊干预，因为有胎心的胎儿会逐渐长大，最终分娩，而没有胎心的孕囊，由于没有营养供给，会逐渐缩小，并不会影响正常胎儿的发育。

只是曾经是双倍喜悦，变成了唯一的牵挂，琳琳夫妇更加诚惶诚恐、小心翼翼。

羊水穿刺结果异常，真凶何在？

孕 19 周，羊水穿刺检查，再次带来了坏消息：甲胎蛋白数值达 37552，比正常范围的最高值还高出近 4 倍。

这是判断胎儿是否有神经管发育缺陷的重要指标。

难道仅存的宝宝还有问题？

夫妻俩心急如焚，看到检查结果河南省人民医院医学遗传中心副主任医师侯巧芳，详细询问了双方家族情况和孕育史，随后给出了 4 条可能导致甲胎蛋白超标的因素。

其中一条就是"此前被诊断为无胎心的胎儿，可能并没有完全停育。"

需要结合超声结果探明真相。

双胎"抢血"，如何避免两败俱伤

治疗的接力棒，传到了超声科医生高园手中，对比之前的检查，高园敏锐地发现没有胎心的孩子确实长大了。

可问题是：为他供给营养的血流从何而来？

高园的脑海里立刻弹出了一个关键词，双胎反向动脉灌注序列征。

根据绒毛膜（胎盘）性质双胞胎可以分为3种类型：双绒双羊、单绒双羊、单绒单羊。

由于单绒双羊和单绒单羊的两个胎儿，要共用一个胎盘，血管交叉吻合的部分，血管走向复杂，有可能出现一个胎儿向另一个胎儿输血的情况，这就叫双胎反向动脉灌注序列征。

其发生概率，仅有 1/35000。

果然，仔细寻找后高园终于发现，无心胚胎确实存在血流供应，而输血的正是另一个健康胎儿。

长此以往，健康胎儿将出现心脏功能不全，羊水增多甚至死亡。

何以抉择？决定性诊断意见来了。

治疗双胎反向动脉灌注序列征的方法，包括胎儿镜、射频消融等，通过凝固胎盘中的交通血管，进而阻断胎儿间的反向供血。

这些技术在省医均能成熟开展，但对宫内尚在发育的胎儿来说，再细微的有创手术也会增加流产的概率。

未知的风险让琳琳夫妇难以抉择，幸运的是超声科主任医师王睿丽再次给出了权威建议。

原来，借助超声王睿丽一点点捋清了，无心胎儿连接胎盘的全部动静脉和宫内走向，发现双胎之间虽有血流但血量相当微弱。

最终，经省医胎儿医学多学科团队综合评估：手术风险大于收益，不建议立刻手术。

一路护航，珍贵宝宝顺利降生

暂不手术，紧密观察，护航新生的接力棒，再次传到了产科副主任医师刘侃手中。

从此，琳琳每周都到产科门诊报到，刘侃则会根据胎儿发育变化给出无微不至的医嘱建议。

一路护航闯关，37 周，琳琳顺利产下一名健康宝宝。

全家人高悬数月的心，落地了。

孩子出生后不久，又被发现存在膝盖反屈，是小儿外科的副主任医师朱林超，仅用手法就为孩子完成了矫正……

"我想感谢太多太多人，是省医专家的仁心仁术和温暖守护，才有了这个新生命的降生，才圆了一个母亲的梦、一个家庭的梦。"

2022-10-17

一场篮球赛，阳光少年突然尿血

胡桃夹子听过吗？你说的是著名的芭蕾舞剧？还是夹核桃的工具？

都不是。这个胡桃夹你我体内都有……

瘦瘦高高的小李刚高考完不久，考上了心仪的大学，假期期间他格外放松，平时就会约上几个朋友打篮球。

就在一次激烈的篮球比赛过后，小李惊恐地发现，自己尿液的颜色像浓茶水一样，中间还肉眼可见的夹杂着血丝。

家人迅速带着小李到医院诊疗，经过细致检查，河南省人民医院男科与能量医学科副主任医师朱晓博给出了诊断，血尿的真实原因是：胡桃夹综合征，同时还发现小李合并重度精索静脉曲张。

胡桃夹综合征，名字好听，实际是危险的疾病。胡桃夹综合征又叫左肾静脉受压，是指左肾静脉回流入下腔静脉过程中，在穿经由腹主动脉和肠系膜上动脉形成的夹角或腹主动脉与脊柱之间的间隙内受到挤压，常伴有左肾静脉血流速度的下降、受压处远端静脉的扩张。

正常情况下腹主动脉与肠系膜上动脉，夹角为 $45° \sim 60°$ ，胡桃夹综合征患者，此夹角通常 $< 16°$ 。

左肾静脉被自身动脉血管夹住血液回流不畅，造成肾脏损伤引起血尿……

哪里不通就搞定哪里，这是多数人的第一反应。血管被夹住了，拉出来放在"夹子"外面不就行了吗？

听着似乎很简单，实际手术风险大、难度高，有时甚至需要自体肾移植，而且手术效果不甚理想。

此路不通还有旁路可以利用，左侧严重曲张的精索静脉，摇身一变也可以成为桥梁。

手术时，将左侧精索静脉，连接至腹壁下静脉，实现髂外静脉的分流。

简单来说就是，原先左肾静脉这条"高速公路"不通，现在改走精索静脉这条"省道"。

手术中，专家团队发现患者左侧腹壁下静脉管腔较粗，无法直接与精索静脉吻合，综合判断后决定，创新使用显微血管端侧吻合技术，使用比头发丝还要细的血管缝合线，顺利完成了左侧精索静脉与腹壁下静脉的"完美吻合"。

一次手术，同时解决了胡桃夹综合征和重度精索静脉曲张。

两个问题在保护了患者肾脏功能的同时，也保护了睾丸的生育功能。

术后 2 天，小李已经可以下床活动，阳光般的笑容再次回到了他的脸上。

2022-11-11

11.285 千克巨大乳腺肿瘤的切除

肿瘤完整离体。

术后称重 11.285 公斤。

手术间一片惊呼：如此巨大的乳腺肿瘤实属罕见！

更难以想象的是巨大肿瘤已伴随患者数十年。术前、术中、术后意想不到的情况多次出现……

一台特殊的手术

10 月 24 日 18 时，河南省人民医院手术室 F39 手术间灯火通明，多科室数十名医务人员忙碌着，准备一台特殊的手术，患者是 ICU 一病区一名脓毒性休克伴意识障碍的中年女性。

她的右乳增大如篮球大小，乳房局部皮肤紫褐色，表面大面积破溃。

此外，她还合并电解质紊乱、低蛋白血症，对症治疗效果差，病情危急。

经乳腺外科于洋副主任医师会诊，管床医生王文杰主任医师、张文筱主治医师多次与患者家属沟通病情及预后，患者家属强烈要求手术。

王文杰推患者至手术室，等在门口的于洋副主任医师、于博凡主治医师、病房手术室樊孝文护士长、主麻医生裴旭星副主任医师等接过病床快速推入手术室。

核对信息后专家"兵分三路"：裴旭星连接呼吸机；樊孝文建立静脉通路，准备手术器械；手术医生于洋、于博凡已经做完外科手消毒，开始消毒铺巾。

18 时 50 分，手术开始肿瘤血供极其丰富，静脉迂曲扩张如蚯蚓，最粗的血管直径约 0.8 厘米，结扎血管足有 50 余处。

于洋、于博凡默契配合，手术钳、丝线、剪刀在他们手中翻飞，切皮、游离肿瘤、电凝止血、结扎、缝合，30 分钟，肿瘤完整离体。

肿瘤称重显示 11.285 千克，直径达 35 厘米。

手术间一片惊呼，这样巨大的乳腺肿瘤太罕见了。

于洋和手足显微与创面修复外科孙华伟医生联合，将手术切口缝合完毕。

手术计划 3 小时、预估出血量 1000 毫升，最终只用了 70 分钟，实际出血量 350 毫升。

术后恢复超出所有人预期

手术结束 10 分钟，患者已在王文杰、ICU 一病区胡玉娜护士长陪护下回到 ICU 病区。

手术室和 ICU 医护团队迅速交接。

回病房 5 分钟后，床旁呼吸机上平稳的数字和高低错落的曲线，让所有人心安。

患者离开病房 150 分钟，经省医多学科团队协作，成功去除了伴随她数十年、已严重威胁生命的巨大乳腺肿瘤。

患者母亲看到已被切除的肿瘤，并得知女儿出血不多、不需输血，激动得掩面而泣。

"我的女儿终于可以体面地穿上衣服了！谢谢，谢谢你们！"她双手合十连声道谢。

穿上衣服如此简单的事情，多年来却成了患者的奢望。

患者生命体征平稳，切口愈合良好。术后恢复之顺利不仅远超患者母亲的预期，连专家团队都感到欣喜和欣慰。

于洋介绍，在人们健康意识普遍提高、医疗技术不断进步的今天，术后称重两三斤的乳腺肿瘤已属少见，像这样 23 斤多的，他十几年来还是首次遇到。

于洋提醒，乳腺肿瘤患者应提高健康意识，患病后及早干预治疗，防范疾病发展成危重症。

2022-11-16

放完支架，他突然失语了

如果把我们的身体比作一座城，血管就是遍布的道路，其中一条重要的"主干道"叫颈动脉，它被称为"大脑生命线"负责为大脑供血。

大脑是身体的总司令部，颈动脉一旦堵塞，就会影响大脑的正常工作。

如不加注意，颈动脉狭窄很容易发展到脑缺血，进而导致缺血性中风（脑梗死）造成瘫痪甚至死亡。

80岁的吴先生（化名）一天起床时突然发现，自己的身体似乎只醒过来了一半，整个右侧身体都没有一点力气。

他急忙去当地医院检查确诊为左侧颈内动脉起始部重度狭窄。

"路变窄了"，怎么办？

一般来说使用支架把路重新拓宽就好。

吴先生在当地接受颈内动脉支架成形术后，本以为症状应当好转，没想到症状却在不停加重，不仅右侧身体更加无力，还出现了言语不清的症状，生活已经不能自理。

血栓还是斑块？必须查清。

转诊至河南省人民医院后，脑血管病二病区医师贺迎坤完善了血管检查。

检查结果显示原支架内有一异物，吴先生的症状加重依然是颈部动脉狭窄引起的，知道堵了，只是第一步，还必须要知道是什么原因造成的，由于支架和血管壁紧密贴合，单从影像上很难准确判断。

异物如果是血栓有可能是支架没有完全贴合造成的。

因为，人的颈动脉是有自然弧度的，放支架时，导管会将血管拉直，如果支架没有完全贴合就有可能翘起来，时间长了就会让血液在这里淤积造成血栓。

异物如果是斑块那有可能是手术的"漏网之鱼"。

斑块是脂肪堆积造成的，放置支架时，脂肪可能会从支架间隙"挤"出来，从结果上看狭窄依旧存在，症状加重也就不奇怪了，为了明确诊断河南省人民医院脑血管病医院常务副院长李天晓提出，采用OCT（光学干涉断层扫描成像）使用近红外光扫描，产生高分辨率的组织显微图像能够清晰、直观地看出血管内部情况。

这一技术多用于心脏、眼底动脉检查,诊断颈动脉狭窄,在河南省还属于首例。

经过检查病灶原形毕露——斑块。

有了明确的诊断,治疗方案很快就制定了出来,通过放置一个更加致密的支架,就能防止斑块再次"漏网"。

经过对症治疗吴先生的症状大为减轻,逐渐恢复了往日的精神。

贺迎坤介绍,颈动脉狭窄会威胁生命安全,生活中注意预防应做到以下4点。

戒烟:吸烟会导致颈动脉粥样硬化、狭窄的风险升高。预防颈动脉狭窄,戒烟势在必行,同时也要尽量避免二手烟。

调整饮食,适量运动:少吃高脂肪食物,如肥肉、猪油、骨髓、奶油等;多吃富含维生素C、高纤维的水果蔬菜;少吃盐,保证每天食盐不超过6克,大约一啤酒瓶盖;坚持运动,建议每周运动4～6次,每次30分钟以上的有氧运动为宜。

积极控制"三高":高脂血症、高血压、糖尿病都会对颈动脉造成损害。

有"三高"的朋友,应按时按量吃药,控制好血压、血糖、血脂。

定期体检:随着年龄增长,出现颈动脉狭窄的概率逐渐上升,在改善生活习惯的同时,一定不能忽视定期体检,主动了解颈动脉的健康情况。

2022-12-09

4次病危，40多天心脏衰竭"拉锯战"，起因竟是关节炎

住院40余天，两次进重症监护室，4次被下病危，24岁的年轻生命屡闯鬼门关，竟然是因为忽视了这件事……

24岁女孩突然晕倒，病情危重进入ICU

近日，小李再次来到河南省人民医院风湿免疫科，自从2年前的那次经历后，她每年都会定时复诊，不再大意。

2年前，她经历了至暗时刻，突发疾病，两次被送进重症监护室，4次被下病危。

在河南省人民医院多学科团队的全力救治下，年轻的生命闯过一道又一道治疗难关……

2020年2月，小李第一次体会胸闷气短的感觉，起初以为是工作劳累和感冒所致。

在疾病反反复复6个月后，小李的病情开始加重。胸闷、干咳，还有口腔溃疡，直到一天，她在家里突然晕倒在地。

省医接诊后发现此时的小李已经出现心力衰竭症状。

正当专家为抢救小李拟定治疗方案时，她的病情却突然快速进展。

不仅心率、血压、氧饱和度、心功能、血小板等多个指标严重异常，还有腹泻、口腔真菌感染、大小便失禁、烦躁伴随意识障碍……

情况危急。

小李被紧急转入ICU一病区。

40多天艰难"拉锯战"多学科全力救治

由于小李身患类风湿关节炎、肺高压、心功能不全、感染等多种疾病，中心ICU一病区主任医师樊清波、主治医师孙玉寒立刻申请全院多学科会诊。

心脏重症监护室（CCU）主任张静，风湿免疫科副主任医师王培，血液科主任医师臧玉柱、刘艳慧，神经内科主任医师李玮等多科室专家集中研讨分析，发

现患者治疗仿佛面临一座又一座"大山"，多种重病交织，相互影响，化验指标多次达到危急值，生命岌岌可危。

"擒贼先擒王"此时第一要务是要确保患者生命安全。

经过糖皮质激素治疗、纠正心功能、抗精神障碍、抗感染、输注血小板等多种对症治疗——小李的生命体征暂时稳定了下来。

随后，专家们认为患者病情的最主要矛盾集中于类风湿关节炎累及肺血管所造成的肺高压、心功能衰竭，为了让患者更好地恢复，将其转入风湿免疫科。

风湿免疫科主任楚天舒、副主任医师王培进一步制定详细方案。考虑到患者病情较重，在加强类风湿关节炎控制的同时，启动了三种不同机制的抗肺动脉高压血管活性药物。

但由于小李心衰仍反复发作，她被再次转入重症监护室，与病魔的"拉锯战"随即展开，小李的心脏功能反反复复，生命体征不平稳，发热、氧饱和度低等情况反复出现。

专家们剥丝抽茧用药、监护、护理、全方位观察，详细记录每一个动态变化做好针对性治疗。

经过多学科，前后长达 40 余天的精心治疗小李终于康复出院。

一个"小忽略"导致生命垂危

王培说，小李的病之所以如此严重，主要是因为最初忽视了类风湿关节炎的规律控制。

类风湿关节炎是风湿病家族的代表之一，不仅会带来关节疼痛、肿胀，造成关节变形而引起残疾，而且还可能波及全身其他器官、系统。

良好、规律地控制病情，加强疾病本身的治疗，有助于减少致残、致畸及减少脏器的损伤。

小李从胸闷到心衰，几次病危的根本原因都是类风湿关节炎对肺血管、心脏功能的影响所致。

专家提醒风湿疾病患者：秋冬季节交替时，感冒及流感高发，感染通常可诱发风湿性疾病加重，风湿病患者外出时应注意戴口罩、勤洗手，做好相关防护。

日常应注意锻炼身体，防止感染。出现感冒症状应及时遵医嘱用药或前往医院就医。

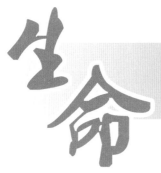

生命的暖阳

SHENGMING DE NUANYANG

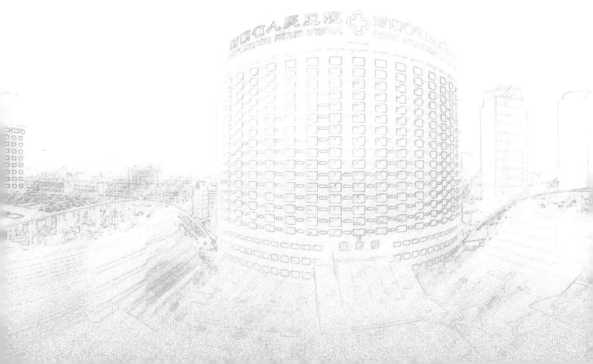

第三章 省医科普

2022-01-04

雨雪天暖心指南

雪天虽然浪漫,但气温骤降、道路湿滑,给我们的健康带来了不小的安全隐患。哪类人群最应该小心? 出行要注意什么? 摔倒后该怎么办?

河南省人民医院脊柱脊髓外科副主任医师王亚寒给出了"雨雪天暖心指南"。

大家都知道雪天路滑,但也总抱着侥幸心理觉得自己走慢一些就没关系,但我们还是建议:雪天尽量减少外出。

骨质疏松的中老年人最容易骨折。

随着年龄增长人体骨质逐渐流失,由于钙流失过多导致骨密度下降,骨小梁出现稀疏,往往受到轻微的外力就会引起骨折。

滑倒的时候,容易摔到腰背部、髋部和腕部。

最常见的几种骨折:胸腰椎压缩性骨折、髋关节骨折、腕关节骨折。

就防滑不摔倒,专家有妙招,骨科医生直呼真香的企鹅步,赶紧了解一下。

小步慢走身体重心落在前脚,小步走比大步走防滑效果好,慢慢走比快步走防滑效果好。

另外,走路时双手来回摆动,能起到平衡和防止摔倒的作用。

事实证明,企鹅步也会翻车,如果摔跤真的不可避免,那么,怎样摔倒才伤害最小呢? 从科学的角度在摔倒的紧急关头,我们提倡老年人用牺牲腕关节骨折,来换取髋关节的保存,摔倒时尽量用手腕撑地可以起到缓冲作用。

同时尽可能下蹲降低身体重心,减少滑倒时的冲击力,尽量以身体的侧面着地避免关节部位直接撞击地面。

腕关节骨折没有生命危险,而髋关节骨折的危害非常大。老年人髋关节骨折,一年内死亡率高达 20%~25%,也被称作"人生最后一次骨折"。

王亚寒提醒,摔倒后不要急于起身,首先判断下有没有头晕或恶心的感觉,如果摔着头部要在意识还清醒的时候第一时间呼救。如果腿部动不了,很有可能腿部骨折,这时不要动,不要强行起来,骨折后移动容易导致错位从而造成二次伤害。

如果发生扭伤,可在伤后 24 小时内用冷水浸湿毛巾敷在受伤部位,如果发现摔伤部位畸形并伴随有剧痛,这有可能是骨折,需立即拨打 120 求救。

2022-02-18

火爆全网的《幽门螺杆菌家庭防控共识》，执笔者是省医专家

大约 6 万年前，幽门螺杆菌（简称 Hp）就伴随它的人类宿主走出了非洲。

它与胃黏膜病变和胃癌存在直接关系，世界卫生组织将其列为一级致癌物质。

在我国约 50% 的人口感染幽门螺杆菌，60%～80% 的家庭至少有 1 名家庭成员有 Hp 感染，家庭感染率高于人口平均感染率，防治刻不容缓。

这些热议内容正是出自《中国居民家庭幽门螺杆菌感染防控与管理共识报告（2021 版）》（下称《共识》）。

不同于一般论文著作只在学术圈内引发关注，此《共识》因在国内外首次提出以家庭为单位防控 Hp，并以符合我国国情可操作性强、实用的 Hp 防治策略，引发全网广泛关注和讨论。

而这个既"高大上"又"接地气"的《共识》，执笔人和共同通讯作者正是河南省人民医院消化内科主任医师丁松泽。

《共识》主要对居民家庭 Hp 的感染和传播，家庭中儿童和老年人 Hp 感染的防控，家庭成员 Hp 感染的防控和管理等三个方面提出指导意见。

继在《中华消化杂志》《健康世界》头版发表后，共识英文版又在全球消化领域顶级期刊《Gut》（IF=23.0）在线发表。

这是首个由中国消化专家牵头制订，在消化病学领域顶级期刊发表的共识，标志着国际学界对该共识理念的赞同，和对我国幽门螺杆菌感染及消化道早癌防治工作、学术地位的认可。

丁松泽介绍，《共识》在撰写过程中得到中国工程院院士李兆申，全国消化病分会和幽门螺杆菌学组的指导和帮助。

邀请了来自我国 20 个省市／地区 41 所重点大学和研究机构，57 位该方向的顶级专家参加讨论修订，最终就 16 条陈述达成了共识，是我国专家群策群力智慧的结晶。

《共识》的出台完善了我国 Hp 感染的防控框架，填补了 Hp 国际共识领域

的空白，改变了 Hp 相关疾病的诊治理念。

从既往只关注单个患者到对整个感染家庭防控和治疗，这不仅对预防 Hp 在中国家庭内的传播，减轻多种 Hp 相关疾病（包括胃癌）的负担起到重要作用，还将为世界上其他 Hp 高感染率地区提供参考。

既然专家近在咫尺，家庭成员查出幽门螺杆菌感染，怎么防止传给孩子或其他人？

怎么掐断家庭中的传染源？

丁松泽说，感染 Hp 后，家人可能最先受害。

丁松泽介绍，当父母存在幽门螺杆菌感染时，子女的感染率显著升高，配偶之间和同胞之间也存在传播现象。

因此，当一个人查出 Hp 阳性，最先影响的可能是自己的家人，大多数的居民家庭仅有部分成员感染，其中 25% 左右的家庭全家人均被感染。

家里什么地方最危险？

患者的唾液、粪便、呕吐物中都能检测到幽门螺杆菌，用过的餐具、牙具、马桶以及接触过的食物和水都可能是传染源。

当家中有人感染 Hp 时，以下行为就很危险：共用餐具，传给亲朋好友；法式亲吻，传给最爱的人；不爱洗手，物品沾上 Hp；咀嚼喂食，传给孩子。

预防措施：讲究卫生，饭前便后认真洗手，患者和家人使用单独的餐具，并做好消毒推荐分餐制，使用公筷公勺，避免咀嚼喂食婴幼儿。

感染了 Hp，一定要根除吗？

Hp 感染者不经治疗很少自愈，根除幽门螺杆菌可治愈慢性活动性胃炎和消化性溃疡，降低消化性溃疡复发率，逆转低度恶性胃黏膜相关淋巴组织淋巴瘤，延缓萎缩性胃炎进展降低胃癌的发生率。

成年人：尽量根除《共识》建议家庭中所有的成年幽门螺杆菌感染者，均应考虑给予根除治疗尤其是年龄大于 35 岁，有胃癌家族史、有胃病史的感染者。

儿童：根据风险评估有消化性溃疡、胃 MALT 淋巴瘤的 Hp 感染患儿必须根除治疗。

老年人：先评估身体状况选择个体化、规范化的治疗方案。

4 个症状提醒你去做检查

感染幽门螺杆菌如不治疗少数患者会慢慢演变直至胃恶性肿瘤。

大多数人无明显症状，如果出现腹痛、腹胀、反酸、嗳气（打嗝）等消化道症状或患有消化道溃疡、慢性萎缩性胃炎、肠化生、上皮内瘤变，以及存在胃癌家族史的人，最好进行一次呼气试验判断是否感染幽门螺杆菌。

碳 13 和碳 14 尿素呼气试验，是国际上公认的幽门螺杆菌检查最方便的"金标准"，也是目前检测最常用方法之一，这种检查方法诊断准确率达 95% 以上，没有交叉感染风险只需要吹两次气就可以了。

有关感染后的治疗，消化科医师采用标准的四联或二联疗法，服药两周，90% 以上的患者一次即可治好。

2022-02-22

啥东西翻个跟头需要一年？答：一颗牙

河南省人民医院口腔正畸科一颗牙用一年时间，在口腔中转体180度可以收获一个孩子健康自信的笑容。

11岁的小希（化名）原本是个爱笑的小姑娘，但等到换牙的时候她的家人逐渐发现，其他的乳牙都换完了，但是上排门牙，自始至终只换了一颗。

为什么换牙比别人慢，在不安中小希的家人等了一年又一年，门牙却始终不见动静，担忧的家人带着小希进行了检查，结果出乎意料，透视片子清楚地显示，小希的门牙不是没有长，而是长错了方向。

原本应当向下生长的门牙直直地向上生长着。

"医生，这个牙还能保住吗？"小希的家人咨询了许多医生，但他们给出的建议是拔除这颗牙及乳牙，镶个假牙等到成年后再做种植牙，小小年纪就要镶假牙，小希的父母有些难以接受。四处求医时，河南省人民医院口腔正畸科副主任医师刘涛给出了不一样的答案。

再好的假牙也比不上真牙，就小希的情况来说牙齿除了生长方向不对，形态、血供及神经基本正常，通过正畸手术可以重新归位。

人的牙齿看似牢不可动，其实只要牵引方法正确可以调整位置及结构。

针对小希的情况手术主要分三步：第一步拔除乳牙；第二步在牙槽上开一个小窗使埋伏牙充分暴露；第三步安装活动矫治器，像弹簧门一样把门牙从上牙槽里拉出来。

这类矫正埋伏牙的手术有个萌萌的名字：导萌术，分为开放式和闭合式，不论哪种手术方式，重点都在于对牵引力的精准把控，力量小了没效果，力量大了牵引装置容易脱落，也可能会导致患牙松动甚至坏死。

一年的时间匆匆而过，通过多次精准的调整，这颗逆行的门牙顺利地翻了个跟头，目前小希的牙齿整齐洁白，美丽的笑容在脸上绽放。

刘涛介绍，口腔正畸不仅仅有助于美观，也是治疗口腔疾病的重要手段，如镶牙前的准备、牙周炎的治疗准备等。除了治疗整齐排列的牙齿，也有助于口腔卫生的保持，在一定程度上预防口腔疾病。

2022-03-09

洗虾时被扎了一下，居然要截肢

清理海鲜时不小心被扎伤了？

哎，多大个事啊，不要紧，真的吗？

你可能不知道，有人因此截肢，甚至失去生命。

之前登上热搜的一件事"老人洗虾手指被刺，被迫截肢保命"。

众多网友表示难以置信，但这却是真的，且不是个例。

河南省人民医院感染性疾病科就接诊过这种情况的患者。

最惋惜的两位患者

一个健康人因它而截肢，一个有基础疾病的人因它而加剧病情发展最后不幸离世。

这是让河南省人民医院感染性疾病科副主任医师魏君锋，最为惋惜的两位患者。

一位40多岁的男子在海滩散步时，一不小心，脚被贝壳扎伤了。

"海水是盐水，应该有点消毒作用吧……"这么一想，他当时也就没在意。结果就在扎伤当天，男子的脚开始肿胀，还出了许多小水泡，不断有液体渗出，痛感十分强烈。

结合男子感染环境，魏君锋考虑应该是创伤弧菌感染，立即让男子办理住院接受治疗。谁承想，手续还没办妥，男子就出现了感染性休克、坏死性筋膜炎，病情进展十分迅速。

经评估，省医手足显微与创面修复外科立即为他进行了急诊截肢手术，这才保住了性命。

术中留取的标本培养也证实了，的确是创伤弧菌感染。

"一个没有任何基础疾病的健康男子，因为足部破口而被感染，最后只能截肢保命。"魏君锋说。

而另一位患者原是农贸市场做海鲜销售的。他在一次给顾客杀鱼时，不慎被鱼刺刺伤了手指，很快就出现上肢肿胀、发热、昏迷不醒，直接进了ICU。

转来省医时，魏君锋会诊发现，患者已经出现脓毒症休克，虽然紧急做了截肢手术，但由于患者原本患有乙肝肝硬化，这次偶然事件加剧了病情，最终，他因肝硬化肝衰竭而不幸离世……

海洋中的无声杀手

这些悲剧都是由创伤弧菌的感染引起的，这是一种革兰氏阴性弧菌，栖息于海洋中的革兰阴性菌，故也称为海洋弧菌。它们喜欢生长在 20 ～ 25℃的水温中，嗜盐。

创伤弧菌，人体一旦感染，发病急、病情进展迅速，75% 的患者在入院 48 小时内感染性休克、皮肤肌肉坏死、脓毒血症，进而引起多脏器功能衰竭以致死亡，部分治疗及时的患者，也可能面临截肢风险。

它们是如何感染人体的？

魏君锋说，创伤弧菌感染人体的其中一个途径，就是海产品刺伤皮肤或破损的肢体接触海水，感染后往往病情进展迅速，危害很大。

另一种感染途径，则是生食或食用未完全加工熟的贝甲类海产品（尤其是生蚝）。

这样做，不仅可能引起胃肠炎，更严重的是可能导致蜂窝组织炎和败血症，死亡率高达 50% 以上。

被海产品刺伤，一定会感染吗？

不一定，因此不必过度焦虑和害怕，但一定要提高警惕。

如果在海水中或被海产品刺伤而感染了，务必要第一时间去医院就诊，在感染科医生的指导下尽早检查和治疗。

魏君锋提醒：在海边玩耍、吃海鲜或清洗海产品时建议做好这些保护措施，尽量不要生食海鲜，要煮熟再吃；清洗海产品时要戴手套；避免将开放性伤口或皮肤破损暴露在温暖的咸水域，或者是贝类丰收的水域。肝功能不良或身体有伤口的人尤其要注意，以免让创伤弧菌有机可乘。

2022-03-10

别吃惊，这习惯很多人都有

3 月 10 日是第 17 个世界肾脏日。

在我国慢性肾脏病（CKD）的患病率高达 10.8%，且 CKD 导致的死亡率逐年上升。早期发现 CKD，有助于控制疾病进展，提高治疗效果。

2022 年世界肾脏日主题是："提升全民健康素养，人人享有肾脏健康"。

当天，河南省人民医院肾内科举行肾脏日大型义诊活动。

河南省人民医院党委书记邵凤民带领专家团队现场义诊。

22 岁的小陈是位美发师，每天和染发膏、柔顺剂打交道，为顾客带来时尚和美，每天忙完已是深夜，才有时间吃点大鱼大肉、烧烤啤酒犒劳肚子。

这样的节奏一干就是三四年，年初小陈开始感觉身体有些不对劲，起夜多，易疲劳，脸和脚也肿了起来。

在家人的催促下，小陈来到肾内科就诊检查，结果一出可把大家吓得不轻。

血肌酐已经达到了 640+，已经患上了慢性肾衰竭。

小陈难以置信，自己年纪轻轻怎么就成了肾衰竭病人？

医务人员却给了他一个形象的比喻。

拥有两颗健康肾脏的人犹如手握两个亿的富豪，正常人不停地消费，虽然从不查询余额，但一辈子也花不完。可小陈挥霍无度，让他年纪轻轻就花光了一辈子的财富，直到银行卡提示他"余额不足"，为时已晚。

河南省人民医院肾内科主任医师曹慧霞说，在临床工作中像小陈这样的患者并不少见，有些染发剂中含有的苯二胺对肾脏有毒性，长期接触可能引起蛋白尿、肾功能不全等，而不良的生活习惯、大鱼大肉更加剧了对肾脏的伤害。

除此之外，一些有特殊生活习惯的人群如吸烟、大量饮酒、熬夜，高强度健身＋大量蛋白粉，长期使用美白用品，频繁文身、染发者，也有着较高患肾脏疾病的风险。

"肾脏病之所以会导致严重的后果，主要还是因为发现得太晚，如果能够早发现早治疗，多数肾脏病病情可以控制、改善，而且早期是可以逆转的。"曹慧霞说。

怎么守护好 2 个"亿"的肾脏财富？

肾内科主任医师曹慧霞为您支招，要想早期发现肾病最有效的方法是尿检，血液肾功能检测和肾脏超声检查也很重要，通过这几种方法能够筛查出 90% 以上的肾病。

眼睑浮肿可能是肾在呼救。

除此之外，生活中还有一些征兆，也预示着肾脏可能出现了问题，提醒着人们要引起注意。

眼睑浮肿或腿部的轻微浮肿。肾脏负责水液代谢，眼睑浮肿是写在脸上的预警信号。观察尿液。正常尿色是淡黄、透明的，如果尿色突然变红，且没有食用特殊的食物，那应该是肾脏出了问题，正常尿液的泡沫较小，排便后很快就会散去。如果尿液泡沫很大且长时间不散，就在提示尿中可能有蛋白，正常人每天排尿 1000 ~ 2000 毫升，尿量变多或变少，都可能是肾脏疾病。

皮肤瘙痒。肾不好时尿素不能经尿液排出，会通过皮肤排泄刺激皮肤引起瘙痒。头痛、乏力、睡眠不佳。肾病合并高血压，会导致出现头痛、乏力、记忆力下降、睡眠不佳等症状。

不当用药可能引发肾脏危机。

肾脏是一个代谢器官，血压的变化、代谢的紊乱、滥用药以及不良的生活方式等都可能引发肾脏疾病，因此以下人群要格外注意。

高血压人群。长期高血压可以造成肾小球缺血硬化，会造成肾功能减退，因此遵医嘱服用降压药至关重要。

糖尿病患者。糖尿病肾病引起的尿毒症，是每年新增透析的首要病因。

有长期用药史的人群。药物性肾损害在临床上较为普遍，如长期服用含有马兜铃酸的中药，氨基糖苷类药物、非甾体抗炎药以及某些减肥药。

护肾远离四恶习。保护肾脏要从生活点滴入手。

避免以下 4 种坏习惯是护肾的第一步。

一是吃得咸。饮食中的盐分 95% 是由肾脏代谢的，摄入太多盐会使肾脏的负担加重。

二是经常憋尿。会导致尿路感染和肾盂肾炎，炎症反复发作，会损害肾功能。

三是大鱼大肉，爱喝酒。吃太多蛋白类食物，会产生过多的尿酸和尿素氮等代谢废物，大量饮酒容易导致痛风发作。

四是不爱喝水。尿液中携带的废物和毒素的浓度就会增加，容易引发肾结石，建议每天至少喝水 1200 ~ 1500 毫升。

2022-03-16

吃口肉夹馍，一连3次休克

年轻的吴女士提起某两个字就郁闷不已，防不胜防的危险，让她随时都有休克的可能。

——过敏。

咦？过敏不就是起个痘痘、身上痒痒之类的吗？

你一定想不到对有些人而言，过敏的症状极为特殊甚至诡异。而且，能导致生命危险。

来听听吴女士的真实经历吧。

一年前，吴女士吃过一碗面条后，皮肤出现了大面积的"风团"，也就是常说的荨麻疹。

当时以为是普通的过敏，随着症状快速消退，忙于工作的她很快忘了这件事。

几个月后，吴女士午餐吃了一个肉夹馍，紧接着要赶公交上班，可就在她奔跑的过程中，眼前突然一黑，再醒来时已然身在医院急诊科。

经过初步诊断，医生告诉她这很可能是过敏引起的休克。

过敏还能引起休克？

完全丧失意识的可怕，让吴女士心有余悸，自己的身体到底出了什么问题，万万想不到疑团还没来得及解开，吴女士竟然又经历了两次休克。

而且，每次都有两个共同点：吃过面食和剧烈运动，详细了解吴女士的病情后，河南省人民医院过敏反应科主治医师杜文锦为吴女士进行了过敏原测试，发现吴女士的过敏的确不简单，一张化验单上罗列了不下20种过敏原，其中就有小麦，凭借专业的诊断，吴女士的休克总算被辨明原因：小麦依赖运动诱发过敏性休克。

这一疾病就如字面意思，吃过含有小麦的食物后，如果再进行运动就很有可能引发休克。

目前医学上尚未明确病因，但可以通过避免过敏原，减少剧烈运动等方式，降低休克发生的概率。

什么情况？难道小麦制品不能吃了？

对于爱吃面的北方人来说这绝对是一种痛苦，了解吴女士的情况后，杜文锦提出了脱敏治疗的方法，也就是在医生的指导下通过每天适量进食面食辅以药物控制，来尽量减轻过敏症状，但脱敏治疗要求中间不能间断，如果中间有间断接下来的过敏反应可能会更加严重。

在左右衡量后，吴女士暂时选择了避免接触过敏原的方法，等到工作不忙时她希望能够接受系统的脱敏治疗，以便今后还能享受美食。

河南省人民医院过敏反应科主任王思勤介绍，过敏是一种常见疾病和遗传有很大关系。

过敏的症状有很多，水肿、肚子痛、出疹子等。凡事总有特例，遗传性血管性水肿（HAE）就是一种特别的过敏，这是一种可危及生命的常染色体显性遗传病。

主要表现为反复发作、难以预测的皮肤及黏膜下水肿。

千万不要小看水肿，这种水肿可以出现在身体任何部位出现在四肢、颜面还相对容易发现，但如果出现在呼吸道就可能引起窒息死亡，出现在消化道就可能引起剧烈腹痛，有时甚至会被误诊为急腹症在治疗上走弯路。

由于疾病症状没有特异性加上发病率仅为1/50000，属于罕见病，所以想要确诊十分困难。

2022-03-21

明明睡了，为啥还这么累？

明明睡了 8 小时，一觉醒来却腰酸背痛，白天哈欠连连，工作没效率，上学缺精力……

我"每天睡足 10 个小时"了，为什么还是一副睡眠不足的样子呢？

其实，偷走你睡眠的罪魁祸首，竟然是打呼噜！

别拿打呼噜不当病。

睡觉打呼噜，不少人都认为是睡得香，殊不知这一声声的呼噜，其实是气道在呻吟。

众所周知，我们的肌肉会在睡觉时放松，问题来了，舌部肌肉也是肌肉，同样会休息放松。

当软腭和舌部肌肉放松的时候，就会让上气道变得狭窄，在气流通过时松弛的软腭和舌部肌肉"随风摇摆"，呼噜声由此产生。

当狭窄到一定程度时气道就会被堵住，发生呼吸暂停，把人生生憋醒。

即使是没有憋醒，也会因为长期的缺氧导致睡眠质量严重下降。

河南省人民医院耳鼻喉科主任王广科介绍，这种疾病的简称睡眠呼吸暂停（OSA）。

这一疾病偷走的不仅仅是我们的睡眠，还和心脑血管疾病、代谢性疾病，甚至猝死等危险息息相关。

临床数据显示，约一半的患者伴有严重的心律失常，其中多数患者的心律失常发生在睡眠之中。

20 ~ 49 岁人群，在睡眠中猝死的概率是 0.038%，直接死因是心脏不规则跳动。

有研究显示，睡眠呼吸暂停患者心律失常概率，比正常人高出 1.8 ~ 3.4 倍。

同时，睡眠呼吸暂停，还会增加高血压、冠心病缺血性心脏病、脑卒中，2 型糖尿病的患病风险。

如果你发现：睡眠打鼾、憋气、憋醒。醒来后，嘴巴干、头晕、头痛。白天没精神，感觉很累反应迟钝、记性变差、易躁易怒伴有尿多、汗多，那就要当心了，这些都是睡眠呼吸暂停的症状。

有关打呼噜的"冷知识"很多人都不知道。

越胖越容易打呼噜。

人胖的时候可不只是肚子大，咽喉部位脂肪也会增加，脑袋大、脖子粗，脂肪噌噌往上长。

脂肪多了，留给上气道的地方就不多了，呼吸暂停的次数自然上升。

那瘦子就不打呼噜了？

也不是，如果鼻咽腔小、软腭长同样会引起上呼吸道狭窄，只要气流不畅就会打呼噜。

男性比女性容易打呼噜。

这主要是生理结构引起的男性天生喉头位置比女性低，喉咙的空间更大睡觉时舌头更容易后坠，堵塞呼吸道。

另外，男性饮酒相对比女性多，这同样会加重打呼噜。

但是，女性随着年纪的增大，尤其是绝经以后，打呼噜的概率也会增加。

研究认为，这可能因为雌、孕激素会影响上气道扩张肌的张力，绝经后雌、孕激素水平下降，扩张肌张力随之下降，因此更容易打呼噜。

儿童打呼噜要重视。

儿童打呼噜的常见原因有 2 个：扁桃体肥大和腺样体肥大。

扁桃体比较简单。多数是炎症引起的肿大，少数情况下会生理性肥大。

腺样体脾气特别，它本应随着年龄增加而逐渐萎缩，如果不萎缩就容易造成孩子睡觉呼吸不畅，迫使孩子长期张口呼吸。

不仅会造成"腺样体面容"影响美观更会因为长期缺氧，影响大脑发育。

那有办法缓解打呼噜吗？

当然有，而且不止一种：减肥。管住嘴、迈开腿，瘦是全身的事，脖子上脂肪少了，呼吸就会更顺畅；侧睡。轻度睡眠呼吸暂停的人，可尝试用侧睡来缓解，能避免平躺时因舌根后坠，而造成的呼吸道堵塞；还有一个招能帮你解决 90% 的妙招——看医生。

保守治疗有 3 种：无创呼吸机辅助呼吸；口腔矫治器保证呼吸道畅通；药物缓解扁桃体和腺样体肥大。

手术治疗也有很多种，大致有对付软腭狭窄的腭咽成形术和软腭前移术，对付鼻腔狭窄的鼻腔手术，调整口腔咽喉结构的正颌、正畸治疗以及对付肥胖的减重和代谢手术。

2022-03-22

感冒时常做的这件事，到底有多危险？

一次普通的"感冒"却因为做了一件事，引发了急性肾衰心衰险些丢了性命。鬼门关走一遭的马先生究竟经历了什么？

近日，马先生因受凉发生咳嗽，自行服用了一些药物。几天后，出现了胸闷且迅速发展为呼吸困难、咳痰，痰中带血，血压 210/160 mmHg。

当地医院考虑诊断为"冠状动脉粥样硬化性心脏病，心力衰竭、心功能Ⅱ级（NYHA 分级）高血压病 3 级（很高危）电解质紊乱"经过救治后症状无明显改善。

病情危急，马先生被立刻转诊至河南省人民医院检查后发现患者肾功能不全、低钾血症肺部感染、胸腔积液，在 CCU（心脏重症监护病房）接受治疗期间，马先生血中醛固酮浓度一度高达 1935.9 pg/mL。什么概念？这个数值，是标准值上限的 10 倍多。

醛固酮是一种激素，其分泌增多后的典型表现是高血压、低血钾。也就是说，马先生体内醛固酮的增高导致了血压异常升高和低血钾，引发血压的大幅度波动，继而导致或加重了心衰和肾衰。

省医 CCU 立刻对马先生对症治疗。一个星期后，马先生的病情得到明显改善，转出 CCU 至全科医学科接受进一步治疗。

马先生的病情虽然稳定了，但有个大问号始终在医务人员心中，马先生自诉平时没有什么疾病，才 30 多岁，为什么一个"感冒"差点要了他的命？

为了找出那个"幕后黑手"，全科医学科副主任医师李兵和同事们抽丝剥茧。首先，肾活检明确了马先生符合恶性高血压所致肾损害，但其他的所有检查却表明他发病前，心脏和肾脏病并没有严重疾病。

"那恶性的高血压从何而来？有没有可能是先天性的遗传疾病导致的？需不需要为患者做个基因检测？跟食物或某些药物有没有关系？会不会还有被忽略的细节？"一连串的问号随之而来。

李兵再次与患者沟通，详细了解了从发病前到入院期间，患者所有的行为举动，终于有了一个让他警惕的发现，马先生说一开始咳嗽时，他曾连续多天服用过一种药——复方甘草片。

这是一个相当有价值的发现，因为甘草片的主要成分甘草甜素水解后得到甘草次酸，甘草次酸与盐皮质激素受体结合可形成醛固酮样作用，而醛固酮又会引起血钾降低、血压升高及水肿诸多症状。

甘草片竟是"幕后黑手"。一个诊断解释了全部的临床现象，完全符合循证医学的观点，马先生的病因找到了。

又经过一个星期治疗马先生康复出院。

无独有偶，就在马先生出院后几天，又有一名心衰、肾衰患者在CCU治疗稳定病情后转到了全科医学科。

这名有高血压史的患者跟马先生的发病经历几乎如出一辙，李兵的脑海中一下就想到了三个字——甘草片。

不出意外患者给出了肯定的答案。

发病初期自行服用了多日的甘草片，又一次验证了甘草片如果不当使用会引发严重后果。

2022-03-23

"大姨妈"不背的锅，它背

一种中青年女性高发的疾病是如何摧毁一个人的幸福感的？

起初，你只是发现身体越来越乏，每天下班只想瘫在沙发上。每天都很困，春困夏倦秋乏冬眠全部中招，经常性情绪低落。后来，照镜子时发现自己，脖子好像变粗了，整个都看起来很臃肿，还常有心慌、手抖、多汗怕冷、便秘的症状。

经内分泌科检查，你患上了桥本氏甲状腺炎。

你看着诊断证明想起医生的叮嘱，感觉前所未有的无力……

但这个病，真的有那么可怕吗？

如今，桥本氏甲状腺炎已经成为中青年女性高发的疾病，在 30 ～ 50 岁的女性群体中平均每 10 个女性中就有 1 个中招。

河南省人民医院内分泌科主任医师汪艳芳说，桥本氏甲状腺炎又叫慢性淋巴细胞性甲状腺炎。虽然它叫"炎"，但此炎非彼炎。桥本是一种自身免疫性疾病，简单点来说就是自身免疫系统攻击了自身甲状腺。

甲状腺比较脆弱，自愈能力差，受到攻击后自身恢复速度跟不上，所以存活的细胞越来越少，细胞少了自然分泌的甲状腺素就少了，甲状腺就会经历"正常－甲亢－甲减"或"正常－甲减"的变化，至于免疫细胞为啥会打自己人？目前还是一个谜。

据医生们分析，导致桥本的原因可能有 3 个：遗传因素；环境因素（碘摄入过多、硒缺乏、精神压力过大、感染等）；自身免疫因素，这种病偏爱女性且一旦得上基本上会终生相伴。

患病后一般会经历 4 个阶段。

发病早期：发病早期可无症状，或仅见甲状腺肿大，呈弥漫性、分叶状或结节性肿大，质韧硬，与周围组织无黏连。可能偶尔会有咽部不适或轻度咽下困难。

短暂的甲亢期：病情进展，甲状腺滤泡细胞破坏，过多的甲状腺素释放进入血液循环引起甲亢，甲亢期一般仅维持几个月，很多人不知不觉中就度过了这个阶段。

过渡的稳定期：短暂的甲亢过后，就会进入稳定期。虽然这个阶段甲状腺组织遭受着持续的破坏，但还能勉强维持正常功能。

　　永久的甲减期：甲状腺组织细胞被破坏到最终无法维持正常功能时，就会进入甲减期，出现乏力、嗜睡、浮肿、情绪低落等症状，这个阶段极有可能持续终生。

　　桥本如何诊断：桥本在早期或毫无征兆或症状不典型很容易被漏诊、误诊，那么该如何能得到有效的诊断呢？

　　答案就是：抽血和彩超。

　　已经确诊了桥本，该咋办？

　　针对甲亢阶段一般多数人可以自行缓解，到了甲减阶段就需要终生补充甲状腺素，我们都知道"终生保修"让人非常有安全感，同样是"终生"差别咋就那么大呢？

　　汪艳芳说，终生服药是我们与桥本和平共处的唯一选择，补充甲状腺素的药物基本没有副作用，安全到孕妇、哺乳期的产妇都可以吃，剂量调整合适之后可以做到把甲状腺功能维持在正常，各种甲减症状也都会减轻或消失，生活也不再会受到困扰。

　　除了坚持服药，汪艳芳提醒定期复查非常必要，甲状腺功能不正常情况下每月需要复查，调整药物剂量。

　　甲状腺功能正常的可以进入夏季前的6月份和进入冬季前的11月份，1年检查2次甲状腺功能。

　　另外建议低碘饮食海带、紫菜少吃但并不需要戒掉，1周1次，适量就好当你保持住规律的作息、健康的心态，就会发现其实桥本也并不是多么严重的疾病。

2022-03-25

先后几十人受伤，这种"枪"能致失明

它十分常见，家用版网购百十元一套，或许你家就有，它又十分凶险，使用不慎秒变"利刃"直取双眼。

目前，在河南省人民医院接诊的患者中已先后有几十人中招，有人因此失明，甚至被迫摘除眼球。

意外：一大早被"飞来"的水枪击懵

3月14日一大早，肖大姐骑电动车上班时，路边一个高压水枪突然失控，向她右眼冲来，她眼前一黑用手一摸满手是血，整个人都懵了。

当地医院见伤势较重建议紧急转诊至河南省立眼科医院（河南省人民医院眼科），眼外伤中心主任陈红玲接诊时，只见肖大姐右眼又红又肿，右眼至耳垂处还有一道被水枪击出的红色伤痕触目惊心。

她赶紧提醒肖大姐：别再用手捂着伤眼，以免手上细菌感染伤口，随后为肖大姐进行了检查。

幸运的是肖大姐伤势不算太严重，CT排除颅脑损伤后用些药物控制感染，等待慢慢恢复即可。

痛心：几十人先后受伤，重者摘除眼球

70岁的田大爷就没这么幸运了，他在家用高压水枪清洗三轮车时，不慎被高压水枪射中右眼，右眼球破裂伤、晶状体脱位，由于伤势过重，两次手术后，他的右眼视力还是仅剩下0.05，接近失明。

60岁的刘先生，也是在家中自己用高压水枪刷车，伤及左眼及左眼下眼睑皮肤，晶状体半脱位手术治疗后视力严重下降几近失明。

最不幸的是27岁的张先生，他在使用高压水枪灭火时，不慎严重伤及双眼，双眼失明，右眼眶骨折不得已摘除了眼球。

陈红玲介绍，近几年，高压水枪导致的眼外伤时有见到，眼外伤中心已先后接诊几十例。

这些意外事件有的发生在工业操作中，有的发生在家里自己刷车时，患者轻

则眼球钝挫伤、眼内出血，重则眼球破裂、晶状体脱位、视网膜脱离等。

更严重的会导致失明，甚至眼球摘除，令人非常痛心。

提醒：使用高压水枪千万做好防护

高压水枪到底有多大威力呢？

曾有国外网友专门进行过实验，发现用它可以轻松切开结冰的湖水，切各种果蔬更是不在话下。操作不当、防护不足容易导致意外伤害，一旦被高压水枪的水柱或枪头击中，带来的杀伤力是人体难以承受的，尤其是最脆弱的眼部。

不管是在工业还是居家中，高压水枪都是十分常见的工具，搜索某网购平台各种类型的家用高压水枪琳琅满目，销售量动辄过万。

而搜索各种媒体平台关于高压水枪意外伤的提醒却相对少见。

陈红玲呼吁：一定要提高对高压水枪的安全使用意识，一旦发生高压水枪伤及眼部，千万不要对眼睛施压，别揉眼，可用无菌纱布或干净毛巾遮盖，尽快到有救治能力的医院就医，切勿延误就医。

2022-03-30

5 种方式谁最靠谱？排肾结石的正确姿势

回答这个问题之前，我们先来一起做一道填空题。

填"牙"的同学，一定没有经历过肾结石的痛苦，当肾结石的疼痛来袭时。

痛到跺脚、痛到浑身冰凉、痛到呕吐不止、痛到全身抽搐、痛到怀疑人生——一位患者如是说。

为了排出肾结石，网上可谓百花齐放"多喝水、原地跳、喝可乐、多坐过山车……"

河南省人民医院肾内科主任朱清告诉你什么方法真的靠谱。

原地跳跃

先说结论：有一点用，但只针对少数人。

跳跃和倒立对于排出肾结石，有一定效果有时候急诊会见到这一幕，肾结石患者疼得不行，在原地不停跳跃几分钟后忽然就不疼了。

究竟啥情况？

其实，人们的肾脏是由肾盏和肾盂组成，肾盏向内汇集，形成漏斗形的肾盂，肾盂再连接输尿管。

人在站立时，下半部分肾盏里的结石，就像锅盖一样堵住了出口，这时候跳跃有一定概率让结石松动，自然就不疼了。

倒立、侧卧、多运动等排石的原理类似，都是利用重力让结石松动从而顺着输尿管排出。

但是，如果结石超过 6 毫米，这招就丝毫没用了，而且要辅以大量饮水（男性每天 2500 ~ 3000 毫升，老年人及女性每天 2000 ~ 3000 毫升）以及排石药物。

过山车

先说结论：完全不靠谱。

听起来有点荒唐，但这个方法还真不算瞎说。

当年也是拿过"搞笑诺贝尔奖"的（搞笑诺贝尔奖是对诺贝尔奖的有趣模仿。其名称来自 Ignoble（不名誉的）和 Nobel Prize（诺贝尔奖）的结合。其目的是选出那些"乍看之下令人发笑，之后发人深省"的研究。）

但毕竟只用模型做过实验，而且是晃了60多次才成功，不建议任何患者尝试。

多喝可乐

先说结论：不靠谱。

大家容易被一些实验误导，比如可乐能除锈，可乐能泡软骨头。

是的，可乐里面含有碳酸，确实能溶解一小部分结石，但前提是你能长时间把结石泡在可乐里，你的嘴巴连接的是胃，不是肾。

而且，肾结石形成的因素很多，结石成分、结构都很复杂，很多情况下碳酸并不能溶解。所谓的有些人排出了结石，是因为可乐喝多了，尿量随之增加，本质上和多喝水差不多。

喝醋

先说结论：不靠谱。

既然碳酸酸度不够，醋那么酸，总行了吧。

当然不行。

首先请参考上一条，你喝的醋、吃的酸性食物，都不可能直达你的肾。

此外，泌尿系统结石主要有4种含钙结石、尿酸结石、感染性结石、胱氨酸结石，临床上含钙结石最常见，其中90%为草酸钙结石。

重点来了，草酸钙结石的溶解需要碱性环境，你就是真的把结石泡在醋酸里也溶解不了多少。

多喝水

先说结论：真的有点用。

喝水少了，尿液就会浓缩，里面的草酸钙晶体就更容易沉淀，形成肾结石。

多喝水对肾结石，确实有一定的预防作用。

但是，一旦肾结石超过1厘米，就不建议大量喝水，此时容易让结石下移引发肾绞痛、肾积水等。

因此多喝水算预防措施不算治疗措施。

查出肾结石后不痛不痒，是不是就不用管了，万万不可。

结石不痛，并不代表它不存在，只是卡在了肾盂或输尿管里，这样很容易导致尿路梗死，引起肾积水。随着积水不断加重，可能会让一侧肾功能丧失，甚至肾衰竭。

此外，结石反复刺激肾盂黏膜，有可能引起黏膜癌变。

总之，如果查出有泌尿系统结石，最正确的"姿势"是，老老实实听医生的话科学治疗、定期复查，养成健康的生活习惯。

2022-03-31

有种求救，叫"嗓子不舒服"

"最近嗓子好像不太舒服……""哎太常见了，没事没事，多歇歇。"

的确，嗓子不舒服，有啥可怕的？

但谁又能想到，这有可能是声带发出的紧急求救信号。

咽喉往下一点便是声门，随着声带一次次地张开与闭合，声门成功完成发声、通气的职责。

这里上接上呼吸道，下连下呼吸道，作为喉腔最为狭窄的关卡，它若是生病，"生命之喉"会被瞬间扼住，前期表现可能只是嗓子哑。

真假"嗓子哑"

满共不到 1.5 厘米的声带上长满了密密麻麻的乳头状瘤，河南省人民医院耳鼻咽喉头颈外科副主任医师臧艳姿，在超细纤维喉镜下直观地看到患儿茜茜（化名）的声带情况。

经过诊断，6 岁的茜茜患上的是幼年型喉乳头状瘤。

不久前，茜茜说话时突然嗓音沙哑，以为是嗓子发炎引起的，便没有在意。而后症状一直持续了两个多月，茜茜还渐渐出现了呼吸困难，咳嗽、跑步的时候"呼吸"明显跟不上，小脸憋得通红。

这引起了茜茜父母的警觉。他们赶紧带着茜茜来到省医就诊。看到检查结果，他们既心疼又担忧。

儿童的声门本就狭窄，声带上又长满了桑葚状的小颗粒，必然会引起呼吸困难……

临床上，这样的情况并不少见。

臧艳姿想起一位病情十万火急的患者。

70 多岁的陈老先生在家出现呼吸困难，当地医院为他进行了气管插管并紧急转往省医。

由于老先生气管插管，臧艳姿便通过可视喉镜检查，发现患者原本呈现为八字形的两条声带已经看不出本来的面貌，取而代之的是乳头状瘤样新生物，几乎将喉腔堵满。

陈老先生患的也是喉乳头状瘤。半年前，他先是说话声音嘶哑，之后又开始出现呼吸困难，但他和家人都以为是年纪大了，没太在意，一直拖到几乎无法呼吸，这才发觉不对。

激光切除喉乳头状瘤

喉乳头状瘤的发生与人乳头状瘤病毒（HPV）感染与机体免疫系统紊乱有密切相关性，具体表现为呼吸道鳞状上皮的乳头状增生，常多发，有侵袭性。

以初次发病年龄 14 岁为界，分为成年型、幼年型。成年型具有癌变的特征，幼年型具有高复发率的特点。

发病年龄呈三个高峰分布，分别在 7 岁、35 岁、64 岁，主要表现为声音嘶哑，严重者可出现呼吸困难，危及生命。

两位患者病情虽是紧急，但经过医护团队认真研究，他们的病情都还未发展到要做开刀手术的地步，可以通过一种微创、精准治疗方式解决病痛——CO_2 激光治疗。

麻醉与围术期医学科李慧蕴对患者病情做了充分评估，利用专业的技术为术中患者保驾护航。

支撑喉镜显微镜下，CO_2 激光束照射在陈老先生的声带上，随着臧艳姿等手术团队的精准操作，"激光刀"精准地切割掉了增生的乳头状瘤，声带也恢复了从前八字形的"苗条"形状。

手术团队也用同样的治疗方式为茜茜完成了手术。

臧艳姿介绍，喉显微镜支撑喉镜下 CO_2 激光切除术是目前治疗咽喉部良性肿瘤、癌前病变、早期喉癌等的主流微创手术方法。

该方法不裂开喉体，具有精确度高、创伤小、术中出血量少等优势。且术后嗓音功能恢复良好，呼吸困难症状能迅速缓解。

臧艳姿提醒，有时喉部疾病的前期症状较为普通，可能只是声音嘶哑，容易被忽视，从而错过微创治疗时间，只能实施颈部开放式手术。

造成声音嘶哑的原因有很多，如急慢性喉炎、反流性咽喉炎、喉异物以及喉肿瘤、声带的良性增生性疾病、喉乳头状瘤、先天性发育畸形等。

常见的诱发因素包括不恰当的发音方式、感染、吸烟、饮酒等。

2022-04-04

一道春季必备家常菜，又有人因它危及生命

每年这个时候，都有人被一种家常菜，折磨得痛苦不堪。

近日，只因吃了一盘香椿炒鸡蛋，75 岁的吴大爷先后出现寒战、上吐下泻，被紧急送医后被诊断出食物中毒和食物中毒引发的肝脏、肾脏等多器官衰竭，随即住进 ICU 甚至面临生命危险。

每到春季，吃香椿吃中毒可不是啥新鲜事

有人吃了香椿炒鸡蛋后感到头晕目眩、胸闷气短、恶心欲吐这种情况，时不时在急诊科遇见。

香椿炒鸡蛋本是家常菜，为啥这次不行？难道是他们两者相克不宜同时烹饪？导致大爷中毒的真凶到底是什么？

原来，吴大爷将买回的香椿未焯水就直接放入锅中炒。

真正导致大爷中毒的不是香椿、不是鸡蛋更不是香椿炒鸡蛋。而是香椿未焯水。

对此，河南省人民医院急诊医学科主任医师李琳为大家揭示其中的风险。

香椿含有丰富的硝酸盐和亚硝酸盐，而亚硝酸盐在进入人体后会和血红蛋白发生反应，使血红蛋白不能好好携带氧气，引起组织缺氧随即让人出现嘴唇、皮肤发紫并有头晕恶心、呕吐腹痛等症状，也就是我们说的"亚硝酸盐中毒"。

如果香椿已经老了，或者不新鲜甚至有腐烂，此时它的亚硝酸盐含量更高。

如果一次性吃的比较多就容易产生亚硝酸盐中毒。

香椿炒鸡蛋这样吃健康又美味

吃前焯水，焯烫是降低亚硝酸盐最佳方法之一，研究数据表明，焯烫 1 分钟可除去 2/3 以上的亚硝酸盐和硝酸盐。

最好只吃香椿嫩芽，不同时期的香椿，所含硝酸盐和亚硝酸盐含量不同，发芽期香椿的硝酸盐和亚硝酸盐含量最低，随后会逐渐升高。

患有这些基础病的最好不吃香椿：慢性呼吸系统疾病，中重度贫血患者，严重心功能不全患者。这几类患者对缺氧耐受差，普通人能耐受的亚硝酸盐量，对

他们来说可能就是不可承受之重，香椿虽好，健康更重要哦。

不止香椿，这些菜吃之前也要焯水

鲜木耳：鲜木耳含有一种卟啉物质，进入人体后，在光线照射下易损伤细胞或引起炎症等。食用前最好先用水浸泡几小时或用热水焯一下，以减少剩余毒素。

至于干木耳，在木耳干制过程中，大部分卟啉会分解，且食用前会水发，剩余毒素很少。但是干木耳泡发后要尽快食用，以免微生物繁殖引起中毒。

四季豆：未炒熟的四季豆中含有皂甙，人食用后会中毒，食用前最好用沸水焯透或过油，炒至成熟后食用。

鲜黄花菜：新鲜黄花菜中含有秋水仙碱，它本身无毒，但是经肠道吸收后在体内就转变成有毒的二秋水仙碱了，它对我们的胃肠黏膜和呼吸器官黏膜有强烈的刺激作用，会引起头痛、呕吐、腹泻等症状。

建议烹炒前用开水焯烫或者进行泡煮，可消除新鲜黄花菜的秋水仙碱，避免中毒。

2022-04-05

每年新增十万患者，这种疾病一直被误解

在 1996 年亚特兰大奥运会的开幕式上，当患有帕金森病的阿里颤抖地接过火炬时，全世界都能看到他因病痛而止不住抖动的双手。

在圣火映照下，尽管行动迟缓、双手颤抖，但这位拳坛传奇人物看起来无比坚毅，那一刻也成为奥运会史上最感人的镜头之一。

目前，还没有任何可靠的方法可以根治或逆转这种疾病。

虽然无法根治，但早发现早治疗能够有效延长患者生命，改善生活质量。

河南省人民医院帕金森病诊疗团队充分发挥多学科技术实力优势，为每一位帕金森病患者提供规范化个体化的诊疗方案，不断提升患者生活质量。

帕金森病有什么样症状？

提起帕金森病大多数人脑海里可能有这样一幅画面，一个步履蹒跚、行动迟缓的老人，一双不停颤抖的手。

事实上帕金森病的症状并不仅仅是颤抖。

帕金森病是一种常见于中老年人的神经系统疾病，主要由中脑的黑质和纹状体的神经介质多巴胺减少所致。

手抖就是得了帕金森？

并非如此。

帕金森的主要运动症状包括：非运动症状主要表现为感觉方面的症状，比如早期出现嗅觉的减退、认知障碍，快速站立后出现头晕、眼黑、晕厥，以及便秘、焦虑、抑郁等症状。

帕金森病个体化解决方案

河南省人民医院运动障碍性疾病亚专科、医学影像科及功能神经外科等多学科团队，根据帕金森病患者的病程、症状、年龄、辅助检查等诸多因素，建立规范化的诊断流程。

通过全面评估，为每一位帕金森病患者提供规范化、个体化、全程化的治疗

方案。

(1)**药物治疗**：早期的帕金森病患者，根据年龄、症状类型、严重程度等，设计个体化治疗方案，通过左旋多巴等多种药物联合应用，控制帕金森早期症状。

但是随着疾病进展，左旋多巴也会有不同程度的副作用，包括疗效减退，异动等。随着病情的加重，还可使用外科手术治疗的方式改善病情症状。

(2)**手术治疗**：早期手术方法是细胞刀（也叫立体定向射频毁损术），通过立体定向技术，结合术中电生理及术中测试，用射频热凝加热的方法，达到治疗帕金森单侧肢体震颤、僵硬等症状的目的。

(3)**脑起搏器手术**：随着技术的革新，脑起搏器(简称DBS)，即脑深部电刺激术，是通过神经调控技术治疗帕金森病的新方法。植入胸前皮下神经刺激器发射电脉冲，通过细微电极刺激脑内核团，从而控制症状，提升患者日常生活能力。由于安全、微创、可逆、可调节、不损毁靶点神经元，全球超过17万帕友选择脑起搏器。

河南省人民医院DBS技术在省内位居前列，是全省首家DBS术后程控中心，为病患术后程控问题提供科学的诊疗方案。

(4)**磁波刀（MRI 引导下聚焦超声）**：在 MRI 实时引导监测下，利用聚焦超声波穿过颅骨后形成稳定且精确的焦点，加上磁共振技术对组织消融温度的监控，对脑深部的病灶靶区进行毁损，从而达到控制帕金森病等疾病的震颤症状的目的。

"磁波刀"治疗帕金森震颤最大的优点是无需开颅，病人也不需要全身麻醉，所以术后感染、出血风险几乎为零，术后用药种类和数量都明显减少，节省了后续开支。

2022-04-15

全身皮肉分离，皮肤一碰就掉

全身"皮肉分离"，皮肤一碰就掉，满身数不清的水疱，不断增大、破溃、渗出……

这是河南省人民医院感染性疾病科发热性疾病亚专科主任曾艳丽和主管大夫任佩佩第一次见到患者时的情景。

2 月 21 日当晚，18 岁的患者小希（化名）紧急转院至河南省人民医院。

灾难性的身心重创

小希是一名大疱性表皮坏死松解型药疹患者，这是一种少见的、死亡率较高的重症，药疹是皮肤科最严重的疾病之一。

是什么导致如此严重的病情？

元凶竟是——常见的退烧药。

原来，转院之前，小希因肺部感染在当地医院治疗，期间出现发烧，当地医院医生为其进行对症用药。

谁承想，一针退烧药打下去，小希发生了少见的重度药物过敏，仅 4 天时间就发展至全身皮肤如烫伤般损伤，其肝脏也受到严重损伤。

肺炎还未得到控制，又接连出现重症药疹，多重感染、肝脏受损、皮肤严重破坏、血尿……

情况危急，当天夜里，曾艳丽联系皮肤科副主任医师王建波，为小希紧急会诊。

由于小希存在肺部感染，若按照传统治疗，不但有加重感染、危及生命的风险，且要转入 ICU，各项治疗费用也会大幅度增加。

专家团队认真研究后，擅长通过生物制剂治疗各种炎症性皮肤病的王建波拟订了治疗方案：借鉴国际上治疗重症药疹的先进理念，使用中等剂量糖皮质激素＋阿达木单抗联合治疗。

王建波解释：尽早应用阿达木单抗，可以充分发挥其拮抗作用，促使重症药疹快速缓解。该方案既可以减少激素的用量，降低感染风险，又能减少治疗费用，且阿达木单抗对患者肝肾功能没有影响。

少女"蝶变"新生

刚入院时的小希全身"皮肉分离",满是水疱,整个人就像被开水严重烫伤,每一次翻身或下床,甚至是轻轻触碰,对她来说都是锥心之痛。

此型药疹不但损伤皮肤还波及黏膜,受疾病的"牵连",小希整个嘴唇、口腔血肉模糊,喝口水都能疼出泪来,两只眼睛黏膜糜烂,上下眼睑黏合在一起无法睁开,尿道黏膜糜烂导致小便也是鲜红的血尿……

"她每次听到我来查房都会哭,因为实在是太疼了,就连我查体轻轻地触诊都能让她疼得直发抖。"

曾艳丽心疼不已。此外,小希的肝脏因为药物过敏也受到了严重损伤,胆红素一直持续升高。

由于小希病情严重且进展快,转院当夜,曾艳丽与王建波商定方案后,第一时间给她用上了阿达木单抗。

小希满身数不清的大疱渗出液不断积攒,大疱越来越多、越来越大,为了减轻她的痛苦,避免大面积破裂引发感染,护理团队及时用针将疱液吸出来,彻夜细心照护。

在多学科医护团队共同努力下,小希的危急病情终于逐渐好转:第3天,水疱不再增加;第4天,眼睛睁开了;第5天,嘴唇、口腔结痂,可以喝牛奶了;第7天,全身水疱全部干燥、结痂;第10天,痂皮开始脱落、新皮肤生长……

小希父母喜极而泣:"孩子经历了一场生死磨难,感谢省医的医护人员,不但技术高超,而且处处为我们考虑,他们都是孩子的恩人。"

小姑娘的皮肤一天天好转。"后期就是恢复期,小姑娘旧的皮损会脱落,新的细嫩皮肤会快速生长,如同一只'蝶变'的新蝴蝶,会更加漂亮。"王建波非常有信心地说。

然而,医护人员却丝毫不敢掉以轻心因为,在小希的皮肤和黏膜逐渐好转的同时肝损伤还有加重迹象。

曾艳丽团队研究决定,对小希应用人工肝治疗。通过人工肝治疗,小希的肝脏恢复很快。3月21日出院时,其肝功能已恢复正常。

曾艳丽说:"患者的康复让我们很受鼓舞,这得益于我们与皮肤科的密切合作,他们治'外',我们治'内',治疗疾病的同时尽可能为患者家庭减轻经济负担。整个过程虽然充满曲折和挑战,但我们始终坚信,医患同心一定能战胜病魔。"

曾艳丽解释,中毒性大疱性表皮坏死松解症(TEN)属于重度皮肤黏膜反应,最常由药物引发，其特征为表皮广泛坏死和剥脱，皮肤剥脱面积＞30%体表面积。超过90%的患者有黏膜受累。

无论是成人还是儿童，药物都是TEN的主要触发因素。最常涉及的药物有：解热镇痛药、部分抗生素、镇静催眠及抗癫痫药等。

王建波提醒：以上几类药物一定遵医嘱用药，不要擅自更换药物，避免药物过敏的发生。

2022-05-26

为什么越来越多孩子出现双排牙

孩子换牙，原本是件自然而然的事，结果却变成了乳牙始终"不退位"，恒牙坚持"不退让"，最后长了双排牙。

河南省人民医院口腔科副主任、口腔内科亚专科主任、主任医师马欣提醒，近年来，出现双排牙的孩子越来越多，其中一大因素跟父母的喂养习惯有关。

现象

临床上，双排牙情况叫作乳牙滞留。

一般来说，孩子从6岁左右开始，乳牙就逐渐完成使命，陆续自动脱落恒牙逐渐萌出，到12岁左右完成"更新换代"。

但由于种种原因，有些孩子到了换牙的年纪，乳牙"不退位"，恒牙"不退让"，双方"势均力敌"，最后只能选择"共处一室"这就出现了双排牙现象。

原因

导致双排牙现象的一大原因与孩子饮食过度精细有关。

当孩子还是6个月大的小宝宝时，乳牙就开始萌出、生长，许多父母为了让孩子更好地吸收营养，在添加辅食时会把食物打碎成米糊、肉泥状或者切成小块。

久而久之，养成了精细化饮食的习惯。

殊不知这样的习惯过度保护了乳牙，使乳牙"在任期间"没有达到相应的生理磨损程度，其咀嚼能力也一直缺乏锻炼。

由于乳牙的工作过于"轻松"并未完成使命，到了换牙的年纪它们就会依然坚守在"工作岗位"上。

危害

占据恒牙位置，导致恒牙萌出异常，影响孩子颌骨发育、咀嚼功能、面部美观甚至心理健康。

不利于牙齿清洁，牙齿间容易滞留食物残渣，影响口腔卫生。

可能诱发龋齿、牙髓炎、根尖周炎等口腔炎症性疾病，危害牙齿健康。

因此，父母要密切关注孩子的成长发育，尤其是在换牙期间一旦发现孩子出现双排牙，应尽快就诊，在医生的指导下进行专业干预。

预防

千万不要剥夺乳牙的咀嚼能力。在医生的指导下，根据孩子的年龄和乳牙的咀嚼能力，应适当让孩子锻炼咀嚼能力，例如进食一些富含粗纤维、耐嚼的食物，如芹菜、苹果、牛肉等。

一定要重视口腔卫生与健康。家长应帮助孩子养成清洁、护理牙齿的好习惯，并及时前往正规医院进行窝沟封闭等，保持好口腔卫生与健康。

建议定期进行口腔检查。帮助孩子养成定期进行口腔检查的习惯，对孩子已经出现的牙齿拥挤、牙缝过大、龋齿等问题尽早干预。

2022-05-31

咬碎牙齿、咬折下巴，抽筋的伤害超乎想象

严重的抽筋有多大杀伤力，真相超乎想象。

你能相信，有人因为面部抽筋，甚至把自己的牙齿咬碎，下颌骨咬骨折吗？

可怕的咀嚼肌痉挛

回想起4年前的经历，林女士到现在还心有余悸。

4年前，她莫名其妙地出现了，咀嚼肌不由自主痉挛，累及到了咬肌、颞肌、翼内肌和翼外肌。

痉挛产生的强大咬合力，让她生生咬碎了自己几颗牙齿咬伤了舌头。甚至，连下颌骨都咬骨折了。

后来，她辗转来到河南省人民医院国际医疗中心肌肉痉挛特色专病门诊，找到神经内科主任医师黄月。

"当时，坐在轮椅上的她，嘴里塞着毛巾，防止咬伤自己。她一直含糊不清地说着'难受死了！'……"黄月对林女士就诊时的情景印象深刻。

经诊断林女士患的是口下颌肌张力障碍，发病机制目前尚不明确

经认真评估，黄月为其进行了A型肉毒毒素注射治疗，有效控制了病情。

随后，林女士找到口腔科主任王永功主任医师进行了下颌骨修复和牙齿修补。

这4年来，只要稍觉不适，她就赶紧找黄月复诊。

在有效医疗干预下，林女士的咀嚼肌痉挛没有再发作，终于逐步恢复了健康。

肌肉痉挛的"血泪史"

林女士的口下颌肌张力障碍，是肌张力障碍的一种。

在肌肉痉挛特色专病门诊，有各种类型的肌张力障碍患者，他们不同程度地存在，肌肉阵发性或持续性痉挛、抽搐，一旦发病，十分痛苦。

有的眼睑痉挛患者，痉挛一发作，就会不自主闭眼患者会为此撞墙、撞到路边花坛，甚至撞车。

一位60多岁的女士无奈之下，只好用铁丝自制了一副"眼睛框"硬把上眼皮撑起来！

有的痉挛性斜颈患者，脖子会突然不自主地歪向一侧，只能自己靠胳膊使劲儿扳正，胳膊要一直扶着脖子才能向前看。

还有一位局灶性肌张力障碍男子，一坐到床上右脚拇指就开始不自主背屈，晚上尤其严重，"闹"得自己无法入睡。

在其他医院就医先后被诊断为不宁腿综合征、抑郁症等，抗抑郁药就吃了五六种。

一位年轻女士，一写字就发作"书写痉挛"，连在文件上签个字都很困难，还有的患者一吃饭就发作痉挛性斜颈，饭菜无法下咽，有的导致头颈肩部畸形，只能耸着肩膀、踮着脚走路。

"这类患者真是太痛苦了！有的年轻人无法正常工作，有的农民不能做饭和下地干活，有的老人不敢出门、生活无法自理。如果骑车或开车时发作，极易导致意外，十分危险。"黄月说。

治疗，务求精准

肌肉痉挛性疾病在临床很容易误诊，需要医生具备丰富的神经内科诊断经验。

目前临床的主要治疗手段为 A 型肉毒毒素注射，这对医生的技术水平要求非常高。

因为，人脸、颈部的肌肉结构十分复杂，仅面部就有 40 多块肌肉，治疗过程中医生必须准确判断病灶并精准定位，不能有丝毫差错。

肉毒毒素的用量把握非常精巧：1 毫升的肉毒毒素就是 40 单位，每位患者脸的胖瘦、大小不同，医生需要根据经验把握用量。

否则，即使控制了痉挛也可能造成双侧面部不对称。而且，人的颈部有食管、气管、大动脉等重要组织和器官，每一步治疗操作，都关乎医疗安全。

2022-06-07

整形美容外科的银发奶奶们："面子"背后的大危机

最近，河南省人民医院整形美容外科病区一连住进了好几位"银发奶奶"。

咋回事？年纪最大的龙奶奶已经100岁高龄了，崔奶奶91岁，最年轻的黄奶奶也有77岁。

三位老人有着相同的困扰——"面子问题"

难道这是一场组团美容之行？

但在主任医师谢锋看来事情绝不是那么简单。

"疯长"的瘊子

7年前，黄奶奶左边太阳穴上，长了个绿豆大的"小瘊子"。2个月前，这颗"绿豆"急剧长大，变成了"鹌鹑蛋"。

而崔奶奶右侧脸颊上的"老年斑"，也是40天前开始增大，很快已宛若铜钱一般。

龙奶奶的情况还要更严重些。8年前，脸上那个摸起来似有若无、米粒大小的疙瘩最近不仅在变大，皮肤还出现了溃疡、创面渗血的情况，不约而同长大的"瘊子"，破溃流血的"老年斑"这到底是怎么回事？

回忆起接诊时的场景，谢锋医生说：三位老人都是在家属强烈要求下才来就医的，之前一直不以为意总觉得"上年纪了，长个疙瘩斑块啥的很正常""人老了，不用那么讲究"。

凶险的癌

但经验丰富的专家，还是一眼就看出了其中的凶险。这些，可能是皮肤鳞癌！

皮肤鳞癌是鳞癌的一种，鳞癌顾名思义，就是指生长在人体鳞状上皮细胞部位的恶性肿瘤，如皮肤、肺部、食道、舌头等部位，在皮肤肿瘤中的病发率高居第二。

皮肤鳞癌多发生于老年人，好发于暴露部位如头部、面部、手背等。病因主要是各种原因造成的皮肤老化，最常见的就是长期紫外线照射。

值得警惕的是，皮肤鳞癌的最初表现通常只是一个小而硬的结节，逐渐由增厚、粗糙，变为隆起也可能出现破溃、流水、流血、结痂、发臭等症状，很多老人因重视不够而不去就医，直至肿瘤增大侵害下方组织继而出现远端转移。

谢锋提示：大多数（95% ~ 98%）皮肤鳞状细胞只要及早治疗就可以临床治愈，然而一旦扩散到皮肤以外，即使积极治疗，也只有不到一半患者能活过 5 年。

一举两得解决"面子问题"

幸运的是……老化导致的原发性鳞癌病史一般较长，数年至数十年不等有相对充裕的时间就诊治疗，根据肿瘤大小、组织分化、浸润程度等，大部分患者切除后即可治愈。

经过术前精心准备，谢锋团队先后为 3 位患者施行了手术，不仅彻底清除了面部肿瘤还通过皮瓣和游离皮片进行修复，恢复了患者正常的皮肤外观，不仅精准解除肿瘤威胁，还一举解决"面子难题"。

4 种皮肤症状要警惕肿瘤

很多肿瘤在发展时都会引发皮肤症状，皮肤出现这些症状一定要重视。

（1）皮肤上的伤口反复难愈合。医学研究发现，人体皮肤溃疡面反复溃烂的过程中会对创伤部位的细胞反复刺激，皮肤创面反复溃烂 3 个月以上就要警惕癌症了。

此外，皮肤局部出现异常增生，如隆起呈现硬状或者像火山口状且伴有出血、恶臭等异状，这有可能是皮肤组织恶变的征兆。

（2）皮肤顽固性瘙痒。不少肿瘤都会引起皮肤瘙痒，如胰腺肿瘤生长在胰头部位时，会对胆道形成阻碍让胆汁酸盐大量积累，最终造成皮肤瘙痒，患者通常是全身各处持续性瘙痒肝癌、宫颈癌患者，也会引发皮肤瘙痒症状，如果伴随有其他身体症状就要格外重视了。

（3）痣出现奇怪变化。皮肤上比较突出的黑色小块，就是痣，当痣出现突然变大，颜色变深或不均匀，痣的部位破溃出血发痒疼痛等有可能是癌变征兆。

（4）皮肤忽然变黑。黑棘皮症指的是身体部分皮肤角质增生，黑色素沉着使皮肤外表呈现黑色的一种疾病。

临床数据显示：70% 的恶性黑棘皮症都和内脏肿瘤呈现正向相关性，当出现卵巢、前列腺、胆囊、肺部等部位的恶性肿瘤时，恶性黑棘皮症的病发率也相当高，皮肤症状也并非全都和癌症有关，遇到皮肤症状时不要过度惊慌，也不能当作没有，及时就医才是正确选择。

2022-06-08

比起更年期，这种女性"难言之痛"更揪心

难以启齿的困扰，小腹坠胀。不敢咳，不敢蹦，不敢笑，一个不小心就会尿裤子。走路多了，两腿间还会莫名出现软软的肉球……

这种令人难以启齿的情况，一直困扰了李女士7年。

随着年龄增大或生育任务的完成，有一部分女性在生育之后，会出现小腹坠胀的感觉，在劳累或走太多路后会更严重。

李女士今年65岁，有一次在洗澡时摸到了一个软软的肉球，着实把自己吓了一跳。

不过还好，那个脱出的肉球，在休息后或者平躺时能缩回去，对生活也没什么影响。

可后来，李女士有一段时间便秘，那个"肉球"掉出来与内裤摩擦后很是难受。

她平时，不敢咳嗽，不敢蹦跳，不敢大笑，生怕一不小心就要尿裤子，十分尴尬。

这种难言之隐，她也无法与他人诉说。

李女士被确诊为"子宫脱垂、阴道前后壁膨出、压力性尿失禁"。

她先后尝试了多种治疗方法，先是尝试戴子宫托，每天早上戴上，晚上取下来清洗干净，可不知怎么竟然得了阴道炎。

后又尝试做过熏洗、外敷等，凡是能打听到的法子，都用过，还是不见好转。

不仅没有解决漏尿的情况，李女士还出现了尿频、尿急、小便困难、小便不尽等。

行走、活动时下体异物感还是那么强烈，甚至慢慢地出现了摩擦出血的现象，而且分泌物特别多。

李女士经常夜里一个人在被窝里偷偷哭泣。

就在不知所措将要放弃时，李女士看到河南省人民医院妇科主任医师王悦、王朕华团队开展了一项新的手术方式。

这种手术是微创的，不仅恢复快，出血量小，创伤小，而且还可保留子宫，并同时解决"子宫脱垂、阴道前后壁膨出、尿失禁"等众多问题。

目前，已经成功开展20余例。

李女士怀着忐忑不安的心情来到了河南省人民医院专家团队检查后。

王悦、王朕华查体后发现，李女士所患为"Ⅲ°子宫脱垂、重度阴道前壁膨出、膀胱膨出、压力性尿失禁"。

经过详细评估，王悦、王朕华团队为李女士实施了保留子宫的手术——"腹腔镜下子宫侧腹壁悬吊术＋经闭孔尿道中段无张力悬吊术"。

手术仅用 1 个小时，出血量仅有 10 毫升，李女士 5 天后便痊愈出院。

目前，半年过去了李女士没有出现复发情况，曾经那个怨天尤人、自暴自弃的李女士现在自信乐观，满满都是幸福感。

像李女士这样的病人很多，由于中国女性的矜持，很多人羞于求医，甚至很多老年女性认为"尿失禁"是类似"耳聋、眼花"的一种正常衰老现象。

在此，提醒广大女性朋友，子宫脱垂、阴道膨出、尿失禁等不可怕，莫要讳疾忌医，早问诊、早治疗。

2022-06-20

突然失明？可能是这里出了问题

眼睛突然看不见，会是哪里出了问题？

这还用问，一定是眼睛出了问题。

那可不一定，这两位母亲的经历告诉你，突发失明，还要考虑这些部位出了问题。

两位母亲年龄虽然不同，却同样经历了可怕的失明。

"自身免疫系统误伤"年轻妈妈瞬间失明

一位是正在哺乳的年轻妈妈，前一秒还在欣赏着孩子可爱的脸庞，下一秒却眼前一黑随即惊恐地发现，右眼什么也看不到了。

慌乱中到医院眼科检查眼底、视力等检查，做了个遍却没有发现有什么异常。

哪儿出了问题？

河南省人民医院脑血管病医院免疫性疾病亚专科副主任医师闫芳解答了患者的疑惑。

多发性硬化是一种相对少见的自身免疫性疾病，属于中枢神经系统脱髓鞘疾病。这类疾病有个共同特点就是自身免疫系统出现混乱，把正常细胞或器官当成敌人进行攻击，这次被当成敌人的是患者的大脑、脊髓和视神经，如果没有及时治疗患者会出现多种神经功能障碍。

常见症状有视力下降、复视、肢体感觉障碍，肢体运动障碍、疲劳、疼痛或直肠功能障碍等。

经过积极治疗大部分患者预后较好，但随着时间推移部分患者会反复发作，有可能会彻底造成失明。

虽然发病原因并不明确，但可以确定的是这不是遗传病。好发于青壮年尤其是 20 ~ 40 岁的年轻女性，因此也被称为"美女病"。

目前经过积极的药物治疗，年轻妈妈的视力逐渐开始恢复，为确保治疗效果后续还要进行 1 ~ 2 年的治疗。

幸福时刻，她的视野却只剩下一半

另一位母亲儿子常年在国外工作，每次和儿子的视频都是她最幸福的时刻。

但在一次通话中她突然发现自己只能看到儿子一半的脸，视野莫名少了一半。

在急诊科从角膜查到眼底，都没有发现问题直到头部磁共振，才发现疾病根源在脑部。

缺血性脑卒中，也就是常说的急性脑梗死，损伤部位在枕叶所以才会造成眼睛的损伤，明确诊断后对症治疗患者的眼睛有了好转，逐渐能看到模糊的画面，视力的恢复需要时间，长期的后续治疗必不可少。

脑血管病医院免疫性疾病亚专科主任医师冯淑曼介绍，眼睛看不见可不一定都是眼睛本身的问题，当大脑或神经受损时也会表现为视力问题。

常见的疾病有脑梗死、脑出血多发性硬化视神经脊髓炎等等。

因此提醒大家，当出现视物不清、视物不全症状时，除了怀疑眼睛问题外，还要考虑是否为神经问题。

2022-06-24

脑袋里有"电棒"，随时随地发作

有一种疾病，发作时让人失去控制意识丧失、倒地抽搐，牙关紧闭、口吐白沫，甚至出现大小便失禁。

因为发作时症状严重，多数人都会感觉可怕，进而造成了对患者的偏见和歧视，认为他们不是正常人。

癫痫，一种早在《黄帝内经》中就有记载的疾病。

全球约5000万患者，其中超900万在中国而且每年新增近40万人。

身边的人经常错误地将癫痫和精神问题画等号，并由此引起偏见，认为患者存在智力问题，给患者造成了身心双重打击。

患者不愿说出自己的疾病，本身患病后的心理压力，加上社会歧视的阴影让众多患者出现了心理疾病，比如抑郁、焦虑、自卑、孤独和悲观等。

研究表明，约1/3的癫痫患者曾出现抑郁症状，合并抑郁的癫痫患者自杀意念和自杀行为明显增加，是普通人群的10倍。

社会和自身的压力让众多癫痫患者误入歧途，骗人偏方大行其道，延误治疗屡见不鲜，严重者甚至危及生命。

癫痫是不治之症吗？

当然不是，癫痫的治疗日益完善。

治疗癫痫主要有三种方法，药物、手术、生酮。

河南省人民医院脑血管病医院癫痫及发作性疾病亚专科主任韩雄介绍，国家批准的专用抗癫痫药多达二十种，但是患者病情各不相同，用药也会相应有差异。

医生会根据病情对症治疗，通过规律服用、长期坚持，多数患者能够控制症状回归正常生活。

避免踩雷记住这3句话，正规医院就诊；拒绝非正规途径购药；拒绝成分不明的"药物"。

河南省人民医院脑血管病医院功能神经外科亚专科主任梁庆华介绍，手术治疗主要为致痫病灶切除术和神经调控治疗。脑内有病灶，药物无疗效，手术切除异常放电灶配合抗癫痫药物治疗，治愈或无发作十之七八，再获自由生活和工作，迷走神经刺激和脑起搏器，调控大脑放电有神奇，减轻癫痫发作和抑郁，改善生活质量有补益。

河南省人民医院脑血管病医院功能神经外科亚专科副主任医师邢亚洲提醒，致痫病灶切除术和神经调控治疗后，癫痫患者依然需要保持健康的生活习惯，提高"依从性"意识，遵循医嘱进行规范治疗、随访和定期程控。

河南省人民医院脑血管病医院癫痫亚专科于晓洁主管护师介绍，对于药物难治性癫痫患者调整食谱，增加体内的酮体，许多患儿不再有癫痫发作智力进步，个头也长高。

给所有癫痫患者 3 个小贴士：尽量不要从事高空作业、驾驶、游泳等有关的工作。因为在发作过程中很容易引起意外；日常注意规律作息，不要饮酒、熬夜，长时间看电脑或手机等，这些都很容易引起癫痫发作频率的变化，容易加剧癫痫发作；饮食上，要避免饮用兴奋性的饮料，如可乐、咖啡、浓茶、酒等。

2022-07-01

这东西真和"富贵"有关？有人已背了10年

有这么一群人，举着手机头一低就是老半天，对着电脑弯腰、驼背、头前伸，不知不觉间，经济上还没富贵，身体上就先有了"富贵包"。

脖子后面的"拳头包"

一到夏天，张女士就害怕出门，因为脖子后面的"富贵包"怎么也遮不住。

不仅影响形象，还时常导致她的肩颈部有酸胀感。

10年了！

她不是没想过改善。按摩、美容等都试了，不想钱花了许多，"富贵包"却越来越大。

她甚至去了多家医院咨询，可一想到全麻手术住院时间长，还可能面临术后瘢痕问题心里就忐忑不安，眼瞅着"富贵包"如今鼓成了一个拳头包，她终于下定决心再找医生问问。

这次，她找到了河南省人民医院整形外科副主任、美容外科亚专科主任、主任医师翁海燕为其进行了细致的检查后，又考虑到患者对手术瘢痕的高要求，她并未选择开放性手术，而是选择微创治疗。

手术团队在患者颈背部包块下方，设计一个0.5厘米小切口，放弃常规手术10厘米左右的切口，通过微创、局麻手术顺利为患者解决了"富贵包"。

手术后，张女士立马感觉脖子"轻松"了不少，不痛不肿。

术后第一天换药，揭开纱布看到镜子里的自己，张女士激动不已，侧面看过去，柔美的颈部曲线终于恢复了！

"一个多小时的手术就解决了我背了十年的'包袱'，我感觉到了前所未有的轻松！"张女士说道。

"富贵包"是个什么包？

其实，它是位于颈部后侧下方区域的一个包块，在后背上部颈胸交界处，即第七颈椎和第一胸椎处。

海燕解释"富贵包"是由于体力劳动或长时间从事低头负重工作导致颈部凸出的硬包块，也称为颈部部分后凸畸形。

以往，"富贵包"常见于年龄较大的人群，但如今"低头族"随处可见，"富贵包"人群快速增加，且越来越年轻化。

就是这么个"包包"，小则影响仪态，拉低颜值，大则压迫神经，危害健康。

"富贵包"还有这些危害

"富贵包"经常伴随着颈部疼痛、头晕头疼和肌肉痉挛等问题。

它会导致人的上背部驼背、僵硬或背痛，平衡感不好，易导致摔倒以及腿部肌肉绷紧、胸肌紧绷、出现不良代偿姿势，严重者，甚至可能会导致呼吸困难。

"富贵包"不等于颈椎病，但它的出现可能是颈椎出现问题的预警，而且通常会影响颈椎疾病的恢复。

比较小的"富贵包"可以通过锻炼改善，但情况严重的则需要通过医生的专业治疗。

如何判断自己有没有"富贵包"

除了观察，颈部后方的"肉"有无变厚，还可以靠墙站立双脚与胯同宽，后脚跟、臀部、肩胛骨贴墙，如果头部无法触碰到墙壁就要注意排查了。

要注意这些：注意矫正不良姿势，避免颈部过度前倾；拒做"低头族"，通过适当的锻炼放松颈椎；选择高度合适的枕头，使颈椎得到更好的支撑。

2022-07-14

啥症状最危险？ 4个特色门诊告诉你

症状，往往是疾病的线索，那……什么症状最让人担心？

答：前期无症状。

有一种病，它的患者中许多前期甚至没有症状，它却在"沉默"中悄悄损害你的身体、心、脑、肾等重要器官，没有一个能幸免，而且还是目前公认的心脑血管疾病的首要危险因素。

它就是我们再熟悉不过的高血压，名字虽然熟，但极少有人知道肿瘤、生育、压力、遗传等多种因素，都有可能让血压失控，搞清楚病因，才能精准治疗。

近日，在河南省人民医院高血压科4个高血压特色门诊正式开诊了。

细分、优化、精准"直达"不同患者的需要。

青少年高血压特色门诊

年纪轻轻，血压却已经"爆表"？

高血压并不是成年人的"专病"。近年来，由于升学压力、饮食结构、生活方式、遗传等诸多因素，越来越多的青少年甚至是儿童的血压也会"爆表"。

数据显示，我国儿童高血压患病率为4% ~ 5%，中小学生的患病率高达14.5%。这类患者更需要及时筛查是否有其他疾病引起高血压，以及正确选择药物治疗。

为此，高血压科设立暑期或节假日特色门诊，为青少年患者提供更精准的服务。

生育相关高血压特色门诊

孕育偏偏"遇上"高血压，是管理血压为重？还是备孕为先？

数据显示，我国有23.5万中青年人患有高血压，超过高血压患者总数的四分之一。

而中青年人群同时又面临生育需求，高血压患者该如何安全孕育？男女备孕期降压药物如何选择？女性备孕、妊娠、哺乳期全程的血压如何管理？该特色门诊可以有效解决此类问题。

肿瘤相关高血压特色门诊

许多肿瘤患者通常面临着血压居高不下的困境，比如嗜铬细胞瘤、垂体、甲状腺、肾上腺、纵隔肿瘤等。

临床发现，部分治疗肿瘤的药物导致患者血压升高，如 VEGF 抑制剂、靶向药等，制约了疾病治疗的持续性。

如何更有效、更规范地进行血压管理、促进肿瘤治疗，可以选择肿瘤相关高血压特色门诊就诊咨询。

肾上腺源性高血压特色门诊

高血压通常分为原发性高血压与继发性高血压。引起继发性高血压的病因之一就是肾上腺疾病，如嗜铬细胞瘤、原发性醛固酮增多症、库欣综合征等，都会表现血压的升高。

如何规范、精准化治疗此类疾病，可以前往肾上腺源性高血压特色门诊就诊！

2022-08-05

原来眼睛也会中风

这名特殊的患者是 53 岁的刘先生。

跟许多人一样，刷手机到深夜是刘先生一直以来的习惯。

这天，他像往常一样一直玩到半夜还未入睡。

直到凌晨2点左右,他忽然发现右眼看东西模糊,以为是玩手机时间过长导致,就没在意，可到清晨6点，刘先生醒来睁开眼却发现不对劲。

整个世界是黑的，这可不得了。

原来，刘先生的左眼是义眼，右眼可谓是他的"整个世界"。

在反复确认右眼突发失明后，他赶忙呼叫家人，带着他从当地直接赶到河南省立眼科医院就诊。

接诊医生、中医眼科负责人、主治医师武文忠检查发现，患者右眼视力丧失，瞳孔直接对光反射消失，怀疑患者右眼发生了"视网膜中央动脉阻塞"，俗称"眼中风"。

这可是眼科的急病之一。

检查眼底发现，患者右眼视网膜灰白水肿、黄斑樱桃红，明确了，就是这个病。

联合救治，该病抢救要求争分夺秒。

但患者既往有明显的高脂血症病史，此次眼部发病，同时又有头晕、一侧肢体轻度不利的全身症状，可能有颅内相关病变，不适宜在眼科紧急救治。

武文忠紧急联系医院 24 小时卒中救治团队，绿色通道随即开启。

转眼之间，患者就被护送到一站式多模态影像卒中救治平台，立刻进行头颅核磁检查

第一时间确定治疗方案：国家示范高级卒中中心当天值班的主治医师管民评估病情后发现，患者有高脂血症、长期吸烟饮酒史，考虑到患者"眼中风"发病时间相对较短，急诊行眼动脉尿激酶溶栓可能是最有效的治疗方案。

简单同家属沟通后，团队紧急为患者进行了"主动脉弓＋全脑血管造影＋眼动脉溶栓术"，从接诊患者到完成股动脉穿刺仅用时 30 分钟，术中患者右眼稍有光感。

术后医护团队继续进行了抗凝、抗血小板及改善循环治疗。经过约2周的治疗，

刘先生的视力得到了部分恢复，基本能够生活自理，顺利出院。

"这类患者公认的最佳急救时间只有90分钟左右。时间耽误越久，对患者患眼的视力预后影响越大。"武文忠提醒，虽然黄金救治时间短，但发病48小时内还是有抢救意义的。

武文忠介绍，老年患者如果来诊时错过了最佳抢救时间，视力预后往往不佳；但是年轻患者只要发病不超过2天，积极、系统、正确的救治后，常有超出预期的视功能改善。

如果诊断不清、救治不得力和不及时，结果都是非常可惜的。

"眼中风"是指各种原因导致视网膜中央动脉或分支动脉阻塞，导致眼底血流中断，视网膜细胞和神经纤维组织缺血、坏死，从而发生患眼视力的突然丧失。

和"脑中风"一样"眼中风"也多发生于中老年人，多发生于冬季。

但是在年轻人中如果长期过度用眼、过度劳累、情绪波动过大、长时间焦虑不安，以及生活不规律、烟酒过量等，也可能诱发"眼中风"。

武文忠提醒"眼中风"的典型症状是：患眼突然无痛性视物不见。

另外有些患者发病前常出现"一过性黑矇"，也要提高警惕。

"一过性黑矇"表现为：患眼突然出现短暂的视物不清甚至视物不见，持续数分钟或10余分钟不等，症状能自行缓解。如果出现该表现，特别是在短时间内反复出现，应该及时到医院就诊。

生活中还要注意：不要过度用眼，如长时间看电脑、熬夜看手机等；戒烟限酒，定期体检，避免长期精神紧张、过度劳累等。保持良好的生活习惯，作息规律、健康饮食。

2022-08-10

千度以上近视者正悄悄增多

十几年前，近视 1000 度以上的患者在眼科门诊非常罕见。

但近年来，一个值得警惕的现象出现了：千度以上的高度近视患者正在变得"越来越常见"。

在河南省立眼科医院（河南省人民医院眼科）就诊患者中最高近视度数竟达3000 度。

河南省立眼科医院白内障中心副主任医师黄亚琳说："我现在每个月都能见到几例甚至十几例白内障合并近视超过 1000 度的患者，有一天竟然为 3 个千度以上的患者手术，个别患者近视达到 3000 度！"

这天，黄亚琳在门诊接诊了一位 60 多岁的患者，只见他戴着比酒瓶底还厚的眼镜，由于视力差行动十分不便。

患者从小就近视随着年龄增长，近视度数不断增加，眼镜的镜片越来越厚，但戴着眼镜还能维持日常生活。

可近几年，问题出现了。

近视度数的进一步加深，加上步入老年后出现的白内障，让他的视力每况愈下，不戴眼镜就寸步难行，甚至到了生活无法自理的地步。

在当地医院眼科就诊时发现，他的双眼不仅白内障程度重，而且近视高达3000 度。

高度近视导致他的眼睛晶状体硬度显著增加，手术难度很大，遂转诊到河南省立眼科医院。

经过详细检查诊断后，黄亚琳为患者进行了白内障超声乳化加人工晶体植入术，在他眼内植入了特殊定制的人工晶体，能同时矫正高度近视。

"太神奇了，我从来没有看得这么清楚过"。

术后，当去除纱布重新看到面前清晰的世界时，患者发出了惊喜的感叹。

"高度近视给患者生活带来很多不便。"黄亚琳介绍，近视达到一定的程度后，就很难再通过佩戴传统眼镜来完全矫正了。

比如：那位近视 3000 度的患者，戴的是 2000 度的眼镜，即使戴上眼镜，视力还是很差，只能是维持基本的生活自理能力，眼中的世界仍然是一片模糊。

她在门诊遇到的高度近视者，多数都是在未成年时就患上近视，并快速增加。加上成年后有长时间近距离用眼等不良习惯，近视程度日益加重。

18 岁之后近视度数就不再增加了，是真的吗?

黄亚琳说，这是个误区。

未成年时近视速度增加较快，成年后这种速度会放缓，但如果不注意用眼卫生。同样会导致近视度数进一步加深。

她在门诊遇到的高度近视者，不少都是成年后才慢慢增加到一两千度的。因此，预防近视应该从孩子小时候就开始重视，成年后依然不能"放飞自我"。

高度近视有多可怕?

除了生活的不便，高度近视会给我们的眼睛带来一系列严重隐患，比如使白内障的发病年龄提前。

白内障虽然多发于 60 岁以上的老年人，但高度近视的年轻人，尤其是 800 度以上的病理性近视者，也容易罹患白内障，主要原因就是高度近视会造成晶状体老化速度加快。

高度近视并发性白内障往往发生早、进展迅速，多为核性白内障。

如果不及时手术，到后期晶状体会变得非常硬，而高度近视者的悬韧带本身就比较松弛，这就增加了手术难度和术后并发症的发生率。

同时，高度近视使眼轴增长，相应会引起眼球后部的诸多病变，严重的会引起视网膜脱离、黄斑变性等，甚至导致失明。

黄亚琳提醒，随着近视发病率不断升高、患者年龄不断提前，高度近视的人群也越来越多。人们应提高对高度近视危害性的认识，多方防控，尽量避免发展到病理性近视。

2022-08-22

痒了 20 多年……
"这是我患病以来，最有盼头的日子"

剧烈无比，流淌在血液里，深入骨髓中。

任何一种描述用来形容这种病严重时带来的瘙痒程度都毫不夸张。

痒到皮肤被抓得稀烂还不能罢手，旧伤未愈，再添新伤。疼吗？疼。

可再疼也遮不住那钻心的痒。

关注：奇痒无比的特应性皮炎

"这是我的病严重以来，最有盼头的日子了"。

近来，河南省人民医院皮肤科副主任医师陈静坐诊时，总会看到一副熟悉的面孔。26 岁的姑娘萌萌（化名）时常来挂号向陈静"汇报"情况。

2022 年 6 月初时，萌萌可没有如今这么"轻松"，别看她年纪轻轻身上的老毛病却有 20 多年"高龄"。

那时，她见到陈静时已经是重度特应性皮炎：全身剧烈瘙痒和灼热皮肤干燥、敏感、脱屑，到处都是抓痕。

为此她待在家里半年专门治病，注意饮食、按时用药、及时就医，始终不见好。

陈静介绍，萌萌所患的特应性皮炎是一种慢性、复发性、瘙痒性的炎症性皮肤病，号称皮肤科"头号"顽疾。

该病与遗传过敏有关，常伴有皮肤屏障功能障碍，发病时表现为皮肤瘙痒、干燥和湿疹样皮疹等。患者本人或家族中容易患哮喘、过敏性鼻炎、过敏性结膜炎、荨麻疹等。

数据显示，全世界至少有 2.3 亿人患有此病，其中儿童患病率高达 25%，成人发病率高达 7%～10% 之多。

临床上，该病同样也是一种误诊率很高的疾病，容易被误诊为慢性湿疹、过敏性皮炎、神经性皮炎、结节性痒疹，萌萌的经历便是如此。

据介绍，患者从出生起，皮肤就干燥、粗糙，摸起来很硬，四肢曲侧起湿疹。

那时，患者的情况就被"确诊"为湿疹。从小抹着皮康王长大，到了 11 岁，又患上了过敏性鼻炎，为此跑到大医院看病，又有医生说是特应性皮炎。

多年来，患者徘徊在湿疹与特应性皮炎之间，用药时而缓解，时而无效。

以往皮肤只是个别地方小面积发作，可就在去年突然"全面发作"。

萌萌这次本来没抱什么希望，只想不那么痒就行了。

没承想，陈静为她开出了一张不同以往的"新处方"。

进展：出奇制胜的"新处方"

"新处方"是口服的小分子靶向药物。

陈静介绍，临床上，不少中、重度特应性皮炎患者的瘙痒程度非常剧烈，对患者的身心都产生了非常严重的影响，止痒也是患者就诊时的强烈诉求。

传统的治疗方法，很多患者无法接受，又或者因为副反应等各种原因无法使用。而小分子靶向药物，适用于12岁以上的中、重度特应性皮炎患者，起效迅速，副反应轻微，做好监测可以长期使用。

完善相关检查后萌萌在医生指导下服用了药物，她在首次用药的当天便反馈：服药当天晚上瘙痒明显减轻！

萌萌根据医生的要求，定时服药、按时复诊，4周时间，严重的瘙痒基本缓解，原本干燥、破损的皮肤也逐渐恢复。如今，她的生活也恢复了正常，"基本上没有皮疹了，也不怎么痒了。"

陈静提醒，以往大家总认为皮肤病都是一过性、短暂性，事实并非如此。

特应性皮炎是一种终身性的疾病，需要进行长期的慢性病管理，就像高血压、糖尿病一般。

该病重在明确诊断、规范治疗、长期管理。

若身上的"湿疹"呈对称性，超过半年还不好，另外家里又有人患哮喘、过敏性鼻炎、湿疹的，一定要及时前往正规医院明确诊断、对症治疗。

2022-08-26

"心累"有多可怕？他们险些失明

正值年富力强，且多为"骨干力量"视力莫名下降几近失明！

病因竟然跟"心累"有关……

最近，在河南省立眼科医院（河南省人民医院眼科），因为一种特殊的眼病来找眼底病专家董道权就诊的白领患者为数不少。

他们年龄多为 20 ～ 45 岁，突然出现视力下降、眼前"异物"遮挡等，工作生活深受影响。

确诊后，他们往往对这种病一头雾水，表示"头一次听说"。

护士长的眼疾太"蹊跷"

林女士是某市一家医院的护士长，今年 44 岁，自去年 3 月份以来她饱受一种眼部疾患困扰，多方求助专家，求医经过足足写了 6 页纸。

最开始，林女士感到"眼里有东西"，眼前出现茶色玻璃样遮挡。在本院眼科被诊断为"飞蚊症"，服药后不见好转。

林女士怀疑自己患了比"飞蚊症"更严重的眼病，做了眼部 B 超、核磁共振等各种检查后，找专家多方咨询。

期间，林女士尝试了各种治疗方法都不奏效，左眼视力逐渐下降到 0.1。

经同事推荐，她找到了河南省立眼科医院眼底病专家董道权副主任医师，经详细检查后，董道权告诉她，她患的是一种叫中心性浆液性脉络膜视网膜病变的疾病，简称"中浆"。

虽然身为医务人员林女士却对这个病名很陌生，更想不明白自己为何会突然得上它。

白领更易"中招"？

对董道权来说"中浆"却再熟悉不过了。

这两三年，他每次坐诊都能见到，最多时一上午能遇到七八个"中浆"患者。

"您是不是近来工作压力较大、经常感到劳累，饮食不太规律？"董道权问。

林女士连连点头称是，这是董道权从"中浆"患者身上发现的共性特征：多为中青年白领（20～45岁）；工作中多为"骨干力量"；精神压力大；工作劳累；长期情绪低落。

就在不久前的一个深夜，他接到一个咨询电话，患者是一名30多岁的男子，在国外工作，"中浆"症状较严重。

董道权仔细询问得知，患者由于母亲不久前去世遭受心理创伤，加上独自在国外，情绪长期无法排解，逐渐产生了视力下降、看东西变形等"中浆"症状。

"白领人群生活节奏较快，工作和生活压力也比较大，相对更容易产生心理焦虑、压迫感等。"董道权说。

确诊为"中浆"后，考虑到林女士的病情较重且双眼发病，董道权为林女士进行药物注射、微脉冲加改良轻激光治疗等综合治疗措施。

同时，他不断提醒林女士：调整生活方式注意规律作息、清淡饮食，精神放松管理好情绪等。

经过长达6个月的治疗、调整，林女士的右眼视力恢复到1.2，左眼恢复到1.0（治疗前为右眼0.8，左眼0.1），以后定期随访观察。

董道权说，中心性浆液性脉络膜视网膜病变的男女发病率比例为（7：1）～（9：1），男性发病率远高于女性，但女性一旦患病症状却往往更严重。

对于青中年"中浆"患者，如视力下降明显尤其是双眼发病者，一定要提高警惕及时就医、规范治疗，不可疏忽大意。

2022-08-29

病理报告为何不能立等可取？

病理报告在疾病诊断中发挥着至关重要的作用，但这么重要的报告为什么不能立等可取？

制作切片7个步骤，锁住患病"真凶"

经手术从人体取出的组织叫标本，取出后送到病理科进行检查。在河南省人民医院，平均每天，病理科会接受600余份标本。对标本进行信息核对后，工作人员要做的第一件事是对标本进行固定。

（1）固定：标本会被浸泡在福尔马林中，浸泡时长根据组织大小，6～48小时不等。标本的固定至关重要，合格的固定才能保证组织没有自溶，保证组织的结构正常和细胞的完整性。

（2）取材：固定完成后，工作人员会对标本精挑细选取材，切取大小15～20毫米、厚度2～3毫米的组织块，并放入相应编号的带孔的标本盒内。

（3）脱水：随后，标本盒会被集中放入全自动化脱水机中进行脱水，这个过程大概要耗时十几个小时。

（4）包埋：完成脱水后，病理技术员将对标本进行包埋。标本被放入模具中，灌注液体石蜡，盖好盖子放在冷冻台上冷却。

（5）切片：经过半小时的冷冻后，液体石蜡会变成蜡块。工作人员平均每天要制作完成约2400个蜡块。工作人员会把蜡块切成厚度为2～3微米的切片。

切下的蜡片放到温水中慢慢展开，随后被贴附在玻璃片上。此时的切片是没有颜色的，也被称为"白片"。

（6）染色："白片"经过烘干后，被放入全自动染色机进行染色。经过10多个染色缸的染色后，细胞浆会变成玫瑰红色，细胞核变成蓝紫色。

（7）封片：最后一步——封片。在全自动封片机内，鲜艳的组织被盖上一块透明玻璃片。

至此，病例标本已成为精美的病理切片。从标本制作成切片，整个过程颇有点"科幻"的味道，往往需要48个小时以上。

病例切片制作完成后，会被放入数字切片扫描系统仪中，扫描生成电子影像。

显微镜下大"乾坤"，病理医师探"真凶"

合格的病理切片是病理诊断的基础，也是病理医师做出准确诊断的重要保证。

诊断医师将切片放在显微镜下，抽丝剥茧、去伪存真，在蛛丝马迹中揪出幕后"真凶"。

随着技术的进步，诊断医师已经可以通过电脑线上阅片，工作效率进一步提升。诊断医师平均每天的阅片量达 300 ~ 400 张。

一份完整的诊断报告必须经过二线甚至三线医生审核，同时经过双人双级医生签发。一轮又一轮复杂的流程层层把关，至少也要 3 ~ 4 天。

如果遇到疑难病例，还需要运用免疫组化染色、PCR 技术等更先进的科技手段，再结合病理医师的临床经验才能做出准确判断。这个过程还要在原基础上再延长 2 ~ 4 个工作日。

现在大家应该明白了，病理检查为什么不能实现"立等可取"。这一整套周密严谨的程序，虽然复杂又耗时，但一切都是为了精准查明病因，守护患者健康。

2022-09-06

呼噜有两种，教你听声音，什么是"坏呼噜"？

谁家还没个打呼噜的人？

每天睡觉，家里就像启动了一台拖拉机。

有的是全程带着节奏，有的却是上一秒呼声高涨，下一秒戛然而止。

其实，打呼噜分为两种：一好一坏，哪些是正常现象？哪些另有隐患？

河南省人民医院呼吸与危重症医学科睡眠呼吸病科亚专科主任、副主任医师况红艳解释：打呼噜是因为当我们呼吸的气流通过鼻腔、口腔、咽喉狭窄处受到阻力时，引起软组织震动，这种震动的声音就是呼噜声。

呼噜声常见，但呼噜声背后的危险却鲜为人知。

我们要警惕什么？

原来，打呼噜不等于睡得香，呼噜也有"好坏"之分。

"好呼噜"：如果是因为过度疲劳、饮酒过量、不良睡姿或者鼻塞等偶尔打呼噜，不必担心。

这样的呼噜声通常平和、均匀，有节奏，第2天也不会引起不适症状。

"坏呼噜"：若是打呼噜的同时，呼吸节律不规则，甚至经常戛然而止，过个好一会儿，才能听见憋气后的"噗"地长出气就要警惕了。

这样的"坏呼噜"很可能打着打着人就没了，这绝不夸张。

因为"坏呼噜"是一种病：阻塞性睡眠呼吸暂停。

数据显示，我国有近1.8亿人患有该病：这样的人群通常会在睡觉时感到憋气，甚至憋醒，醒来后口干、头痛、白天嗜睡，脾气暴躁、反应迟钝等；长期如此，会导致高血压、冠心病、肺心病、糖尿病，造成呼吸衰竭、脑卒中、记忆力下降、性格改变、狂躁性精神病、抑郁症等；如果频繁出现呼吸暂停，严重者甚至会在睡梦中猝死。

况红艳解释，患该病的危险因素有许多。常见的有：肥胖，体重超过标准体重的20%及以上；年龄，成年后随年龄增长，患病率增加；性别，青壮年和中年男性明显多于女性；遗传，具有家族遗传史的人更容易"中招"；上气道解剖形态异常，包括鼻腔阻塞（鼻中隔偏曲、鼻甲肥大、鼻息肉及鼻部肿瘤等）、II度以上扁桃体肥大、软腭松弛、咽腔狭窄、咽部肿瘤、舌体肥大、舌根后坠、下颌后缩及小颌畸形等；长期吸烟饮酒等，以及服用镇静、催眠或肌肉松弛类药物；其他相关疾病，如甲状腺功能亢进或低下、肢端肥大症等。

需要特别提醒的是儿童睡觉打呼噜和张口呼吸，有可能是腺样体肥大导致，腺样体肥大通常会导致儿童面容表现为上嘴唇厚而翘、上牙突出、下颌后缩。

该病除了引起打呼噜，还会影响儿童智力发育、心肺功能，导致牙齿问题、中耳炎、听力下降等，因此一定要及时治疗。

我们能做些什么？

如果出现上述"坏呼噜"症状，需要及时前往医院专科就诊，医生会通过专业的方法，进行睡眠呼吸监测及对应治疗。

除此之外，生活中，我们能做的有这些：需要控制体重，避免肥胖，肥胖患者由于脖子粗、脂肪多，更容易出现打呼噜。

可以侧躺，仰卧容易使舌头后坠，使气道狭窄。

戒烟戒酒，失眠患者要规范应用镇静催眠类药物。

养成用鼻呼吸好习惯，避免张口呼吸，张口呼吸会造成舌后区塌陷，引起打呼噜。

合并有慢性原发疾病患者，规范就医，控制好慢性疾病。

劳逸结合，避免过度劳累。

2022-09-07

承受 2～3 倍体重，70% 人群患病

它仅有 0.05 平方米，常年承受自身 2～3 倍的重量。

95% 的人存在或多或少的问题，70% 的人会患上相关疾病。

它的健康影响全身，甚至"人体结构大厦"会因它而倾斜，如果持续疼痛 72 小时，便急需就诊，它就是我们的双足。

9 月 7 日，河南省人民医院足踝外科门诊开诊。

这里专治各种足踝部疾病和创伤，采用国内领先的理念和技术为广大足踝疾病患者提供优质、权威、专业的诊疗服务。

上午 8 时，陈女士走进足踝门诊，待她脱下鞋后，副主任医师孙华伟看到她的双脚内侧踇指处骨头严重凸出，走路多了，脚就疼痛难忍。

陈女士得了踇外翻，孙华伟建议进行手术治疗。

省医足踝外科门诊出诊专家平均从业 10 年以上，在手足显微外科领域处于全省领先水平，以足踝部各种畸形矫治及足踝创伤修复为特色。

专家团队在足踝部创伤、足踝部畸形治疗、足踝部疼痛、功能异常治疗等方面均有丰富经验。

手足显微与创面修复外科主任谢振军介绍，足部出现疼痛万不可拖延时间，需要及时找专科医生就诊。

双足是站立和行走的"根基"。它承担了人体的全部重量，并且当人们在走、跳、跑时，还需要承受超越体重 2～3 倍的压力。即使是体重 50 千克的成年人，跑跳时也要承受约 100 千克的重量。

然而，足底的面积只有约 0.05 平方米，100 千克重量压在 0.05 平方米上，可见每一寸都是生命之重。

双脚直接影响人体力线。如果足踝部出现问题，人体下肢的重力线就会出现问题。

相关研究表明：95% 的人在站立、行走时会出现脚底重心偏移，脚底歪，腿不正，人全身都会跟着动，通过协调保持平衡。

长此以往，膝盖、骨盆、脊柱甚至内脏都会遭受殃及，特别要提醒的是肩负抗压重任的双足十分脆弱。

许多人觉得，足踝扭一下没啥大不了，休息 2 天就好了；脚部不舒服，歇一歇就缓解了，其实，这些都是错误的。"谢振军说，不同年龄、不同人群所患的足部疾病各不相同。

对于运动爱好者来说，相对容易发生足踝损伤，比如韧带撕裂，扭伤等；对于中老年人来说，最常出现的是足跟痛、糖尿病足等；对于女性来说最常出现的疾病是踇外翻……

有些疾病从表面上看既不红也不肿，但其实十分严重，处理不当或者不及时甚至可能致残。

据统计，足踝疾病的发生率为 10% ~ 24%，常见的有踝关节骨折、脚踝扭伤、拇外翻、足跟痛、扁平足、高弓足及创伤性关节炎等，70% 的人一生中都会患上与双足相关的疾病。

2022-09-13

口臭和扁桃体的隐秘关系

一张嘴，别人眼冒金星，自己毫不知情，这种尴尬实在令人难堪，有口气，可能有一种原因你从来没有关注过，许多人知道真相后，不禁感叹，天啊，原来如此！

这种口气制造者就是 ——扁桃体结石！

肾结石、胃结石、胆结石扁桃体还会有结石？

没错，扁桃体结石不仅影响健康，而且其气味之"芬芳"，经常让人"闻而却步"快来听听河南省人民医院专家的讲解。

口气清新的"绊脚石"

有时候，当我们打喷嚏、剧烈咳嗽时，会从嘴里"喷"出米粒大小的黄色颗粒，用手指这么一捻，颗粒破碎，随即飘出令人作呕、堪比下水道的臭味。

河南省人民医院耳鼻喉科副主任医师史凌改介绍，这种异味强烈的"小颗粒"学名为"扁桃体结石"。

有口臭，这种"小石头"难辞其咎，它的恶臭气味仅靠嘴巴是关不住的，它也是导致口臭的主要原因之一。

何为扁桃体结石

扁桃体结石多位于扁桃体隐窝中，因食物残渣、细菌、脱落细胞、黏液等长期堵塞，引流不畅，形成干酪样物质，钙、镁等矿物质沉积于此而形成结石。

其原理类似于长期泡茶的茶杯，日久会在杯子内侧形成厚厚的茶垢。

扁桃体结石主要表现为口臭、咽部异物感等，少部分严重者可有，喉咙痛、吞咽困难、反复刺激性咳嗽等症状。

有时在照镜子时，我们可以在扁桃体表面，看见白色或者黄色斑点样物质这也就是它的"真身"。

史凌改说，医生在检查时会使用探针探查，触及硬物时常有"沙沙声"

如果扁桃体结石被包裹于隐窝内无法看到，则需要医生用手指触诊。

此外，X射线、CT等检查可发现位于扁桃体深部隐藏的结石。

清理扁桃体结石有讲究

扁桃体结石患者，若无明显不适症状，一般不需要特别治疗，平日勤漱口、常刷牙注意口腔卫生即可。

若患者存在口臭、咽部异物感、咽痛等症状，且反复吐出颗粒时，则建议尽快就诊。

如果扁桃体结石较小且位于肉眼可见的表浅位置，可用棉签轻轻地将结石刮出，切忌使用尖锐质硬的器具暴力操作，否则易导致扁挑体感染或出血。

也可使用口腔清洗器，温和地将水流对准结石冲洗，直至结石松动掉出。

如果无法自行取出结石，应去医院寻求专业医生帮助。根据结石大小，医生会采取不同方法：结石较小时，可用刮匙、镊子或钳子取出，也可用吸引器吸出；结石较大时，可能有坠入呼吸道的风险，医生会在表面麻醉下，切开黏膜后将结石取出。

注意：体积较大的结石去除后会留下囊袋样间隙，很容易造成食物残渣及异物的潴留，加之扁桃体损伤引起的慢性炎症刺激，易造成结石复发。

因此，若扁桃体结石较顽固或体积较大，宜选择扁桃体切除术，将扁桃体和结石一并切除。

扁桃体结石该如何预防

养成饭后漱口、规律刷牙的好习惯，以清除口腔细菌及食物残渣，避免其长时间羁留在扁桃体隐窝中，引起咽部异物感。

注意多饮温水、清淡饮食。平时多吃一些含水分多又易吸收的食物，如稀米汤、绿豆汤、豆腐、梨、蜂蜜等。

戒烟戒酒、避免辛辣刺激性食物，以减少对扁桃体的刺激。

加强锻炼、预防感冒、提高免疫力，减少扁桃体慢性炎症的发生。

2022-09-19

抠痘，抠出"一场灾难"

它原本只是一颗由普通毛囊炎引起的痘痘，长于后脑勺被主人无意间抠破，意料之外的危险，来了！

如果不是河南省人民医院感染性疾病科副主任医师魏君锋提醒，很难看出记者面前这张局部照片是一个人的后脖颈和后脑勺。

感染导致患处肿胀、发溃、发黑、坏死，经外科手术后颈部上中下各插着的三条引流管，不断将颈间隙的脓液引出……

"直到现在，我都不敢再看丈夫病情严重时的照片。"

患者爱人刘女士至今心有余悸。

她说，丈夫只是晨间整理头发时，手指偶然抠破一颗痘，换谁都不会在意。

可是随后，这颗痘并没有预想中那样结痂、消退，反而是一直红肿、疼痛。

不知不觉间，一颗痘居然"蔓延"成了一片疙疙瘩瘩的凸起。

更要紧的是红肿面积不断扩大，皮肤有硬块、有脓包，表面一个个疮口异常疼痛。

随之而来的，还有发热、畏寒等症状，患处感染不断加重。

直接导致患者住进了 ICU 经过外科手术引流脓液，再转到感染性疾病科继续治疗。

这一系列的"灾难"当真是由一颗小小的痘引发的吗？

背后的真相到底是……

"这是毛囊炎抠破后感染变成了疖、痈，继而形成了颈间隙感染。"

魏君锋解释：痈是由金黄色葡萄球菌感染引起的多个临近毛囊的深部感染。

临床表现为大片浸润性紫红斑，可见化脓、组织坏死，伴有发热、畏寒、头痛等全身症状，严重者可继发毒血症、败血症导致死亡。

该病常发生于抵抗力较弱的人群，例如糖尿病患者。

原来，毛囊炎只是导火索，糖尿病才是"元凶"。

这名 40 多岁的男子本身患有糖尿病，但却并未规范治疗。正是血糖一直未受控制才让一颗痘引发了灾难。

"目前，经过一段时间治疗，该患者的病情稳定，肿胀明显好转，分泌物减少，已于近期转至基层医院，只需院外控制血糖、加强换药即可。"魏君锋说。

但他并不是个例，内分泌科副主任医师史晓阳介绍，临床上像该患者由于血糖控制不佳，引发各种疾病或并发症的不在少数。

例如糖尿病足，因轻微的足部外伤导致伤口无法愈合，最终引发截肢的。

有导致肝脓肿、肾周脓肿、肺脓肿、眼内炎致失明、颅内脓肿等严重情况的；还有造成严重并发症如下肢血管病变、神经病变等。

长期高血糖，可能会引起多种器官，尤其是眼、心、血管、肾、神经损害或器官功能不全、衰竭。

一旦血糖失控，会引起各种糖尿病并发症，糖尿病酮症酸中毒、高血糖高渗状态等都是危险的急性并发症，救治不及时，甚至会导致死亡。

史晓阳提醒，血糖的变化悄无声息，别等血糖失控时才知道要控制。

日常生活中，糖尿病患者一旦出现感染的苗头，如咳嗽、咳痰、上腹痛，发烧，或者有皮肤破溃，尤其是足部，哪怕是轻微的擦伤、热水灼伤等都要及时就医处理。

2022-09-21

肠胃不适，竟住进 ICU 抢救！
这些症状"骗人"还能致命

注重锻炼、爱打篮球的老先生，胃肠道不适半年，一直以为自己是胃肠炎，多方治疗症状反而加重，甚至病情急转直下。

转诊到河南省人民医院 RICU 多学科会诊时发现，老人的"胃肠炎"可能是一种凶险的重症。

"您看，我爷爷又可以吃火锅了"。

9 月 8 日，河南省人民医院呼吸与危重症医学科副主任医师忽新刚，收到一段患者孙女发来的短视频。

视频中 81 岁的路老爷子（化名）正跟家人一起开心地涮着火锅，谁能想到老先生今年曾因患重症，一度生命垂危在 ICU 里抢救多日。

真真假假，治不好的"胃肠炎"

路老爷子今年 81 岁，退休后带着小孙儿享受天伦之乐。

去年年底，路老爷子感觉胃肠道不适，以为"吃多了"或是"胃肠炎"，饮食注意一点就"没事"了。

半个月后，老先生"胃肠炎"不但未愈，还出现了咳嗽、咳痰、气促、肢体酸痛等症状。

辗转几家医院求医症状一直没有好转。

半年过去了，虽然多方寻医问药，老先生的病情反而进一步加重。

来势汹汹，病情急转直下

当地医院检查发现老先生胸腔积液、双肺炎症，紧接着，病情进一步恶化。

老先生头天中午出现发热、口腔及舌面散在覆盖白斑，双肺闻及湿啰音等。

下午，已出现气促加重、心率快、血压低等症状。

第 2 天，更是出现神志模糊血压不稳定等情况，面罩吸氧下血氧饱和度持续下降。

由于老先生病情已发展到重症肺炎、呼吸衰竭、多器官功能不全、感染性休克等阶段，已经危及生命，家人立刻联系河南省人民医院呼吸与危重症医学科副主任医师忽新刚求助。

河南省人民医院呼吸重症转运团队紧急出发，将老先生顺利转诊至省医呼吸重症监护室（RICU）救治。

峰回路转，揪出致病"真凶"

路老爷子转入 RICU 的次日，抽血检查提示风湿免疫疾病相关检查出现异常。

多科室联合会诊时，风湿免疫科副主任医师刘谓建议，围绕"系统性红斑狼疮、急性狼疮性肺炎"进行风湿病免疫学针对性检查。

专家小组立即将老先生的血液标本送检，最终证实了"系统性红斑狼疮、急性狼疮性肺炎"的临床诊断。

困扰老先生半年的病因终于查明了。

原来，老先生胃肠道不适、急性重症肺炎、呼吸衰竭、多器官功能障碍等，都是系统性红斑狼疮的严重并发症。

专家小组立即为老先生进行了对症治疗，经过一段时间的对症治疗，老先生病情逐渐稳定，顺利转危为安，随即转入风湿免疫科普通病区进一步治疗。

日前，在省医呼吸康复团队的治疗下，老先生很快脱离了身上"各种管子"的束缚，出院后很快恢复了正常生活。

"爷爷多年来很注重身体锻炼，去年还参加篮球比赛拿了冠军。怎么也想不到，原本以为的胃肠炎，竟然是如此凶险的重症"路老先生的孙女说。

"他的病情我们一度绝望。这次能够渡过难关、顺利康复，非常感谢河南省人民医院呼吸重症专家团队和多个科室的专业救治"。

忽新刚提醒，引起疑似"胃肠炎"和"肺炎"症状的疾病很多，病情可轻可重，重者可危及生命。出现"胃肠炎"症状后，如果患病时间长、病情重，有明显不适，影响日常活动，一定要到医院就诊，避免延误治疗时间，耽误病情。

2022-09-23

4 岁宝宝却有一双"睡不醒的眼睛"

"我家宝宝总爱耷拉着眼皮，是不是睡眠不足啊？"

"孩子天生眼小，这长相问题，能治吗？"

"我家娃有点翻白眼，这不就是坏习惯吗，咋会是病呢？"

在河南省立眼科医院（河南省人民医院眼科）眼整形美容科经常听到患儿家长类似的疑问。

当孩子被确诊后他们才恍然大悟：原来，孩子不是长相问题，而是患了一种先天性眼部疾病。

手术后，孩子的变化让他们既惊喜又感慨……

这些，孩子自出生。

就表现为单眼或者双眼睁眼无力（俗称：耷拉眼、大小眼、翻白眼），上睑缘遮盖角膜大于2毫米，不仅影响外观，严重者可导致弱视。

这种疾病叫先天性上睑下垂我国发病率约为千分之1.8。

4 岁宝宝却有一双"睡不醒的眼睛"。

这天，眼整形眼眶病泪道病中心主任张黎，接诊了一个4岁的小女孩。

她叫珍珍（化名），长得天真可爱，但上眼皮却有些耷拉，眼睛似乎睁不开，总是一副睡不醒的样子。

耷拉的眼皮遮挡了部分视线，跟人说话时，她往往要用力仰着脖子看。

"医生，我家孩子从小就睁眼晚，眼睛一直有些睁不开，以前想着长大慢慢就好了，现在却越来越严重……"

珍珍的妈妈心酸地讲述了孩子的情况：经常有邻居问"你家孩子怎么老睡不醒"，幼儿园小朋友也总开玩笑"大小眼，睁不开"，孩子渐渐变得沉默寡言，不愿与人交流。

而且，眼睛睁不开也很影响视力，导致孩子走路常摔跤，总仰着脖子看人，导致姿态异常。

经过一系列详细的诊断、检查后，珍珍被确诊为先天性上睑下垂。

家长听说眼整形美容科有专门的手术可以治疗后，强烈要求为孩子手术。

经过全面的术前准备，张黎团队为珍珍进行了右眼提上睑肌缩短术，左眼额肌悬吊术，双眼重睑成形术。

术后，原本"睡不醒"的珍珍"变身"为大眼萌娃，爱说爱笑爱唱爱跳，自信了许多。

这种病，可能影响一生。

那么，困扰珍珍的上睑下垂到底是一种什么样的病呢？

张黎解释，该病是由于提上睑肌发育薄弱、残缺，或其支配神经及神经核先天发育不全，导致上眼睑部分或完全性下垂遮挡瞳孔，可单眼或双眼发病，75%为单侧。

这种病轻则影响外观，在儿童成长期间对心理、性格等发育都会造成不良影响。

重者则会遮挡瞳孔，影响视觉发育而形成形觉剥夺性弱视（往往同时合并屈光不正）。

特别是单眼患者，其弱视的程度更深、更难矫治。因此，此病需要在儿童视觉发育关键期内（3～6岁）积极手术治疗，然后再屈光矫正、弱视治疗。

除了先天的因素外，也有出生后由于外伤、感染、肿瘤等各种原因导致的后天性上睑下垂。

为了克服视力障碍，患者常紧缩额肌用力睁眼，很容易长"抬头纹"。

双侧上睑下垂患者，需要用力仰头看东西从而影响姿态和颈椎健康。

6岁后，一旦孩子形成难以恢复的弱视，会影响将来考驾照以及特定专业的录取等。

手术者包括1岁宝宝和八旬老人。

近年来，随着人们生活水平的提高，对影响形象和择业的上睑下垂，迫切希望手术者也越来越多。

河南省立眼科医院眼整形美容科是省内成立最早的眼整形专科，目前上睑下垂相关手术量全省领先。

在这里，上睑下垂相关手术量逐年上升，寒暑假高峰期，手术量最多时每天达十几台。

其中，有1岁多的小宝宝，及早手术防止出现严重视力问题；有青少年，为了改善自身形象；也有七八十岁的老人，希望手术能同时改善视力、外观。

针对不同类型的上睑下垂，目前常见的手术包括额肌瓣悬吊术、提上睑肌缩短术、提上睑肌前徙术、CFS等等。

张黎提醒，家长一旦发现孩子有睁眼晚、总睁不开、两眼不一般大等情况，可及时带孩子就诊，避免随着年龄增长，进一步出现弱视、心理问题等。

2022-10-06

粘睫毛竟然粘出白癜风

一抬眼、一垂眸，纤长卷翘的睫毛跟着眨动，长长的睫毛在眼睑下投下美丽的弧形，这个画面想想就很美好。

可若是睫毛不够长、不够美，天生"不给力"咋办？

怕啥？现在不是流行假睫毛吗？

轻轻一粘，瞬间塑造明亮大眼妆容可大多数人并不知道，这种常见行为可能会带来严重的不良后果，有位爱美的姑娘就"中招"了。

26岁的姑娘小许一直有化妆习惯，粘假睫毛是其中必备的步骤。

这天，卸完妆后她突然发现两只眼睛，上睫毛根处一小节皮肤居然发白了？

再仔细一看对应位置的睫毛也变成了白色。

河南省人民医院皮肤科主任医师李振鲁仔细检查后认为，小许的情况应该是患了接触性白癜风。

"我咋会患白癜风呢？"

听到医生的判断，小许一时间很难接受！印象中，这种病会让皮肤出现一块块的白斑，这病怎么会跟自己扯上关系？

在医生的提醒下，小许想到患白癜风的位置恰巧就是自己粘假睫毛的位置。

原来"元凶"正是她每天都用的粘假睫毛胶水。

这里面通常含有化学物质：对叔丁基苯酚，这是引起接触性白癜风的主要因素之一。

所幸，小许的患处比较小且并不明显，经过对症治疗会逐渐恢复。只是以后皮肤不能再接触含有对叔丁基苯酚的产品了，这些情况要警惕。

那么，所有用过假睫毛胶水的人都会中招吗？

李振鲁解释：接触性白癜风也称为化学性白癜风，该病是由于患者接触到的某些化学物质"阻碍"了皮肤色素产生，导致了白癜风的发生。

而在众多引起接触性白癜风的化学物质中，最常见的就是对叔丁基苯酚和对苯二胺。

对叔丁基苯酚常见于除臭剂、黏合剂、香水、洗涤剂、清洁剂中。

对苯二胺常见于氢醌、染发剂、黑色袜子及鞋子中等。

在皮肤科门诊除了小许使用粘睫毛胶水发病的情况外，还有许多学生往皮肤上粘贴画"中招"的许多贴画背面的胶水，含有同样的化学物质。

另外还有患者因涂抹美白产品、使用眼部卸妆护理液、美瞳护理液、牙膏等，引发了接触性白癜风。

李振鲁提醒，接触性白癜风属于白癜风的特殊、少见类型。不少患者发病后，会被单纯当做白癜风治疗，同时他们仍在持续接触致病因素，导致治疗效果不佳。

因此，大家要注意若是发现白癜风发病位置、形态等比较特殊，一定要警惕是否属于接触性白癜风。

因为这样的患者除了要对症治疗，还要找到致病因素且不再接触致病因素，才能达到良好的治疗效果。

2022-10-12

有种脑血管病"写"在眼睛上

一起床，杜老汉就觉得不对劲儿，眼睛看东西遮遮隐隐的。镜前一照，右眼的上眼皮竟然耷拉下来了。

努力睁眼也无济于事，眼皮竟然完全不受控制，在眼眶上盖得稳稳的，大半个眼球都被遮住了……

"人老眼先衰，我都78岁了，有点小毛病应该也正常。"

一开始，杜老汉并没有当回事，直到被家人坚持送进医院，杜老汉才知道这个眼皮下垂竟如此凶险！

因与"痛性眼肌麻痹"的症状相似，杜老汉先被收入进神经内科。

这是一种因病毒感染导致，颅内海绵窦区炎症波及脑内神经的疾病，一般来说使用激素冲击疗法，很快就会有显著效果。

但在入院后完善相关检查，血管造影结果却让人大吃一惊，在杜老汉的脑内竟然有一颗，右侧后交通动脉瘤！

不仅瘤体巨大，形态突兀，主瘤上还长有一个子瘤，破裂风险巨大。

脑动脉瘤一旦破裂会导致中风、昏迷、瘫痪等，甚至危及生命。

救治刻不容缓！

杜老汉被第一时间转入河南省人民医院，神经外科主任医师周伟为他顺利实施了，显微镜下脑动脉瘤的夹闭手术。

术后，不仅杜老汉颅内的"定时炸弹"被成功拆除，连术前睁不开的右眼也恢复如初了。

这让杜老汉一家啧啧称奇。原来，造成右眼眼睑下垂的真凶竟然就是这颗"颅内炸弹"。

其实，人体控制眼部运动的动眼神经，在颅内的走形有个重要特点——夹在大脑后动脉与小脑上动脉之间。

而此区域，又是颅内动脉瘤的高发区域，当动脉瘤增大到一定程度，或者有破裂先兆时（瘤体会体积增大）就有可能压迫到动眼神经，直观的外在表现就包括：眼睑下垂眼球位置异常，一侧瞳孔扩大……

周伟提醒：中老年人一旦出现单侧眼睑下垂，千万不要在家静观其变，因为动眼神经麻痹，是后交通动脉动脉瘤，最有定位意义的破裂预警。

除此之外，眼睑下垂还是许多疾病的早期症状：糖尿病会引起眼睑下垂。发病时会感觉眼眶上部疼痛，看东西重影等。这是糖尿病引起眼神经麻痹的表现信号。

脑干病变引起一侧眼睑下垂，瞳孔散大，另一侧上下肢麻木、无力。儿童常发于脑干肿瘤，老年人则多发于脑血管病。

重症肌无力引起的眼睑下垂发展较缓慢，临床表现为，早晨轻，晚上重，1天之内有较明显的波动性。

先天性眼睑下垂是一种胎儿在出生时即可发现的眼睑下垂，大多数为单侧，也可为双侧。患儿出生 4 ~ 5 天仍睁不开眼睛，眼睛也比正常幼儿小。这种眼睑随着年龄增长只适宜手术矫正。

2022-10-21

风一吹，指甲痛到晕过去，到底啥病？

真的假的？

居然会有人因为指甲吹了风、沾了凉水就疼晕过去？

千真万确。

连医生都用"难忍、钻心、痛彻心扉"来形容这种疼痛感的级别。

不能碰的指甲

在河南省人民医院手足显微与创面修复外科门诊，王女士小心翼翼地将右手从口袋里伸出后，告诉接诊医生冯帅，跑了多家医院，看了不少医生，都没找到病因。

说起来好像是个不起眼的毛病：右手拇指指甲疼。

有多疼？

据王女士描述风一吹，甚至往指甲上吹口气都能将她疼晕过去，更别说碰了。

冯帅检查发现，王女士的指甲下隐约可以看到一块暗紫色的印记，心中有了疾病的方向。检查结果确认了这一判断。

总算确诊了，临床上，甚至还有人被这个疾病折磨到想要截掉手指。

今年年初，刚做宝妈的刘女士终于下定决心，等孩子断奶后，要将自己的右手食指最上面那节给截掉。

刘女士说，6 年前，她的右手食指指甲突然出现不明原因的疼痛。

不小心碰到会有触电般的剧痛，又或是触碰了凉水也会出现这种情况。

看上去指甲处不红、不肿表面没啥异样，可就是异常疼痛严重影响了生活。

但她也有同样的经历，跑了多家医院，竟然一直没找到病因。

这究竟是什么病？

是甲下血管球瘤。

不能小觑的"瘤"

手足显微与创面修复外科主任、主任医师谢振军解释甲下血管球瘤又称血管肌肉神经瘤。

是一种少见的良性小型血管瘤，很少发生恶变。

一般好发于手指、足趾、甲床下。另外肢端的皮肤或皮下组织内，全身其他各处（如肌肉、阴茎、躯干）及内脏器官（如胃、鼻腔、气管等）也可发生。单发比较多见，多发比较少见。

单发性血管球瘤

常发生于指（趾）部，女性多见，典型表现正如上述两位患者：自发性间歇性剧痛、难以忍受的触痛和疼痛的冷敏感性。

局部甲床呈紫蓝色或紫红色，异常敏感，轻微摩擦或笔尖压迫即可引起剧烈疼痛，并向整个肢体放射，持续十余分钟至数小时，遇冷可诱发疼痛。

多发性血管球瘤

多发性血管球瘤多在儿童期发病，表现为较大的蓝色柔软结节，损害广泛，也可局限，多无自觉症状，少数患者可同时有疼痛性和无痛性皮肤损害。

"做个小手术，就能解决这个异常疼痛的'大问题'了"。

谢振军提醒，上述两位患者做完小手术后，病痛就解决了，要注意的是，该病虽是手足显微与创面修复外科的常见病，但许多患者往往辗转多科而无法确诊，误诊率较高。如果出现上述症状，建议前往手足专科就诊。

2022-10-27

牙齿"受惊"有多危险

开瓶盖不用起子，用牙直接搞定。

吃核桃不用夹子用牙直接咬开……

可你知道吗？

在你一口一下"嘎嘣脆"的同时，看似坚固的牙齿已经岌岌可危。

许多人都有过类似的经历：吃饭突然被砂砾硌到牙。

好在事后多数人似乎都没啥事。

不过，许先生就不同了，他被硌到的牙齿感觉剧烈疼痛。

河南省人民医院口腔医学科主任医师吴东红检查后，发现许先生的牙齿出现了严重的牙隐裂，进而发展成了牙髓炎。

什么是牙隐裂？

没错，就是指：牙齿就像俗话说的"瓷碗受惊"出现了小裂纹。

轻度隐裂时，大多数患者的牙齿并没有不适感。

中度隐裂时患者通常表现为，患牙一遇冷热刺激就疼痛或患牙不能咬硬东西。

重度隐裂时，通常已经发展为牙髓炎，需要进行根管治疗将牙神经杀死，若是再不注意，只能将牙齿拔掉。其实，人的牙齿看似坚硬，但真当你习惯拿它硬碰硬时，危险正在酝酿，后果相当严重。

微小的裂缝？看来我每天都得给牙齿照照镜子了？

医生给出的答案很干脆：没用的，因为很难发现。

吴东红解释，牙隐裂非常隐秘，肉眼观察几乎发现不了，这也是为什么临床上很多患者只有在症状严重后才恍然大悟。

许多患者出现牙齿疼痛、类似龋齿症状时才想到来就诊。医生需要通过特殊检查，甚至要对患牙进行强烈刺激才能发现"真凶"。

牙隐裂会逐渐导致健康牙齿"崩溃"。产生牙隐裂主要有以下三个原因。

先天发育不足。牙齿本身发育存在缺陷，牙齿表面有发育沟（窝沟），有的人牙齿发育沟浅，有的发育沟深，发育沟深的牙齿本身就容易出现牙隐裂。

牙齿过度"疲劳"。最容易患上牙隐裂的牙齿是上方第一磨牙，该牙齿的解剖特点是六龄齿，萌出最早，又是咀嚼食物的"先锋"以及咬硬东西的"主将"，多重因素叠加，导致上方第一磨牙最容易出现疲劳性隐裂。

后天行为习惯。直接用牙开啤酒盖、咬核桃、啃大螃蟹等，这些"暴力"用齿行为会导致牙隐裂的发生和加重。

吴东红提醒：改掉咬硬物的习惯，不要考验"牙力"，先天牙齿发育沟较深的人要尤其注意。定期进行口腔检查，牙齿出现遇冷热刺激较为敏感甚至疼痛的患者，一定要及时就医检查。

2022-11-01

人老了才会痴呆？

浅浅的光阴，流过的岁月。在慢慢变老的时光里，如何能留住回忆？

河南省人民医院老年医学科副主任医师李雷申曾经接诊过这样一位患者：第一次见到这位患者还是在1年半以前。

她安静地站立丈夫身边，眼神里有一丝的紧张和无助，她衣着干净朴素知识分子质朴和纯粹的气质显而易见。

她是一名乡村教师，刚刚48岁。但是，她却已经开始丧失记忆和生活能力……

事情还是源于丈夫的一次发现，有一次她在上网课的时候，面对原来熟悉的电脑和网课操作系统，竟然无从下手，即使在丈夫的帮助下，她的操作也十分别扭困难。

更令人费解的是原本为数学老师的她竟然时常算错题，外出买菜总是丢三落四，家人交代好的事情常常忘记，穿衣服变得不知所措，人也变得胆小退缩，时常发呆、沉默寡言……

经过反复研究判断她患上了"阿尔茨海默病（早老型）"。

李雷申介绍：这种病往往在65岁之前发病，比传统意义上的"老年性痴呆"来的更早一些。所以，我们又叫它"早老性痴呆"。

"痴呆"不只威胁老年人

"老年痴呆不就是老糊涂了吗？"

"人老了才会得老年痴呆吧？"

"老年痴呆只有老年人才会得。"

…………

很多青年人或是中年人都认为"老年痴呆"离自己很远，即使是老年人对这个病的认识，也仅是觉得"年龄大了，忘性大也正常"。

我国60岁及以上老年人中，"阿尔茨海默病"患者已达983万人，数量居全球之首。

近年来，患该病的年轻人逐渐增多，我国的阿尔茨海默病临床最年轻的患者不足40岁。

一般来说，发病年龄早于 65 岁的称为早老性痴呆，大于 65 岁的称为老年性痴呆。

老年不痴呆，40 岁以后就要努力

阿尔茨海默病虽然多发于老年人，但它并不是老年人的专利。

65 岁是老年痴呆的高发期，而慢性疾病的潜伏期往往是 10 ~ 20 年，因此 40 岁以后我们就应该开始预防老年痴呆症。

下面这些预防建议果断收藏吧！

45 ~ 54 岁不肥胖

我国建议腰围最好控制在男性小于 85 厘米，女性小于 80 厘米。

血脂、血压和血糖要达标。

血脂：正常水平为＜ 3.4 mmol/L（130 mg/dL）。

血压：正常血压水平是 90 ~ 140 mmHg。

血糖：空腹血糖值控制在 3.89 ~ 6.1 mmol/L；餐后 2 小时血糖为≤ 7.8 mmol/L。

保护好听力。耳聋可能会增加认知功能下降的风险。中青年要合理使用耳机；老年如果出现听力障碍，建议及时佩戴助听器。

每周至少 3 次体育锻炼，每次运动在 20 分钟以上。

戒烟。不良的生活习惯如长期吸烟、喝酒、熬夜等会增加血管性痴呆的风险。

多社交、多学习。可以每天抽出 1 小时用来看书看报，保持心智活跃。

常吃 4 种食物：猪肝、蛋黄、豆制品（含有乙酰胆碱，它是神经元细胞的构成成分之一，每人每天应摄入 500 ~ 900 毫克胆碱）、深海鱼。

2022-11-08

布洛芬的"体内奇妙游"！这6种人不适合服用

很多人对布洛芬并不陌生，作为临床常见的非甾体抗炎药，它是家庭药箱的常备品。

尤其对痛经的小伙伴而言，布洛芬堪称"万能止疼药"，效果比"多喝热水"实在得多！

吃下它，再坚持一会痛感往往会大大减轻甚至消失。

在缓解痛经方面，布洛芬为何拥有如此神奇的效果？

河南省人民医院呼吸内科临床药师樊鹏利给大家说说布洛芬的"人体奇妙游"。

第一关：抵达战场

紧急情况！

主人身体正遭受"痛经"折磨，布洛芬准备完毕、立即出发！

它以胶囊为"交通工具"最先抵达胃部，在胃酸作用下，胶囊壳被溶解。这时，"布洛芬本芬"们就会冲出来，立即奔赴战场。

为解救我们的疼痛而战，战斗的过程，堪称曲折，布洛芬穿过小肠前往肝脏，在这里布洛芬会遇上第一个"对手"——酶。

一旦接触布洛芬就会变成代谢产物，失去止痛功能。

所以，布洛芬要打起精神，靠高超的走位躲过酶的"拥抱"进入下一关。

第二关：挨家挨户送温暖

其实，布洛芬起初并不知道我们哪疼，所以搭乘"血液飞车"前往全身到处寻找痛点，好比挨家挨户地询问：你还好吗？

还能"顺路解决"体内的一些小炎症。

第三关：使命必达

终于，在下腹部布洛芬发现了敌人——前列腺素（想不到吧？痛经的元凶就是它）。

于是，布洛芬甘冒巨大风险潜入前列腺素的"老巢"——环氧化酶。

并充分发挥"专长"——阻挡更多前列腺素的合成。

痛经"元凶"从源头被遏制，主人的疼痛感大大减轻。

布洛芬的使命顺利完成。随后，它们会再度回到肝脏，这一次它们坦然地接受酶的转化。最后通过肾脏以尿液形式离开身体默默离场、功成身退。

樊鹏利提醒：痛经服用布洛芬的正确方法是——"提前吃"。因为布洛芬只能预防"新的痛感"而已经发生的痛只能靠时间缓解。

布洛芬的"神奇"：它具有镇痛、解热和抗炎的作用。通过抑制环氧化酶而减少前列腺素的合成，从而减轻前列腺素引起的疼痛（包括牙痛、头痛、肌肉痛、痛经、神经痛、术后疼痛、腰痛、运动后损伤性疼痛、类风湿关节炎、骨关节炎以及急性痛风等）。那是不是所有疼痛都能用布洛芬来"解"呢？

答：不能。

如发生心脏疾病引起的心源性牙痛、后背疼痛、胸部疼痛等，应立即就医。千万不敢盲目服用止痛药。

布洛芬虽好用，但以下6类人不宜服用：备孕的妇女；怀孕的女性；哺乳期妇女；消化性溃疡或胃肠道出血的患者；心脏疾病的患者；患有肝病、肾病的患者。

2022-11-09

一年流失 3%，80 岁仅剩 50%，
原来悄悄溜走的不只是年龄

刚 40 出头的小王怎么也没想到，年纪不大只是轻轻摔了一跤竟然骨折了。

更没想到的是医生诊断：他竟然得了一种老年人才会得的疾病——肌少症。

不对啊，看着自己，身上的肉真不算少。

游泳圈、蝴蝶袖、拜拜肉哪个都有为啥医生还说我"肉少"呢？

河南省人民医院老年医学科副主任医师曹选超解释：此处的"肌少"并不等于"肉少"。

有的人看着空有一身肉，但在健康方面却毫无用武之地，因为发挥关键作用的"肉"指的是肌肉。

国际研究表明，随着年龄增加，成年人每年约失去 3% 的肌肉力量。到了 80 岁，肌肉量仅相当于正常峰值的 50% 左右。

如此年复一年"肌少症"就成为名副其实的健康威胁。

什么是肌少症？

肌少症又称"肌肉减少症"，国际肌少症工作组将其定义为：随着年龄的增长进行性出现的全身肌肉减少，强度下降以及肌肉生理功能减退的综合征。

近年来，我国人口老龄化趋势凸显，肌少症作为一种严重影响健康的综合征引起了广泛关注

肌少症有哪些表现？

肌少症的表现其实十分明显，主要是随着年龄增长，骨骼肌质量、力量和功能的降低。

比如：行走缓慢、步态不稳、不能久坐、站起困难；双手握力减少、下肢力量下降；乏力、食欲减退、体重减轻；平衡障碍、容易跌倒。

肌肉减少，危害多多

肌肉每减少 10%，免疫功能下降，感染风险增加；肌肉减少 20%，日常生活

能力下降，老年人健康的头号杀手"跌倒"风险成倍增加；肌肉减少 30%，可能致残，患者不能独立坐起，易发生压疮和肺炎；肌肉减少 40%，死亡风险明显增加，例如容易跌倒，引发一系列严重问题和并发症。

年纪轻轻，也要警惕

一直以来，很多青年人和中年人都觉得，肌少症是一种老年病，离自己很遥远，果真如此吗？

其实，30 岁以下的年轻人，有三成患有肌少症。40 岁以后，人体就处于渐进性肌肉减少的高危状态。

别看别人，没错，特别要警惕的就是此时此刻正在：咸鱼瘫的你、久坐的你、不爱运动的你、长时间玩手机的你、经常熬夜的你……

久而久之，爬楼梯腰膝酸软，快步走气喘吁吁，这些情况可能就是肌少症"提前上岗"了。

肌少症如何预防？

年轻朋友们如果出现以下信号就要多加注意了。

体重减轻：没有刻意减肥情况下，6 个月内体重下降 ≥ 5%；行走速度放缓：大腿肌肉力量下降，导致走路没劲儿走不快，上下楼梯困难；握力下降：提物不稳，如提不动开水壶、毛巾拧不动等；反复跌倒：1 年内连续、无法控制地在平地走路中跌倒 2 次以上。

如何预防呢？加强营养。

首先，不建议纯素食。我国居民膳食指南建议健康成年人 1 天每千克体重摄入 1.0 ~ 1.5 克蛋白质，例如一位 70 千克的成年人可每天摄入 70 ~ 105 克蛋白质。建议以瘦肉、鱼、蛋、奶等优质蛋白质为主。

加强运动，营养是基础，运动是关键。运动是保持肌量和肌力最有效的手段之一。有氧运动和肌肉训练相结合，建议每周 ≥ 5 次，每次 30 分钟以上。

药物和康复治疗。目前尚未有专门针对肌少症的治疗药物，对于能量摄入严重不足的人群，推荐口服营养补充剂予以营养支持。

此外，一些合成类固醇激素、肌酸、生长激素等药物有增加肌力作用，但一定要在医生的指导下规范使用。

2022-11-17

晚上睡觉，他在我身边打了一套"降龙十八掌"

一天早上，一位鼻青脸肿的患者走进诊室，医生一边处理伤口一边问。

"你这伤不少啊，谁打的？"

"我爸。"

"你咋惹老爷子不高兴了？"

"我就在他旁边睡了一觉……"

睡觉做噩梦，大喊大叫。对身边人拳打脚踢这不是什么"鬼压床"。

而是一种疾病快速眼动睡眠行为障碍（RBD）俗称"梦动症"。

梦里为啥"动手动脚"？

河南省人民医院神经内科副主任医师李东升介绍，都说眼睛是心灵的窗户，通过眼睛转动的频率，医生将人们的睡眠分为两阶段：非快速眼动期（NREM）、快速眼动期（REM）。

一般人夜间睡觉时，先从非快速眼动期进入快速眼动期，再由快速眼动期进入非快速眼动期，一夜通常有 4～6 个循环。

其中快速眼动期睡眠阶段，其实就是在做梦，这时眼球会在眼皮底下左右摇摆，同时全身肌肉处于松弛状态。

但是梦动症患者，因为控制肌肉放松的神经核团出现问题，睡觉时也保持张力于是身体十分"诚实"将梦中的遭遇如实反映在身上，出现——突发惊恐大叫、咒骂、大笑，肢体挥击舞动或蹬踢等异常行为。

睡觉踢被子算梦动症吗？

梦动症不是出现症状就算，医生采取的方法是视频多导睡眠监测（PSG）检查，仪器可以通过短暂爆发性肌肉活动异常肌电改变，清晰地记录，下颏、肢体的异常肌张力增加，给医生提供客观的判断依据。

确诊梦动症咋办？

以下三招帮你缓解症状。

做好安全防护。睡前需除去身上的尖利物品、床旁避免放置易碎物品，防止伤及自身或家人。

养成良好的作息习惯。睡前避免大量饮酒、情绪过大波动，避免睡前打游戏或看一些恐怖片和战争片。

根据医嘱用药。医生可以通过药物降低梦动症发病频率，让患者重回正常生活。

部分合并抑郁症、高血压等疾病患者的用药可能增加梦动症风险，可以咨询医生后调整用药。

梦动症不仅仅是睡觉"不老实"

研究表明，梦动症可能与帕金森病有关，梦动症患者发病风险是一般人的两倍，因此目前认为"梦动症"是帕金森病的重要早期"预警"信号。

如果发现，存在梦动症症状，同时伴有嗅觉减退、手抖、肢体动作减慢，如系鞋带、扣扣子不灵活，走路时肢体摆臂减少。一定要引起重视，及时到医院进行诊断，早诊早治，保护身体健康。

2022-11-18

33岁，被酒精"泡"坏的股骨头

酒，对周先生来说是不可或缺的存在。

日日豪饮的日子持续了四五年，周先生开始觉得浑身不适。尤其是双腿，痛得厉害，到河南省人民医院一检查竟然是双侧股骨头坏死。

33岁，被酒精泡坏的关节"不可能吧！医生，股骨头坏死都是老年人得的病，我才30多岁啊"。

周先生的疑惑和抗拒，骨科主任医师张宏军并不陌生，事实上，不同于大众认知股骨头坏死没有明显性别差异，可发生于任何年龄。在我国，每年新发病例在10万~15万，而发病平均年龄仅仅只有33.5岁。

可周先生直到确诊都还搞不清股骨头到底在哪儿。

人体骨骼系统78个关节，髋关节是其中最大、最稳定的一个，而股骨头就是左右两侧髋关节的重要组成，位于盆骨下方、大腿根部起着承上启下的作用。

人们直立行走、活动、劳动……都离不开股骨头的支撑与其他骨关节相比，股骨头主要依靠股骨颈周围的血管供应营养血供比较脆弱。

而长期过量饮酒会导致血脂升高、血液黏稠、血流减缓，进而堵塞血管，血液就无法很好地供给到骨骼，血供长期不足股骨头的营养难以为继，进而出现坏死。

医生们常说这是被"酒精泡坏的关节"真是毫不夸张。

有一贴即灵的药?

周先生的股骨头坏死，已经进展到相当严重的程度，不仅疼痛难忍一旦走路久了，还会不由自主地一瘸一拐。

为了缓解疼痛周先生尝试过不少土方法、新科技，还从网上买了所谓的"一贴灵"。用了之后，疼痛竟然缓解了。

但又用了一段，效果逐渐减弱。听着小周的讲述，张宏军医生无奈地连连摇头，X光检查结果显示小周的双侧股骨头已经出现变扁和塌陷，根据临床常用的Ficat分期，这已经属于终末期股骨头坏死。

鉴于周先生还很年轻，日常活动量大，为了保证今后的生活质量，人工关节置换几乎是最适合小周的选择。

而绝大多数股骨头坏死靠吃药、贴膏药是治不好的，仅能缓解炎症、水肿等症状，有时虽然症状减轻、不太疼了，但其实病根儿还在，过一段时间症状还会出现。

而且随着骨头坏死的加重症状也会越来越重，时间越来越长约 99% 的病例都会持续进展直至晚期……

关节置换的最高境界病人忘记做过手术。

几经犹豫后，周先生又一次出现在了张宏军医生的门诊。

"主任，俺回去左右思量还是决定听您的——做手术"。

随即，张宏军团队精心设计手术方案,术中,医生选择了从后外侧进入髋关节,患者损伤小、术后恢复快术后疼痛感轻微，没有太多体位限制，可以做各种活动，步态更加自然。

但由于切口小，手术视野有限，因此这种方式难度更大，对技术也提出了更高要求。

好在河南省人民医院骨关节外科经过多年大量髋关节置换病例实践，已经摸索出了一整套行之有效的手术微创经验。

仅仅半个小时，周先生的手术顺利完成，手术切口不到 10 厘米。术后次日，周先生就能下地负重活动了。

半年后复查，周先生已经可以做髋部所有的动作。

现在，周先生不仅戒了酒，还发展了登山、游泳等兴趣爱好。

开始享受新生活的他说:"说真的,常常会忘记,自己曾经做过关节置换手术。"

张宏军介绍，股骨头坏死的早期症状不明显，很多患者在诊断和治疗上易走弯路，股骨头坏死主要会引起三大症状。疼痛：疼是最早出现的症状主要是胯、屁股、大腿根疼，有时也会膝关节疼活动后会加重。不灵活：股骨头坏死后髋关节的活动会没有原来灵活，在做内旋、外旋、屈曲动作时最为明显低头穿袜子、上车时也会髋部不适。骨骼变形：当病情比较严重时股骨头甚至会塌陷，造成患肢缩短、骨盆倾斜等骨骼畸形单侧病变，会出现摇摆步态双侧病变，晚期会呈现"鸭步"。

2022-11-21

97% 的人脸上都有虫虫

"每天都有成千上万只螨虫吸附在你的肌肤上、头皮上"。

"3 个月不晒被，600 万螨虫陪你睡"。

"脸上发油瘙痒，挤出白色的颗粒就是游走的螨虫"。

…………

每次提到螨虫都会浏览到这样的信息，真让人头皮发麻，胃里翻江倒海……

你真的了解螨虫吗？

皮肤问题真是螨虫引起的吗？

真相超乎大多数人的想象，来听听河南省人民医院皮肤科副主任医师王建波的讲解。

什么是螨虫？

螨虫的"作案团队"很庞大，是目前已知的超强过敏原和我们息息相关的有两种。

第一种是最常见的尘螨，常见于枕巾、枕头、被子等纺织品中。

虽然也会对皮肤产生一点影响（主要是过敏），但只要身体免疫系统健全、环境干净，一般就可以避免尘螨大量繁殖，大家无需过多担心。

第二种是寄生在人体中的蠕形螨，主要生活在毛囊导管部和皮脂腺中，靠吃皮脂、角质、肌肤代谢物为生，今天要讲的主人公就是它。

几乎每个人的脸上都有螨虫？

是真的，"有调查显示，约 97% 的人脸上都有螨虫。"

在自然环境中，据不完全统计至少有 5 万种螨虫存在。

那咱们鼻子周围挤出来的分泌物就是螨虫吗？

王建波解释由于鼻子的毛孔较大，用手一挤容易出现很多"油腻的东西"，而这些"油腻的东西"里的大部分物质，其实是皮脂腺分泌的皮脂而不是螨虫。

皮肤问题是螨虫的锅吗？

正常情况下螨虫的分泌物、代谢物、分解产物，是可以及时排出毛孔的，不会引起病理反应。

但当你的皮肤屏障或肌肤代谢平衡遭到破坏时（比如长期熬夜、不认真洗脸或过度清洁、吃大量油腻辛辣的食物等行为）。

过量的螨虫与其代谢产物会对人体组织细胞，造成机械性和化学性破坏。

皮肤屏障受损及肌肤代谢紊乱，进一步加剧使毛囊、皮脂腺失去正常结构和功能毛孔弹性变差，出油增加黑头粉刺自然跟着增加。

螨虫大量繁殖分泌物、代谢物无法正常排出，就会引发身体和皮肤发生炎症反应

不止如此过量的螨虫及其代谢产物，还会破坏头皮表皮细胞及 pH 值（酸碱度）打破头皮微生态平衡，引起头皮炎症产生头屑甚至是脱发等问题。

说了这么多螨虫到底能彻底消灭吗？

答：不能，也没必要，螨虫是除不尽的。

所以，不必相信这些营销噱头："某护肤品是螨虫克星，能彻底消灭你脸上的螨虫"。

如果脸上出现了大量痘痘和炎性症状先别急着把锅甩给螨虫。

螨虫和人类皮肤基本是"兄弟我不打你，你也别动我～"和平共处的状态。只要你的皮肤代谢正常，你们就能相安无事。

假如皮肤或脱发问题严重记住一句话：及时去医院找专业医生排查是否"螨虫过量"引起的对症治疗就好。

2022-11-23

导致失明的一条鱼

钓鱼这项看似悠闲的活动，竟能给眼睛带来不可逆的伤害。

近半年来，河南省立眼科医院（河南省人民医院眼科）眼外伤中心收治了好几例，因钓鱼、抓鱼导致的眼部意外伤。

伤害到底怎么发生的？小小鱼儿有那么大的力量吗？

不久前，眼外伤中心来了老哥儿俩。

哥哥搀着弟弟，弟弟的一只眼睛上扎着血淋淋的鱼钩。

原来，哥儿俩都喜欢钓鱼，当天在野外钓鱼，哥哥甩鱼钩时不慎将鱼钩甩到弟弟脸部，快速运动的鱼钩瞬间刺入了弟弟眼球。

惊恐的哥儿俩不敢自行拔出鱼钩，用剪刀剪断鱼钩上的线后火速就诊。

经眼外伤中心主任陈红玲诊断，弟弟的眼球已经造成穿通伤，虽然救治比较及时，但由于伤势过重，患者最终视力仍然较差，接近失明。

眼外伤中心韩军军医生，介绍了其他几例因钓鱼、抓鱼导致的眼部意外伤害。

一位患者在钓到鱼后，用力拉扯鱼线。不料鱼儿突然挣脱，导致钓鱼线断裂后鱼钩反甩，挂住眼睛，造成眼球穿通伤。

另一位患者一时兴起，跳进鱼塘徒手抓鱼，不小心被鱼尾弹伤，导致眼球破裂、视力丧失，虽得到及时治疗，视力却很难得到恢复。

鱼儿游动时，全身上下肌肉都在摆动。当我们钓鱼或捕鱼时，鱼儿会使出浑身解数挣脱。在这个过程中如果不慎被挣扎的鱼儿碰到，可能造成严重的眼外伤。

另外，钓鱼时，甩动的鱼钩和其他坚硬金属配件，还可能会误伤同伴、路人，有几例患者就是被鱼竿上的金属配件砸中眼部，导致视网膜脱离、晶体脱位等。

千万别自行处理，一定要及时就医。韩军军介绍钓鱼引起的眼外伤种类是比较多的，闭合性眼外伤主要包括：角膜上皮或板层挫伤、前房出血、虹膜根部离断、视网膜震荡伤等。

开放性眼外伤主要包括：眼球穿通伤（如果同时存在入口和出口，称为贯通伤）、眼球破裂伤和眼内异物等。

专家提醒，钓鱼爱好者要增强安全意识，谨防眼外伤发生，万一遇到意外伤害，切记不要自行处理，而是第一时间到有救治能力的医院就诊。

2022-12-02

19 岁，视网膜脱离——伪装成近视的病更凶险

"什么？我视力不好不是因为近视"？

在河南省立眼科医院（河南省人民医院眼科）一名 19 岁的大学生做完眼底检查后，对结果感到难以置信。一个非常隐蔽的眼内"杀手"，居然已在他眼内潜伏了好几个月。

而近期，已有多名青少年遇到了和他同样的情况，专家呼吁：这种"看不清"，必须警惕。

近期，在眼底病门诊，一群青年患者纷纷因为同一个原因来做眼底检查。

他们中，有的戴上眼镜后依然"看不清"；有的是预约眼部屈光手术，但在检查中意外发现，矫正视力始终无法提高。

为了弄清楚病因，他们来到了高韶晖副主任医师的门诊。

通过系统的眼底检查发现，导致这些青年患者视力差的主要原因不是近视，而是发生了不同程度的视网膜脱离。

有的患者由于时间较长，没能及时察觉，甚至已经形成陈旧性视网膜脱离。

高韶晖进一步询问病史发现，大多数患者都有缓慢的视力下降症状，他们都误以为是近视度数加深，没有去医院检查治疗。

确诊后，大部分青少年都需要手术治疗，来修复脱离的视网膜，防止病情进一步发展。

高韶晖介绍，陈旧性视网膜脱离是指由于视网膜裂孔，导致视网膜脱离较长时间未治疗，进而出现视网膜脱离范围增加，玻璃体混浊加重及色素颗粒增多，视网膜下液多且不能吸收，广泛的视网膜下膜及视网膜皱褶形成等改变，严重影响患者视力。

其诱因通常有：外伤、高度近视、有视网膜脱离的家族史，以及不良用眼习惯等，青少年是视网膜脱离的高发人群。

陈旧性视网膜脱离早期一般不引起视力下降，所以很难察觉。但随着病程的延长，出现明显的视力下降症状时，说明视网膜脱离的程度已经比较严重。已经

患有高度近视的青少年，尤其要警惕。

陈旧性视网膜脱离虽然病程较长、病情复杂、治疗难度较大，但伴随着早期诊断及手术方法的不断改进，其治疗成功率也在不断提高。

最理想的情况，一定是早发现。在病变早期时，若仅为视网膜裂孔性改变，可以通过激光封闭裂孔，有效遏制病情发展，避免形成视网膜脱离。

对于已经形成陈旧性视网膜脱离的患者，可以通过巩膜扣带、玻璃体切割等手术治疗。

高韶晖提醒，当青少年近视度数超过600度，或矫正后视力依然较差，建议尽早到医院就诊，及时排除视网膜裂孔及陈旧性视网膜脱离的可能，并每年进行1～2次验光和眼底检查。

2022-12-05

200 多种疾病与"心累"有关

你是否有过这类体会：好像做什么事情都提不起兴趣容易感到疲惫，尤其感觉心很累，难以控制自己的情绪，总想发脾气非常在意别人的看法，怀疑自己，怀疑人生经常感到身体不舒服……

出现其中 3 个情况及以上你的身体极有可能正在遭受情绪的"攻击"。

研究表明,大部分疾病都与情绪有关,目前临床医学已经证明的就达200多种。覆盖了几乎所有的常见疾病,90% 以上的人都会遭受情绪对身体器官的攻击。

河南省人民医院心理医学科副主任医师谢正解释：在医学心理学中由于性格和情绪以及社会方面原因导致的躯体病症,统称为心身疾病。

在达到疾病的诊断标准之前,由于情绪等心理社会因素影响出现的躯体症状称之为心身反应。

坏情绪会"攻击"身体各个器官

攻击消化系统：你一定想不到,胃肠道才是人类最大的"情绪器官"。人的胃肠功能会随着情绪波动而出现"情绪化"反应。

心理压力过大、过度劳累、担心、紧张、焦虑、抑郁、恐惧等,都会导致胃肠蠕动、消化液分泌的改变,出现食欲下降、上腹不适、饱胀、疼痛、嗳气、恶心、便秘、腹泻等消化道症状。

攻击循环系统：愤怒、焦躁等激动情绪,会诱发人体交感神经兴奋、肾上腺素大量分泌、血管收缩、血压血糖升高、心脏负担加重,进而导致高血压、冠心病等疾病。

攻击免疫系统：长期的心理压抑、不安和不愉快等情绪,会影响人的免疫系统,导致免疫能力下降（易感冒、发烧、感染）,或异常亢进（易过敏、皮疹、哮喘、自身免疫攻击）。

攻击内分泌系统：情绪因素会对内分泌系统产生直接影响,导致一种或多种激素（如雌激素、孕激素、胰岛素）水平异常,最终影响内分泌功能。

比如,长期处于压力大、紧张、易怒等不良情绪中,容易增加甲状腺疾病风险。据统计,70% 的甲状腺疾病发病前存在不良情绪刺激。

另外，女性焦虑、压抑等多种负面情绪都有可能导致乳腺增生和乳腺结节发病率升高。

4 个方法帮你远离情绪攻击。

减少输入，安静思考：手机里每天密集的消息不断向我们涌来，大脑感受到活跃的同时也会受到压力和刺激。如果出现焦虑的情绪，建议放下手机，多给自己一些安静独处的时间。

规律作息，适度运动：运动和睡眠是保持心理健康的两大法宝。睡眠能通过缓解疲劳，降低坏情绪对人体的影响。而运动能使我们产生多巴胺，能够宣泄、改善情绪，促进心理健康同时还起到了强身健体的作用。

提升自己，充实内心：生活中的内卷、内耗往往使人身心疲惫。建议工作之余做一些有创造力的"新鲜事"，比如培养某种兴趣爱好或学习一门实用技能。

关爱自己，学会求助：人都是在试错中成长的，不要因为自己的不足而过分苛责，也无需因别人的耀眼而感到自卑和低落。

如果情绪难以排遣，建议积极寻求身边人的帮助，多交流、多倾诉，合理宣泄压力。

2022-12-06

体重下降 20 斤，持续 1 年的"午后发热"

一年来，他"怪病"缠身——莫名发烧、咳嗽，体重持续下降暴瘦 20 多斤！

一直难以查清病因，河南省人民医院呼吸与危重症医学科专家从一句话中发现了线索，剥茧抽丝，追缉"真凶"……

持续一年的"午后发热"

这天，省医呼吸与危重症医学科门诊来了一位 30 多岁的男青年。

一年前，患者突然出现午后发热，体温波动在 37.3 ~ 38℃之间。

同时，他还伴有咳嗽、咳黏痰、胸闷哮喘等症状。

在当地就诊，按"肺炎""肺结核"治疗了近 1 年，却始终未见好转。肺部 CT 显示，两肺阴影面积越来越大。

反复发烧、咳嗽严重影响了患者食欲，不到一年，体重下降了 20 多斤。

支气管中取出大量痰栓

接诊的呼吸与危重症医学科主任医师汪铮注意到，听诊时患者喘息不止，不能平卧、下床，两肺有大量干湿性啰音。

肺部 CT 显示，患者左肺大片阴影病灶，内伴坏死及空洞形成，两肺支气管严重扩张，内可见痰栓，形状如指套。

行气管镜检查时汪铮看到了触目惊心的一幕：患者支气管红肿变形，充满黄白色的脓痰，还可见到大量黄白色的黏稠痰栓，堵塞了大大小小的支气管管口。

这些痰栓和痰正是导致他反复咳嗽、咳痰、发热、胸闷哮喘的重要因素，需要尽快将支气管中的痰栓取出。

在呼吸内镜介入诊疗中心，汪铮为患者进行了全麻气管镜下取痰栓的治疗。

借助气管镜，他先试着用活检钳一根根钳出痰栓，以及冷冻取痰栓。

但痰栓部位太深，质地太脆，这些方法效果都不佳。

随后，换用管径更细的支气管镜，深入支气管分支，使用负压吸引方法，将两侧支气管内的一根根痰栓逐渐吸出、拉出。

同时对坏死物及脓性分泌物进行灌洗、抽吸。

取出的部分痰栓，四个多小时的治疗后，原本堵满痰栓的支气管明显畅通了。

"祸起"家里养的禽鸟

到底是什么原因导致了患者支气管扩张、气道高敏反应、大量痰栓和肺部阴影？

这成了摆在呼吸与危重症医学科主任、主任医师张晓菊，副主任医师任红岩等专家小组面前的难题。否则，新的痰栓和感染病灶将继续滋生，继续侵蚀这个年轻患者的肺，所有努力将付之东流。

就在仔细深入询问病史时，患者的一句话引起了大家的注意。

"近2年，我在自家楼房2楼养了一群鸽子，大概20只，每天都要清理鸽粪……"

难道他所患的就是罕见的"过敏性支气管肺曲霉菌病"？

这是支气管对曲霉菌过敏引起的一种特殊类型哮喘，常伴有明显的支气管扩张，血液和支气管过敏指标升高，以及肺部阴影。

肺泡灌洗液荧光染色可见典型的曲霉菌菌丝。

而该患者不仅有哮喘和支气管扩张，痰及肺泡灌洗液中多种方法都检出了曲霉菌，血清曲霉菌过敏原试验阳性，血和灌洗液嗜酸性粒细胞、呼出气一氧化氮都明显升高。

这些都完全吻合过敏性支气管肺曲霉菌病的特点，致病原因终于查明了。

由于养鸽子的霉变饲料、垫料、发霉环境、鸽子排泄物中含有大量曲霉菌，导致患者在长期饲养过程中反复大量吸入，进而引起严重的支气管过敏和肺部感染病变，病变迁延不愈。

此外，鸟类的分泌物、排泄物、羽毛和气溶胶本身也是致敏原，可能引起过敏性肺炎或"饲鸽者肺"。

专家小组还确定患者肺内同时存在大面积肺炎，已形成空洞，治疗刻不容缓。

查明病因后，专家小组进行了针对性的治疗，并叮嘱患者务必脱离家中的致敏原环境。

很快，患者发热、咳嗽、胸闷持续好转，食欲改善，活动自如。

出院回家后，他换了一个居住环境，并立即请人处理了鸽子，对环境进行彻底消杀，对屋内屋外边边角角的积尘也做了反复彻底的清理。

再次来院复查时，患者体重回升肺部哮鸣音已完全消退，过敏和炎症指标下降CT上肺部空洞、阴影明显吸收。

复查支气管镜时，已见不到曾经的脓痰和痰栓，支气管黏膜也平复如常。专家小组不断优化治疗方案，继续促进患者的肺部康复。

肺真菌病发病率越来越高

专家介绍，肺真菌病以前比较少见，多见于基础免疫力低下的患者。但现在发病率越来越高，在免疫力正常的人群中也时有发生。

真菌广泛存在于自然环境中，潮湿环境较为多见，鸟类的生长环境、粪便、羽毛和气溶胶也是真菌的"乐园"。

真菌可引发过敏性哮喘、过敏性支气管肺真菌病、过敏性肺炎等过敏性疾病，还可引起真菌性肺炎、坏死性肺部空洞等感染性病变。

症状常常跟肺结核等疾病很相似，临床不易区分，容易误诊，治疗时间长、难度大。

专家提醒：养鸟者一旦出现肺部不适，且原因不明时，应综合考虑鸟类饲养相关因素。若进一步查明肺部疾病与鸟类饲养有关，在积极治疗的同时，还要避开鸟类饲养环境。饲养鸟类一定要积极做好自我防护，全程保护环境清洁！

2022-12-07

凌晨球赛后，球迷的耳朵却听不见了

世界杯 8 强全部产生，淘汰赛激战正酣。

但是，刚看完凌晨球赛的老张，耳朵突然听不见了。

天一亮，他急忙前往医院就诊，经过河南省人民医院耳鼻喉科头颈外科耳科亚专科主任、主任医师刘军详细诊断，老张患的是—— 突发性耳聋。

什么是突发性耳聋？

突发性耳聋，简称"突聋"，是指 72 小时内突然发生的感音神经性听力损失，病情进展迅速，常伴有耳闷、耳鸣，严重的还会并发眩晕、呕吐等症状。

突发性耳聋的病因尚不不明确，但是目前主要认为它和病毒感染、免疫因素、内耳的循环障碍等有关。

哪些行为容易诱发突聋？

生活不规律，过度疲劳，如连续熬夜看球、加班等，导致免疫功能降低及血液循环障碍。

用耳过度，长时间使用耳机，且音量较大，甚至在睡眠前也戴着，这些行为都易诱发突聋。

另外，很多平时没有注意的背景声音，包括电脑和许多电子设备的低频噪音，如果持续时间过长，也对听力造成一定的损伤。

心理因素刺激，精神压力过重、精神长期紧张等。

上呼吸道感染，感冒或上呼吸道感染如果迁延不愈，未得到及时、有效的治疗，也可能诱发突发性耳聋。

看到这里，球迷朋友们有没有感觉很熟悉？

凌晨 3 点，戴着耳机，盯着屏幕，紧张地祈祷着心爱的球队不要被爆冷。天气寒冷，如果再伴随个小感冒啥的……小编仿佛已经感觉自己的耳朵发出了阵阵耳鸣……

突发性耳聋近年来呈年轻化的发病趋势，尤其是在四年一届的世界杯等大型赛事期间，突发性耳聋往往有所增加。

救治黄金窗口期要牢记。

突发性耳聋大多出现在一侧耳朵，发病之前往往没有任何先兆，且发病后听力会在数分钟至数小时之内就下降到最低点，并伴有耳鸣、耳闷、眩晕等症状。

突发性耳聋虽然有一定的自愈性，但主要与个人年龄和自身体质有较大关系。

刘军说，突发性耳聋后72小时内是治疗黄金期，及时有效治疗后通常都会有良好的愈后。

一旦突然出现听不清楚别人说话或严重的耳鸣、耳闷时，不能单纯以为是没休息好或者出现幻听，建议尽快到医院就诊，及时完善听力检查，一旦超过72小时，将可能影响治疗效果。

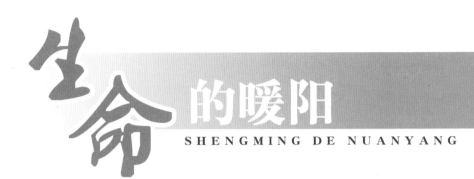

生命的暖阳

SHENGMING DE NUANYANG

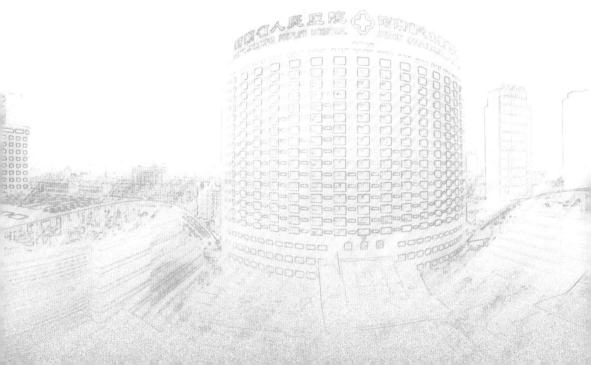

第四章 省医人文

2022-02-07

春节假期后的第一份敬意

新年好。转眼已是春节假期后的第一天。

伴随着新春的第一份祝福，还有一份浓浓的敬意留给特殊的他们。

是他们在万家团圆的春节期间坚守岗位、尽职尽责、默默奉献，给予生命最温暖的守护，他们的春节假期与众不同，向他们，致敬。

定点医院的"战地春晚"

贺新年看春晚，是不可或缺的春节仪式感。

1月30日，在河南省新冠肺炎定点救治医院——郑州市第一人民医院航空港区医院，以"众志成城，共抗疫情"为主题，河南省人民医院重症医学科策划了一台特殊的网络"春晚"。

这场"春晚"在科学防控基础上，采取线上"云播放"形式。

河南省人民医院副院长、定点医院执行院长申志强向奋战在抗疫一线的全体医护人员和家属表达了问候和祝福。医务部副主任胡波，护理部副主任李黎明、寇洁，感染管理科主任孙明洁，急危重症医学部主任秦秉玉及重症外科主任代荣钦、呼吸重症西病区护士长裴永菊等相继致辞，为春节期间依然坚守抗疫一线的白衣战士们鼓劲加油。

春节期间，防疫救治工作仍然紧张而忙碌。这场特殊"春晚"的到来，让队员们的士气更加高涨。大家围绕抗疫主题精心录制节目，表达战疫必胜的信心。

晚会上，不仅有新年VCR特别拜年视频，美小护才艺展示剪窗花，还有热歌快舞、场外连线和节目表演，省医本部各科室也在"云端"热情参与，录制节目网络共享，为"战友们"助兴。长达20分钟的新年视频，多次戳中大家泪点。

晚会最后，所有在线人员全部打开麦克风和摄像头，一起高歌《我和我的祖国》。大家纷纷表示：特别的新年，特别的祝福，令人终生难忘。

除夕诞生的7个小宝宝

1月31日是除夕，产房里，医护人员仍然在为迎接新生命而奔忙。

早上8点，助产士安晓玮和丁子瑶一接班，就有两个产妇快要生产了，她们立刻冲进产房接生。

正当她们为产妇助产时，又送进来了 3 位即将分娩的准妈妈！

已经交完班准备回家过年的夜班助产士赵琪和陈圆圆见此情况，主动留下来帮忙。

当天，共有 7 位准妈妈平安产下小宝宝。

其中一位顺产的二胎妈妈，因为胎位不正，产程比较长。产科副主任医师陈睿，高年资助产士贺新芳和安晓玮努力为她纠正胎位将近 1 个小时。在医护团队的精心呵护下，产妇终于如愿顺产。她感谢道："说真的，我一直挺希望能顺产一个牛宝宝，谢谢你们，让我在除夕这天心想事成！"

安晓玮和丁子瑶一直忙到下午 4 点，才来得及坐下喝口水、整理文书。

与重症患者一起过除夕

过年要团圆，但因病情无法回家的重症患者怎么办呢？在省医重症监护病房，医护人员为患者们准备好了最暖的答案。

除夕当晚，重症监护病房各病区的医护人员为每位患者送上了"祝福红包"和寓意团圆的饺子，还借助平板电脑，让无法起身的患者看到了春晚节目。

每年这时候，重症医护人员都会用独有的方式与患者一起过新年，就是为了让他们知道：您不是一个人在这里与病魔战斗，我们都在！

一盒盒团圆的饺子，一次次面对面的关怀……除夕当天，住院患者收到了来自医护人员的新春祝福，而医护人员也收到了来自患者的"特殊礼物"，一面红彤彤的锦旗！

原来，1 个月前，这位患者因肺部多种真菌感染，徘徊在生死边缘。经过中心 ICU 五病区医护团队的精心治疗，就在新年来临之际，患者病情终于得以好转。"我们和患者一直都有约定，一起过除夕，一起吃饺子！"医护人员说。

中心 ICU 一病区护士长胡玉娜介绍，春节期间 ICU 床位基本处于满员状态，所有医护人员都在轮班值守，时刻准备投入一场场"生命保卫战"。

陪患儿过年的"护士妈妈"

大年初一，河南省人民医院儿童重症监护室护士孟文博值班。工作 5 年以来，差不多每年春节，孟文博都在病房里和孩子们一起度过。

病房里有 6 个小患儿，孟文博和同事们不仅要为患儿们换药、输液、抽血、打针，还要时时照看他们吃饭、洗澡、睡觉、看书，不容一丝闪失。

平日的儿童重症病房，就为小朋友准备了有许多故事书和绘本。孟文博介绍，

"要过年了，科室同事们一起，特意给小朋友们都准备了红包和礼物，也会一起吃饺子，希望小朋友们都能开开心心，尽快痊愈。"

"多亏医生和护士的精心照顾，护士们差不多一天到晚都在围着孩子转。"小患者依依的妈妈感激地说，"虽然今年不能在家里过年，我和孩子爸爸只能在监护室外的家属陪护区守着孩子，但在医护人员的细心守护下，大家一起在医院过年，我们都很安心。我只想对白衣天使们说声谢谢，你们辛苦了！"

奔波 8600 公里的转运天使

大年初二至初六，河南省人民医院互联智慧危重症转运中心的 7 名司机和 9 名医务人员全员在岗，5 辆危重症转运车累计行程 8600 余千米。

中午 11 点半，2 号重症转运车紧急接到任务：立即出发、奔赴南阳！转运一名白血病合并重症肺炎患者到省医治疗。顺利抵达后，医护人员顾不上休息，立刻和家属沟通、与当地医生交接，为患者转运做好充分准备。当转运车一路马不停蹄，护送患者快速、平稳抵达省医时，已是晚上 8 点多。

这一趟，2 名司机、1 名医生、1 名护士往返近 600 千米。下午 6 点半，3 号转运车接到任务，急需转运一名危重症心梗患者。工作人员闻令迅速出发。待他们护送患者顺利抵达省医时，已经是次日清晨 5 点。顾不上一夜的疲惫，随车医护人员立即和接诊科室沟通患者病情，在最短时间内实施救治。而疲惫的司机师傅则直接在值班室里和衣而卧，抓紧宝贵的时间休息。

虽然是春节假期，但危重症患者转运从来不分昼夜。为了节约时间，每到饭点，医护人员常常只是短暂停车吃上一碗泡面，时间紧迫时，只能临时啃两个已经凉了的馒头。一切从简，为的就是与死神抢时间！

大年初二到初六，累计从南阳、许昌、安阳、罗山、滑县等 22 个市、县转运危重症患者 25 人。5 天时间，25 次转运，他们为拯救生命奋力前行！

凌晨到破晓的 3 小时生命接力

大年初三凌晨 2 点，急促的急诊电话打破了夜的宁静。一位 60 岁男性患者上腹部持续疼痛半小时，无法缓解，请求出诊。

根据家属描述，患者有饮酒史，浑身无力，伴有恶心症状，发病前有饮酒及进食油腻食物史，乍一听像是消化系统疾病，但急诊医学科主治医师梁冰伟却隐隐觉得哪里不对。

出于职业敏感，他和值班护士冯鑫轲又立刻为患者做了心电图检查。结果竟提示为：急性下壁 ST 段抬高型心肌梗死！患者心率低至 33 次／分，三度房室传导阻滞，血压偏低，随时可能出现心脏骤停，接下来的每一分钟都很关键！

急诊心梗绿色通道立即启动！凌晨 2 点半，患者被送至抢救间，急诊医学科张宝瑞医生接棒，全力维持患者生命体征，为介入治疗做好周全准备。几分钟的工夫，他已是满头大汗。凌晨 3 点，心内科主任医师楚英杰和主治医师宋慧慧为患者顺利植入支架。凌晨 5 点 10 分，手术结束，患者平安返回 EICU 病房。

勇闯"生死关"的生命急救

在省医急救中心闯过"生死关"的，还有患者老蔡。

老蔡节日期间突发急性心肌梗死，入院后病情十分危重，随时可能猝死。

值班医护人员迅速投入紧张的救治工作中：心电监护、吸氧、建立静脉通路、静脉给药、抽血完善急诊化验和床边辅助检查……主治医师李法良第一时间评估患者，完善相关检查。

经过冠状动脉造影发现，老蔡的心脏血管梗死十分严重，仅剩一支严重狭窄的血管供血，其他血管基本陷入瘫痪，随时有可能"罢工"，尽早开通闭塞血管及时抢救至关重要！事不宜迟，医务人员当即对老蔡实施治疗，介入团队紧急开通他的闭塞血管，打通了"生命通道"。老蔡终于转危为安。

老蔡家人孩子远在他乡，无人照料，这次突然发病，更让他难上加难。李法良得知情况后，立即买来热乎乎的饭菜，叮嘱他好好养病，保重身体。

不善言谈的老蔡再也忍不住了，泪如雨下，哽咽着说："谢谢你们……"

每一次生命闯关的背后，是医护人员始终如一的坚守。今年春节，宋金领又是在工作岗位上度过的，这也是他连续 4 年在工作岗位上过春节了。

"从早上八点接班开始，一直忙个不停，别说喝水吃饭，上厕所都来不及。"由于患者很多是从外地转来的危重患者，一个接一个，宋金领和同事们根本没时间喘口气。

春节期间，省医急救中心共接诊患者 2526 人次，出诊 61 人次，抢救 439 人次，收入院 235 人次，为一个个面临生死关头的患者带去了希望。

隔离病房的一个个希望

正月初四，立春。对于 73 岁的张奶奶来说，这天更是个好日子，经过郑州市第一人民医院航空港区医院 30 天的治疗，她要康复出院了！

不同于一般的患者，张奶奶双目失明，同时有阿尔茨海默症、精神行为异常、大小便不能自理等状况，是感染一病区医护人员的重点关注对象。为期一个月的治疗，白衣战士既是医生、护士，又是儿女、亲人。

由于沟通困难、依从性差，老人不能完全配合治疗，吃药也不按时按量，为此，副主任医师况红艳坚持早晚查房，细致观察病情和用药治疗情况，并要求医护人员多留心、多观察，保证治疗效果。在生活护理上，坚持把每顿饭送到床前，帮助喂饭、协助如厕，每半小时巡视一次病房……

医护人员一起无微不至、事无巨细照料着张奶奶的生活起居，并陪伴老人一起过了一个温暖祥和的春节。立春这天，张奶奶顺利康复出院，孙勇医生和朱永霞护士推着轮椅将她送出楼外。

为让病区里的患者都能感受到新年的喜庆，感染一病区葛运利护士长想方设法托人购置了一大批窗花、春节挂饰和新年公仔，与大家一起装饰病区，营造春节气氛。医护人员还把礼物还一一送到患者手中，为大家送去新年祝福。

收到礼物后，患者姜女士亲手将窗花贴在了病房的玻璃上，"我心安处即吾乡，有白衣战士在，我什么都不担心！新年愿望就是早日康复，和照顾我们的白衣战士一起在户外拥抱春天！"

春节期间，恰逢冬奥会开幕，刘友明护士紧跟时事，将可爱的冰墩墩画到了防护服上。他说："希望能给病区的患者多一点新鲜感，同时也希望乐观进取、顽强拼搏的体育精神能鼓舞这里的每一个人！"

祝亲爱的你们节日快乐

春节期间，港区定点救治医院感染九病区的每一位患者，都收到了由白衣战士精心制作的"专属"新年贺卡。

"亲爱的×××叔叔"，"亲爱的××小朋友"，"祝您早日康复，虎年大吉！"

因条件限制，贺卡只是用普通的粉色纸制作，但每张卡片上，都极为用心地写上了患者的名字、妙趣横生的卡通老虎和"加油"字样的图案。

这一抹少女粉，就像有魔力般，点亮了隔离病区寂静的夜晚，温暖着每一个人。

贺卡的主创人员是九病区的护士长张博，她说，"在医院本部时我是儿科三病区的护士长，每年春节都会为患儿准备一些小礼品，而在这里，没有条件准备礼物，我们就想动手做一个有意义的礼物送给患者。"

张博把想法告诉李春燕、夏梦婷等人，大家不谋而合，一有空就商讨贺卡的设计。"在这个过程中，我们也体会到了给他人准备礼物的满足感和幸福感"，夏梦婷说。

一位患者收到卡片后十分感动，第二天医务人员收到她在卡片背面的留言，其中写道："祝亲爱的你们日后一切顺利，感谢辛苦付出！"

2022-02-21

换肺 5 年后，他当上了父亲

5 年前，仅 29 岁的小叶全靠吸氧度日。

他饱受疾病折磨，路不敢走，活不能干，逐渐变得抑郁消沉。

濒临崩溃之际一个意外消息，让小叶做出一个大胆的决定：换肺。

一封长达 3 页，近千字的感谢信，还原了一段医患共情、互相治愈的故事。

这天，河南省人民医院肺移植中心忙碌依旧。

肺移植中心主任魏立突然收到一条信息：我是小叶，5 年前在咱们这里换肺，我当爸爸了。

随后，小叶发来了儿子的照片和一封长达 3 页的感谢信。

患上矽肺 他几度轻生

小叶是辽宁省鞍山市岫岩县人，左肺移植术后 5 年。

2021 年 12 月 4 日中午 12 点，随着一声婴儿的啼哭，小叶当父亲了。

事情要从 14 年前说起。2008 年秋，小叶和哥哥一行人到内蒙古做一种玉石的加工，没有及时进行防护。

谁知，两年过去了，2010 年，小叶开始出现胸闷气短、身体无力症状。2011 年，他连走路都十分吃力，整个人就像负重前行。

次年，小叶被确诊为矽肺。身体每况愈下的他，最后连洗脸、刷牙都无法自己完成。

2015 年，小叶已经完全依靠吸氧度日，体重快速下降至 80 多斤。

濒临崩溃时，小叶在网上看到了一位尘肺病患者在河南省人民医院换肺成功的消息。

在家人的支持下，小叶决定放手一搏。

精心医治 他勇闯鬼门关

2016 年 11 月末，小叶见到了河南省人民医院肺移植中心主任魏立及其团队。

详细了解小叶的病情后，魏立认为情况不容乐观，需要换肺治疗。

肺是人体与外界大气相通的器官，受感染的机会多，且肺脏本质脆弱，开放引起的再灌注损伤比其他器官都大。再加上肺在体外保存时间极短，缺血状态下超过 6 个小时就存在被破坏的危险，超过 12 个小时呼吸功能就会基本丧失。

因此，肺移植手术复杂、感染风险高、围手术期治疗及护理难度大，对手术操作技巧要求极高，术后病人的排斥反应强、并发症多，手术成功率极低。

肺移植手术也因此被视为人体器官移植的"珠穆朗玛峰"。目前，我国仅有不到 10 家医疗机构具备开展肺移植手术双资格（医疗机构执业资格和医师执业资格），我省唯一一家"双资格"单位是河南省人民医院。

魏立为小叶制定了详细的手术和预后方案。

了解到小叶家境困难，医务人员积极为他捐款，并且联系相关慈善机构募捐。

经过 19 天的等待，小叶等来了合适的肺源。

魏立、副主任医师贾向波、主治医师徐磊等高质量完成手术，成功将小叶已经丧失功能的左肺置换成健康肺。

术后，护士高培玉悉心照顾，魏立一天数次到小叶身边，帮助他树立康复信心。

3 周后，小叶顺利出院。

"我出院了，我又活了！"小叶在出院时这样感慨。

心怀希望　他感谢医生

逐渐恢复健康的小叶，生意也重新有了起色，结了婚、当了父亲。

回忆起往日的一幕幕，小叶很是感慨："真像做梦一样。命运和我开了一个大大的玩笑，好在结局是美好的。这一切都要归功于支持我、帮助我的人。特别是魏立主任以及全体医护人员，为他们精湛的医术和平易近人的品德点赞。向他们致敬。"

21 天，让肺移植患者重返社会

自 2015 年 12 月魏立带领团队开展肺移植手术以来，肺移植团队收到患者的感谢信不计其数。每逢佳节，很多患者都会向医务人员送上祝福与感谢。大家还成立了"胸外科肺移植病友群"微信群，及时分享康复后的幸福生活。

7 年里，省医肺移植团队共为 90 余位患者换肺成功。其中两位肺移植患者组建了幸福家庭，一位患者当上父亲。

魏立感慨颇深："现在只需 21 天，就可以让一名肺移植术后患者重返社会。对我们来讲，也是十分有意义的一件事。我们唯有带着对生命的敬畏感做好手术，不辜负器官捐献者的寄托，不浪费受捐者的希望，才对得起这份职业。"

2022-02-24

重症监护室，秘密生日会，还有更多不为人知的感动

"拿上蛋糕，带上气球，咱们现在出发"。

2月18日，在河南省人民医院中心ICU一病区，转过轮椅的患者杨大哥终于见到了妻子。

在掌声和祝福声中，他为过生日的妻子深情送上了蛋糕，蛋糕是医务人员为他精心准备的，而这样的"惊喜"并不是偶然。

当"苦恼心事"遇见"惊喜计划"

当日一早，病区护士长邹辉煌在巡视病房时，感觉杨某似有心事的样子，询问原委才知道，前一天是他妻子的生日。

以往妻子过生日时，家里总是一片欢声笑语；如今自己生病住院，妻子跑前跑后，每天都要承受身体和心理的巨大压力，杨大哥有着深深的遗憾和自责。

"买个蛋糕吧！现在还不晚，打起精神，我们帮你！"

邹辉煌与胡玉娜护士长商讨后，向王文杰主任汇报，决定为杨大哥的妻子组织一场秘密生日会。订蛋糕、吹气球、手写情书……仪式感拉满，一切都在悄悄进行。

中午，当杨大哥的妻子看到医护人员精心准备的蛋糕后，泪水再也无法抑制……

人文病房，用心治愈

这样的温情场景在ICU已屡见不鲜。

每当有过生日的患者，医护人员都会量身打造温馨的生日会。一块蛋糕、一张贺卡，带来了关心关注和深深的祝福……

即便是无法自理的危重患者，医务人员也要亲口道一声祝福。

每天早上7点整，ICU一病区都会响起温柔动听的话语，广播中有实用的科普知识、振奋人心的心灵鸡汤、悠扬舒缓的乐曲……这样的播报已经坚持了600多天。

对身体虚弱不方便说话的患者，医护人员专门买了可爱会叫的小黄鸭、小粉

猪。患者用手轻轻一挤，就会发出声音，提醒医护人员需要帮助。

"我想关灯，我很热，我想翻身……" 指着精美的卡通识图卡，可以针对日常需求发出"指令"，由医护人员给予及时贴心的照护。

对于洗头、洗脸、洗脚等要求，医务人员全力满足，竭尽所能让患者安心养病。

对需要加强康复锻炼的患者，专门购买康复玩具，将枯燥的康复锻炼变成了游戏。

为了让疫情防控期间相互关心的亲人能够通上话，医务人员会适时组织患者和家属视频通话，让爱意的传递不存在间隔。

更有春节等节假日期间的喜庆氛围、特意定制的喜庆口罩，都在传递爱意。

一本本悬挂的留言本里，写满了一一个温暖故事和对医务人员的感激之情。

纵然从重症监护室转移到普通病房，这里的医务人员也会进行面对面访视，及时了解患者的感受，进一步改进医疗服务。

在这里生死必争，在这里忙忙碌碌，但面对患者的医务人员，总是笑容满面。有患者这样感慨："有点不想走了，你们鼓励我、照顾我，像家人一样亲"。

2022-03-07

书香、花香，还有荣誉送到身边

3月8日是第112个"三八"国际妇女节。

她们是母亲、是女儿、是妻子也是守护生命的战士。一袭白衣，初心无悔。

让柔美、纯净、自信、担当，在万物复苏、莺飞草长的春天绽放……

3月7日下午，河南省立眼科医院12楼会议室。河南省人民医院第37期"幸福省医·经典共读"读书分享会精彩举办。本期读书分享会由院工会主办，生殖医院承办，采用线上线下相结合的方式进行。院长陈传亮、党委副书记兼工会主席武素英、副院长孙培春参加分享会。

武素英副书记宣读《河南省人民医院关于表彰2021年度"三八红旗集体"和"三八红旗手"的决定》。

陈传亮表示，过去的一年，在院党委的正确领导下，全院女职工在各自的工作岗位上努力拼搏、无私奉献，以"巾帼不让须眉"的飒爽英姿，在抗疫大战、抗洪大考中发挥着不可替代的巾帼力量，展现了铿锵有力的巾帼担当，在医院高质量发展中展现出"半边天"的巾帼风采。读书分享会策划精心、主题鲜明、内涵丰富，体现了省医女职工丰富的精神追求和积极向上的价值取向。要持续深入开展读书分享活动，不断总结经验，打造活动精品，推动医院文化建设向更高水平发展。全院女职工要在院党委的坚强领导下，振奋精神，鼓足干劲，开拓创新，把工作岗位当成奋斗的舞台，在医院高质量发展的征程中书写精彩人生。

读书分享会上武素英、孙培春共同诵读诗歌《女性之光》，向自立、自信、自强的新时代女性致敬。

生殖医院党总支书记张卫华诵读《蝶恋花·答李淑一》；生殖医院常务副院长张翠莲朗读《女性到底有多美》；产科副主任王瑜朗读朱自清散文《春》；生殖医院医生贾楠朗读杨绛的《一百岁感言》；妇产科副主任朱前勇诵读散文《念你们的名字》；生殖医院主管护师常敬茹分享朱自清的诗歌《赠友》；医学遗传研究所护士长王鑫、主管技师康冰分享《假如给我三天光明》；生殖医院医生徐焕霞诵读诗歌《做最好的自己》；生殖医院运营发展部主任张宇晖分享诗歌《因为有你》；儿科护士长马彩霞分享冰心名篇《寄小读者》；生殖医院副院长李杭生分享舒婷的诗歌《致橡树》；妇科樊茹佳、生殖医院李东晗主持读书分享会。

2022-04-13

沉浸式揭秘：手术室里到底什么样？

在这里，一个个生命走向复苏；在这里，他们精诚团结守护患者健康；在这里，严谨认真的精神无处不在；在这里，他们用心服务用爱沟通……

这里就是——手术室。

手术室里究竟什么样？

手术室最核心的部分，洁净的手术间，医护团队在这里陪伴不计其数的患者一起与病魔战斗。

完成一台手术要做哪些工作？

每天上午 7 时许，手术室医务人员开始更衣，按照要求规范着装，从一名普通人变成"绿衣战士"然后陆续前往工作岗位。

"成功的阶梯，你在哪一步？"

醒目的标语激励着医务人员努力学习不断进步。

7 时 30 分到 8 时 10 分，巡回护士和器械护士各司其职，巡回护士前往普通病房，护送即将接受手术的患者至术前准备间。器械护士会将手术包配送至各个手术室，对各类器械进行术前整理。

8 时 10 分到 8 时 50 分是术前准备期，巡回护士为患者静脉穿刺建立通路、导尿等，遇到情绪焦虑的患者他们会细心安慰医患同心，与病魔斗争。

麻醉医师开始实施动脉穿刺、深静脉置管、全麻插管等操作。

器械护士在手术间整理手术台等相关器械，将配送好的手术包打开，建立无菌器械台。

麻醉医师、手术医师、手术室护士在手术前，对患者的各类信息进行三方核查，核对会在术前、术中和术后进行三次，确保万无一失。

外科刷手是医务人员走上手术台前非常重要的一步，手心、手背、小臂甚至指甲缝，都必须按照流程，用无菌手刷和医用洗手液严格刷洗，确保术者双手及手臂符合无菌技术操作要求。

术前，手术各类器械、耗材的种类和数量会严格清点、记录在册。

所有工作准备完毕，手术团队开始为患者实施手术，手术团队的人数根据手术的难度而定，少则五六个人，多则十几人。

手术医师会用专用笔，在患者手术部位皮肤做出标记，然后手术开始。

从这一刻起，所有人一丝不苟，注意力高度集中术中，主刀医师、第一助手、第二助手、器械护士、巡回护士默契协作麻醉医师、麻醉护士密切关注患者体征。

每一把手术刀的传递，都是生命的延续。

术中，他们还可能多次往返于手术间和谈话间，及时向患者家属通报患者病情。

一台手术，两三个小时是常态，七八个小时也不时发生。累了，他们就在两台手术的间歇去休息间休息，恢复体力。

从朝阳升起忙碌至夜幕降临，夜深人静时依然能够在手术间看到他们的身影。

每台手术结束后，医务人员都会对所有器械和耗材的数量，再次清点术前术后数量一致后，医务人员才会对手术伤口进行缝合手术完成。

随后，患者会被转至麻醉恢复间苏醒。

医务人员会对所有麻醉恢复期的患者进行精心照护，确保他们从麻醉状态安全苏醒。

面对小患儿医务人员特意购买了一些小玩具，缓解宝宝们术后的焦虑感。

至此，一台完整的手术正式结束，根据病情患者会被转往普通病房或 ICU 接受进一步治疗。

每一位患者都是同样的经历，留下疾病带走健康。

当所有的患者都做完手术，医务人员还要对手术间回风口滤网进行清洁，保洁人员会对手术间进行消杀处理。

还有一个大家很关心的问题，很多医务人员在手术室一待就是一天。

他们是怎么解决吃饭问题的？

为了方便手术室医务人员用餐，后勤保障部在二楼生活区专门开设了食堂。

四荤四素、捞面条、烩面、泡馍、米线、水果、饮料……

你知道世界上哪里的空气最洁净吗？

没错，是手术室！

一般来讲，洁净手术室按等级标准分为百级、千级、万级和十万级。级别最高的百级层流手术室，要求大于或等于 0.5 微米的尘粒数不得超过 3.5 粒／升，大于或等于 5 微米的尘粒数为 0。这是什么概念？通俗地说，即使一个月无人使用，地面依然一尘不染。

不仅如此，手术室室内温度常年控制在 22 ～ 26℃，湿度控制在 40% ～ 60% 之间，环境清新洁净，不仅保证了医护人员和患者的体感舒适度，也极大降低了患者的感染率。

2022-04-29

他们以这样的形式，致敬劳模、讴歌劳动者精神

繁花似锦的 5 月，是劳动者的节日。

那足迹铿锵的奋斗，那赤诚滚烫的初心，那可敬可爱的模范。在流水的时光中深深印刻，在无悔的岁月里传承不息。

劳模精神、工匠精神、劳动者精神，平凡、伟大、质朴、热烈熠熠闪光。

沐浴着明媚阳光，伴随着书香花香。在暮春与初夏交替之际"幸福省医 经典共读"读书分享会如约而至。

在"五一"国际劳动节即将来临之际，由院工会主办、后勤分会承办的河南省人民医院"幸福省医·经典共读"第 38 期读书分享会，在省立眼科医院会议室举行。

河南省人民医院党委副书记兼工会主席武素英、副院长申志强、总会计师李建军，以及医院历届劳模代表等参加读书会。

本次读书分享会采用线上线下相结合方式举办，以"弘扬劳动精神 争当省医先锋"为主题，旨在进一步激励全院干部职工传承弘扬劳模精神、劳动精神、工匠精神，致敬先进、鼓足干劲、奋力拼搏，以优异成绩助力医院发展，喜迎党的"二十大"胜利召开。

财务部刘青源、幼儿园李其纯主持读书分享会。

书香四溢，向劳动者致敬

申志强副院长现场分享了长篇抒情诗《东方的太阳》，传递了对历史的沉思和对未来的向往，穿越历史烽烟的豪迈，激励所有人铭记功勋、继往开来、不懈奋斗。

李建军总会计师分享《人体简史》，展示了令人震撼的生命奥妙和科普的内涵与温度，让我们更好地了解自己的身体，快乐工作、健康生活。

后勤党总支书记白延涛朗诵诗篇《五月》，以田野、春雨、果实、双脚等意向象征劳动与奋斗，诠释劳动的伟大意义，讴歌劳动之美，向劳动者致敬。

财务部主任雷志勤朗诵《五一劳动节——致敬每一个生活努力的人！》，为

平凡岗位上的不平凡业绩喝彩，向所有劳动者致以深深的敬意和祝福。

财务部会计科雷蕾分享了我院文化建设系列微丛书《生命的暖阳》"修复'中国脊梁'的医者"节选，高延征主任的事迹历历在目、跃然心间，深深打动了每一位听众。

财务部李宏威分享了《初心最美》一书中"最美奋斗者"许振超的故事，感受榜样的力量，学习他立足本职，干一行、爱一行、精一行的"工匠精神"和"创新精神"。

消防科梁宁璞身着消防制服登台，分享了诗篇《勇气》，阐述了不同人生境遇和人生阶段中，勇气的丰富含义和非凡意义，讴歌劳动者永不言弃、勇于进取、奋斗不息的优秀品质。

财务部刘青源诵读了红色经典故事《朱德的扁担》，重回烽火激昂的革命岁月，感受人民解放军官兵之间的浓浓真情。

医院幼儿园教师郭影朗诵了文章《初心》，倾情讲述了每一位"园丁"的辛勤付出和无悔选择，用平凡的劳动在幼小的心灵中播撒希望，孕育未来顶天立地的栋梁。

分享会最后，幼儿园孩子们表演了童趣满满、精彩纷呈的舞蹈——《劳动最光荣》，以纯真的笑容、清甜的嗓音感染着现场每个人。

献花向阳，聆听劳模心声

劳模精神是中国共产党精神谱系的重要组成，是激励一代代劳动者奋发有为、建功出彩的不竭动力。读书分享会上，8位荣获全国、河南省五一劳动奖章的医院历届劳模代表共同登台，深情讲述他们的故事、心声，表达对劳动者的寄语和祝福。

医院幼儿园的孩子们用超轻泥精心制作了一朵朵美丽的向日葵花束，献给劳模代表。

劳模说（以姓氏笔画排名）

王凯 / 呼吸与危重症医学科

2020年，在抗击新冠疫情的紧要关头，我作为河南省第五批援鄂医疗队队员驰援武汉，在方舱医院全力救治患者，荣获全国抗击新冠肺炎疫情先进个人、全国先进工作者称号。感谢医院对我的培养，感谢省医大家庭，让我不断成长、不断进步。

王梅云 / 医学影像科

去年，我带领团队，在国内率先开展帕金森震颤磁波刀治疗，荣获河南省五一劳动奖章。从"小我"角度，劳动创造幸福、也成就了我们，只有劳动才能让我们梦想成真；从"大我"角度，劳动是人类社会存在和发展的基础，只有劳动，才能使国家富强、民族复兴。我们要共同努力，用劳动之光照亮祖国的伟大复兴之路。

乔亚娟 / 华中阜外医院

2016 年，我被河南省总工会授予"河南省五一劳动奖章"。劳动创造美丽，读书点亮生活，我很自豪自己是一名白衣撰甲的战士，我热爱这份职业，愿意为它奋斗终身！想和大家分享一句我特别喜欢的话："你曾吃过的苦，受过的累，挥洒过的汗水，终将化成一束光，指引你前进的方向"。

邹琦 / 急诊医学科

我于 2017 年参加省卫生应急技能竞赛，从而获得河南省五一劳动奖章。这份荣誉不仅是我个人的，更是对从事急诊和应急工作人员的肯定与鼓励。急诊是守护生命的前沿阵地，我们要立足本职岗位，踏踏实实工作，不断钻研新技术、新业务，更好地为患者服务，为生命护航。

郝双双 / 耳鼻喉科

我在 2017 年参加了全省老年护理技能竞赛，荣获个人一等奖，被河南省总工会授予五一劳动奖章。荣誉属于过去，未来在于创造，我们要始终保持谦逊恭谨、不骄不躁的作风，珍惜荣誉、再接再厉、脚踏实地、真抓实干，为省医发展贡献自己的力量。

荆婵 / 感染性疾病科

我是 2016 年获得的河南省五一劳动奖章。"塑天使形象,满怀爱心,精益求精"。从入院开始，我就深耕在重症护理的岗位上，当看到我护理过的每一位重症患者成功转出 ICU 那一刻，让我更加珍惜生命，更加尊重生命，更加坚定我立足重症岗位的信念。

胡爱侠 / 病理科

因为在"两癌筛查"等工作方面的贡献，我荣获 2011 年河南省五一劳动奖章。多年来，我秉承"一勤天下无难事"的精神，坚持讷于言、敏于行的做人做事原则，全身心投入工作、服务群众健康。劳动创造文明、价值和幸福，让我们进一步发扬劳动精神，勤奋工作、善于钻研，做专业的领跑者。

高延征 / 脊柱脊髓外科

我是 2014 年，因为发明 GYZ 颈椎记忆压力钢板，获"河南省十大职工创新成果奖"，同时获得河南省五一劳动奖章；近 4 年坚持开展"脊梁工程千人救助计划"慈善公益项目，于 2021 年获得"全国五一劳动奖章"。我将继续弘扬劳模精神、工匠精神，做爱岗敬业、勇于创新、淡泊名利、甘于奉献的好医生。

2022-05-27

河南省人民医院 6 个 "周末特色门诊" 开诊

肥胖、痛风、糖尿病、高血脂、矮小症、骨质疏松、男性功能……

有些病，本应尽早就医但工作日实在太忙，总想着等到周末，再去医院找专家看看吧。

可是……周末休息日专家坐诊吗？看病会不会不方便啊？

于是，心里各种纠结、忐忑。

在河南省人民医院您真的无需为此忧虑。

在河南省人民医院不仅实行周末节假日同质化服务，为方便周末前来就诊的患者， 更有 6 个 "周末特色门诊" 开诊。

体重门诊，科学管理身上的肉肉

医院内分泌科专门设立了体重管理门诊，联合多学科成立了肥胖管理中心，通过饮食管理、运动控制、行为治疗、微生态膳食干预、中医药针灸、药物治疗和代谢手术等多种手段定制个性化方案，助力科学减重。

垂体－肾上腺－矮小门诊，我们不只看身高

垂体疾病：下丘脑和垂体各种肿瘤、增生、脓肿等，垂体前叶功能减退、空蝶鞍综合征、中枢性尿崩症、肥胖性生殖无能综合征等各种垂体先天性疾病。

醛固酮增多症、皮质醇增多症、嗜铬细胞瘤等相关疾病；肾上腺皮质增生、肿瘤、淋巴瘤、癌、结核等肾上腺疾病，肾上腺原发或继发的功能减退、先天性肾上腺皮质增生等。

孩子矮小症需要早发现、早治疗，造成孩子矮小的病因通常较为复杂，包括生长激素缺乏性矮小、特发性矮小、特纳氏综合征、小于胎龄儿、软骨发育不全、甲状腺功能减退、性早熟等。

痛风－高脂血症门诊，保护血管和关节

为高尿酸血症、痛风、高脂血症和动脉粥样硬化的患者提供规范化诊疗及健康教育。

妊娠期糖尿病门诊，周四也有，地点在产科

妊娠期糖尿病（GDM）是妊娠期发生或首次发现的不同程度的糖代谢异常，对母婴的影响程度取决于糖尿病病情及血糖控制水平。

门诊可以为妊娠糖尿病、糖尿病合并妊娠患者提供孕期的饮食、运动、血糖监测、药物等方面的指导。

孕期甲状腺疾病患者、怀孕合并其他内分泌疾病备孕患者也可在该门诊得到专业的指导。

为了方便孕妈妈们，门诊西区三楼围产保健也开设有糖尿病一日门诊，每周四全天开诊，用寓教于乐、轻松诙谐的方式，为孕妈妈们提供一对一健康指导，进行个性化全方位的诊疗服务。

骨质疏松－更年期综合征门诊，老年人更要有"硬骨头"

绝经后骨质疏松症、老年骨质疏松症、特发性骨质疏松症和继发性骨质疏松症。

对围绝经期女性进行早期干预、筛查，以及对窗口期内已有症状女性进行规范治疗及随访，予以健康教育、饮食治疗、运动治疗、相关监测随访、药物治疗，实现早干预、规范治疗、改善更年期近期症状。

糖尿病男性功能门诊，专门解决"男"题

糖尿病所致性功能异常是糖尿病慢性并发症之一，发病率是非糖尿病患者的2～5倍，但经常被忽视。

2022-06-21

"心"房通电，百岁老人迎来"双重"生日

张奶奶马上要百岁了，尽管年事已高，但身体依旧硬朗。

这一段时间全家都在为老人张罗百岁生日，看着身边忙碌的孩子们，老人格外开心。可就在生日的前几天，张奶奶突然感到一阵心慌，随后就失去了意识，等到再次清醒时已经是在医院的病房中。

经过细致检查河南省人民医院全科医学科做出精准诊断，病态窦房结综合征。

人的心脏有四部分，左右心房和左右心室，如果把心脏比作房子，病态窦房结综合征，就是房屋中的电线出了问题，时不时会发生短路。

反映在身体上，会出现乏力、头昏、眼花、反应迟钝失眠、记忆力差等症状。

严重的患者就会像张奶奶一样出现短暂黑蒙、晕厥。听着陌生的疾病名称，一丝阴霾悄然爬上了张奶奶的脸庞。

能不能为心脏重新"通电"

能，可以安装心脏起搏器。心血管急诊综合病房二科主任楚英杰的回答，让张奶奶重新燃起了希望。

老人已接近百岁，合并有高血压、糖尿病等多种慢性疾病，手术风险可想而知。但经过严格的术前评估，经验丰富的楚英杰肯定了手术的可行性。

举重若轻，铅衣下是灵活的双手

穿着二十多斤重的铅衣，楚英杰主任和董淑娟副主任医师在 X 线的指引下，精准地将心脏起搏器安装到位。

从电极的进入每一处的缝合，医生稳定的双手让原本紧张的张奶奶逐渐安下心来。

"手术就像拉家常"这是张奶奶对手术的直观印象。

手术采用局部麻醉调试过程中张奶奶随时都可以和医生沟通，就在这一问一答之间手术顺利完成。

生日出院，她说这是她的第二次生日

入院时紧张、不安、疾病有一种彻骨的冰冷始终缠绕着她。

手术后平和、安全、健康有一种暖意从心底流向四肢。

以往即使是在夏日，她也总要披上一条薄毯，经过治疗恢复老人的四肢逐渐变得温暖。

住院期间张奶奶的病房似乎格外热闹，医生护士在查房和护理时都要为老人送上生日的祝福。

张奶奶不止身体在恢复精神状态也一天比一天好，总是乐呵呵地和病友聊天分享自己康复的喜悦。

百岁生日当天张奶奶顺利出院，幸福的大家庭重新完整。

出院时，张奶奶格外高兴。"心脏的每一次跳动，都有一股暖流充满全身，今天不仅是我的生日，也是我新生的日子"一封饱含心意的感谢信也被老人的家属送到了医生手中，字里行间之中透露的是对医护人员的感谢，也是对未来健康生活的期盼。

2022-06-23

凌晨 1 点的服务区，男童突发急病

男童凌晨在服务区突发高热惊厥，焦急万分之时，一辆急救车仿佛"从天而降"车里走出的河南省人民医院儿科医生护士带着接诊抢救包……

这无比巧合的一幕，发生在今天凌晨 1 点的驻马店服务区。

6 月 22 日晚河南省人民医院儿科医生张芳芳、护士张亚楠，以及互联智慧分级诊疗危重症转运车司机李瑞予、宋玉森，一起到驻马店泌阳接诊一位创伤性脑出血患儿，回程已是深夜。

6 月 23 日凌晨 1 点，他们到驻马店服务区给车加油，就在加好油准备上高速时，一位女士抱着一个男童挡在车前带着哭腔求助："医生，救人，我孩子抽（搐）了，我孩子抽（搐）了"司机李瑞予见状，一边立即告诉医生张芳芳，一边急忙下车查看情况。

从洗手间返回的护士张亚楠看到，男童浑身抽搐，头向后仰，双眼向上凝视，哭闹不止，立即打开车门，拿出抢救包。

正在车内照看接诊患儿的医生张芳芳一个箭步跳下车，抱起抽搐的男童，查看面色、生命体征，见其口唇青紫、面色发绀。

经询问，男童有抽搐发作史。之前体温有 38.8 摄氏度，家长刚给其喂服了退烧药。

医护人员判断，这是高热惊厥属于儿科常见急症之一，紧急处理措施主要是吸氧＋镇静止抽。

询问男童体重后，医护人员给其吸上氧气，张亚楠根据其体重配好了镇静药物。

镇静药物需要静脉推注。现场昏暗的灯光下，男童的爸爸用手机打着光，经验丰富的张亚楠找准右脚的血管，一针扎上。

紧接着，推注镇静药物。

用药不到 1 分钟男童停止抽搐安静地睡着了，整个抢救过程不到 5 分钟。

处理完紧急症状，两人又详细向男童父母交代后续的注意事项。

虽然抽搐暂时止住了，可如果在高速路上再次发生高热惊厥，后果不堪设想。医护人员建议男童父母，先带着到医院进一步治疗，等症状稳定了再作其他安排。

"您可以带孩子就近去医院，也可以跟我们回河南省人民医院儿科。"医护人员给出两个建议。

由于驻马店离郑州尚有两小时车程，男童父母经权衡后，决定去就近的医院治疗。

考虑到孩子转诊路上不能中断缺氧，医护人员送上了充好氧气的氧气袋。

"真是不知道怎么感谢你们……"感受着细致周到的安排，男童父母喃喃地说。

"不用谢，治病救人是我们的分内事。只要孩子平安，一切都值得"。

危重症转运车内的患儿家长目睹这一幕，也连连称赞："你们怎么这么神啊，孩子一下就不抽了"。

其实，连夜转诊的儿科医护人员，已经有些疲惫了。但当一个患儿面临紧急救助时，她们立即行动起来，配合默契，操作精准娴熟，全力守护健康和生命。

2022-06-29

有人晒晕在高楼顶上

进入 6 月，河南多地连续发布高温红色预警，郑州更是连续多日冲上 40℃。

高温之下，因中暑就医的人群显著增多，而其中最严重的甚至出现生命危险。

顶楼之上，被晒昏厥的患者

盛夏中午 12 点，正是一天最热的时候，河南省人民医院急诊科接到出诊电话"有人在大太阳底下，好像晕倒了！"

省医急救团队立刻出动，8 分钟内就赶到了现场。

在金水区一栋大厦的顶层队员们见到了已经昏迷的患者。

出诊医生任佳回忆，患者是名中年女性，浑身赤裸暴露在太阳底下，当时楼顶摸上去地表温度接近 70℃。

意识不清，全身潮红、大汗、皮肤灼热。

体温更是高达 41.2℃。

血压已经监测不出，医生很快给出诊断：可能是热射病。

热射病，该病是最严重的热致疾病类型。

主要特征就是：核心温度升高 > 40℃，中枢神经系统出现异常，如精神状态改变、出现抽搐或昏迷，并有多器官损害的危及生命的临床综合征。

如不及时治疗，死亡率高达 50% 以上。

护士徐卫亮和急救员朗鹏飞，立即将患者转移到阴凉处降温，同时配合静脉双通路快速补液。

专业、迅速处理完成后患者核心体温降至 39.5℃。

随后，细心的队员为患者贴心地盖上衣物遮羞，并将她从 6 楼抬下，紧急送往河南省人民医院急诊抢救室。

接力护航，全力救治无名患者

尽管没有家属，但一系列抢救措施依然在紧张进行补液、物理降温、监测体温畅通气道、镇静管理……

与此同时，医护人员也在多方联系，帮助无名患者寻找家人。

"她是谁？"

"为何离奇晕倒在楼顶？"

"她的家人在哪里？"

在警方帮助下终于找到了患者家人，结合家人和警方的线索，大家才拼凑出了故事的另一半。

原来这是一位有精神障碍的女性，不久前发病独自外出不慎走失，辗转流落至金水区一栋大厦后，被热心市民发现并报案，患者随后被转入急诊重症监护室接受后续治疗。

管床医生王鑫介绍，在医护人员的精心治疗和陪伴下，从抽搐昏迷到呼吸循环衰竭，从凝血功能障碍到多脏器功能衰竭，患者一路艰难闯关，目前病情已明显稳定好转。

热能死人？

这个病真的很严重。

可为什么只是在太阳下晒了会儿，就会有这么严重的后果？

这是因为正常情况下，人体内部器官需要在一定的温度范围内工作。

这个温度被称为"核心温度"，范围大致在 $36.5 \sim 37.5\,℃$ 之间，在持续高温、高湿的条件下就像电脑温度过高主机就会烧坏。

人体的核心温度迅速升高，会导致严重的器官功能障碍，因此，核心体温升高是热射病的罪魁祸首。

热射病最突出的表现就是体温持续升高可达 $40\,℃$ 以上。

患者会感到乏力头晕，甚至意识不清体内其他器官也纷纷"宕机"。

心血管、肾脏、消化道、肝脏都会出问题，病情极其危重必须送医院抢救，热射病起病急，病情进展迅猛，病死率极高。

发生热射病，这样急救最有效

急危重症医学部急诊医学科主任秦历杰介绍，有几类人群是最容易发生热射病要特别注意。

一类是在高温高湿度环境下，重体力劳动或剧烈运动者，如夏季训练的士兵和运动员；一类是年老体弱、患有慢性疾病的老年人；一类是婴幼儿，由于其体温调节中枢发育尚不完全，语言表达能力不足，使得婴幼儿也成为热射病的高危人群。

热射病的紧急处理措施：将患者移到阴凉的地方，并第一时间拨打急救电话；不论使用何种方法，迅速给患者降温。

比如：将患者浸泡在浴缸的凉水里；将患者放在凉水淋浴下；用浇花的凉水喷洒在患者身上；用凉水擦拭患者的身体；凉湿毛巾或冰袋冷敷头部、腋下及大腿根部；或天气干燥时将患者裹在凉水浸湿的单子或衣物里用风扇猛吹。

监测患者的体温坚持努力帮助患者降温，直到体温降到38℃；如果急救人员未能及时赶到请继续拨打120、110等寻求更多的指导与帮助。

2022-07-06

游泳馆里救人的天使找到了，
危急时刻她只说了一句话

游泳馆里，有人突然溺水！

危急时刻，一位姑娘挺身而出，她只用一句话瞬间安定众人的心，紧急施救，成功化解危险随后，悄然离开……

近日，救人的白衣天使终于找到了。

她来自河南省人民医院……

6月24日下午3点，金城时代广场的一家游泳馆内大家正在悠闲地戏水。

突然，伴随着一阵急促的哨声，泳池旁边负责安全的救生员接连跳进泳池，有人溺水了。

救生员奋力将溺水者拉上岸后，一边拨打120急救电话，一边设法急救。

虽然经过培训，但第一次真正面对溺水者难免有些手忙脚乱。

"请大家都让开，我是护士，让我来。"清晰有力的一句话让现场慌乱的人群瞬间冷静了下来。

只见一位年轻的姑娘冲向溺水者，立即以专业手法为她查体。

溺水者是一名60岁左右的女性，意识丧失、口唇青紫、无呼吸，未触及颈动脉搏动姑娘立刻以专业、标准、娴熟的手法，进行心肺复苏！

一下、两下、三下……

按压很快起到了效果，在吐出一大口水后阿姨逐渐恢复了意识。

看着阿姨的嘴唇，从青紫一点点转为红润，现场所有人悬着的心终于放了下来。

等待救护车的过程中，姑娘还认真询问了阿姨的身体状况和既往病史，初步排除了心脏及脑血管疾病，为随后赶到的急救人员节约了大量时间。

众人齐心协力将阿姨送到救护车上，等到救护车离开大家才发现，救人的姑娘不知何时已经离开了现场。

游泳馆的工作人员千方百计寻找，详细查阅消费记录大量询问相关人员的回忆，直到近日，终于确定了这位姑娘的身份。

她叫马为杰，是河南省人民医院血液内科一病区的护士，也是一名共产党员是医院内科团总支书记，"当时直接就冲过去了，完全没有想太多，这是作为一名护士的本能。"马为杰回忆时说。

这天，马为杰正要下班护士长突然叫住了她，说有人送来了一面锦旗，见面后才知道来送锦旗的是游泳馆工作人员，从他们口中得知，溺水阿姨目前已康复出院。

"救死扶伤是我的天职，相信每一位省医医护人员遇到类似情况，都会第一时间站出来，全力救治患者。"马为杰说

2022-07-13

我好怀念住院治疗 98 天的日子

生病住院一般是我们不愿主动回味的经历。

然而，当它能让破灭的梦想重燃希望，让茫然的脚步重新奔跑，即使是漫长的 98 个日夜，也会变成一段闪光的回忆。

7 月 5 日，22 岁的小葵（化名）发了条朋友圈：这时她刚从河南省人民医院脊柱脊髓外科一病区出院一周，这个身世坎坷、身患重疾的不幸女孩，在病区受到有生以来最多的"宠爱"，医生、护士、病友……人们悄悄呵护着这个折翼的女孩，助她走上新的起点。

出生时腰部有肿物被弃，长大后肿物成了致命威胁

小葵来自许昌颍河畔的一个小乡村，22 岁的她经历了同龄人难以想象的艰辛。

出生时，因为背上长了一个 3 厘米左右的肿物，她被弃路旁。养父将她捡回家后无力抚养，她只能跟着年迈的爷爷奶奶一起生活。

在她 10 岁左右爷爷奶奶先后去世。养父居无定所，无力照顾。她善良的大伯大娘就收养了小葵。

苦难让小葵勤劳懂事，学习努力，成绩优秀。中考时，她本来顺利考上了高中，因为心疼大伯大娘身体不好，家里经济又紧张，她谎称自己没考上，坚持辍学帮家里分担责任。大伯大娘知道实情后为时已晚，两人不由得心酸落泪。

辍学后不久，小葵到新郑一个鞋厂打工，负责线上销售的工作。发了工资，她总是先孝敬大伯大娘，很少花在自己身上。

由于踏实肯干，她很快成了厂里的业务骨干，每天忙碌而充实。

然而，不幸却再次向这个女孩袭来。

从一两岁时，家人就发现了小葵脊柱侧弯，但那时对生活基本没什么影响。

随着她一天天长高脊柱侧弯程度越来越严重。直到去年，严重侧弯的骨骼导致她的内脏被过度压迫，小葵感到呼吸憋闷，走两步就喘。

而且压迫感发展的速度越来越快，头疼、反复感冒等症状也出现了，小葵渐渐不能工作。

她曾咨询过骨科医生，被告知如果不治疗，压迫进一步加重，几年后或许会

导致心肺功能衰竭的生命危险。

多年来，身边不断有人建议小葵去医院治疗，但考虑到家里情况，小葵并没有去就医。

这次病情威胁到生命，她真的不敢再拖了。

就在她茫然无措不知去哪儿就医时，鞋厂老板娘告诉她：河南省人民医院脊柱脊髓外科主任高延征做过很多严重的脊柱侧弯矫正手术，身边有朋友的小孩就是在他那儿成功矫正的。

"手术得花可多钱吧？我现在只攒了1万多块钱，大伯大娘前两年生病住院，家里也没啥钱了……"

"听说高延征主任那儿有中国梦脊梁工程，可以对贫困患者进行慈善救助。救助完花的钱并不多。你快去吧，我先借你5万元！"小姨得知后，也借给了她2万元。

就这样，带着好心人的资助，小葵在大娘的陪伴下来到河南省人民医院。

3个月两次脊柱矫形大手术，摆脱厄运重新挺起脊梁

就诊时，小葵的上半身向右严重侧弯，背部两肩胛骨中间有个鸡蛋大的肿块。瘦弱白皙的她走几步就气喘，但灿烂的笑容、倔强的眼神依然透出乐观自强。

接待她的是脊柱脊髓外科脊梁工程千人救助计划的志愿者李攀辉医生。

很快，高延征医护团队都知道了小葵的情况。他们被这个不幸又励志的女孩感动着，决心要尽一切力量帮助小葵重新挺直脊梁，恢复正常生活。

高延征团队用数字骨科技术打印出了小葵的脊柱模型，向小葵和大娘详细介绍了手术方案和可能存在的风险。

脊柱矫形手术属于难度大、风险高的大手术，最大的风险在于脊髓损伤可能导致的瘫痪、大出血。

自2019年1月高延征带领团队启动脊梁工程千人救助计划，协调各方力量和公益资金，救助家庭贫困的脊柱畸形患者，目前已先后手术救助600多名，畸形最严重的患者脊柱侧弯程度达160度。

除了丰富的手术的经验，脊柱脊髓外科还有"八大神器"保障手术安全：3D打印技术、3D手术显微镜、O臂、导航、手术机器人、超声骨刀、神经监护、平板C臂。

综合权衡后小葵坚定地要求手术，由于病情复杂小葵的手术最少需要分2次做。

4月20日，高延征团队为她进行了首次手术：导航引导下脊柱侧弯后路松解＋

椎管骨性纵隔切除＋脊膜膨出切除＋头骨盆环牵引术。

经过一个多月的头骨盆环牵引，6月3日，专家团队为小葵进行了导航引导下脊柱侧弯截骨矫形减压植骨融合内固定术。

术中，专家团队应用机器人辅助手术定位，智能导航引导准确植入螺钉，超声骨刀安全截骨，神经电生理检测预防神经损伤，"O"臂数字影像系统评估验证。手术和术后康复均顺利进行。

术后，她从142厘米"长高"到148厘米，原来弯曲的脊梁挺直了。内脏不再受到挤压，走路气喘的症状也没有了。

6月27日，小葵高兴地出院。

"祝愿你的人生更加美好，更加精彩，为梦想奋斗。这是我们送给你的"。出院前，高延征主任带领团队专门去为她鼓劲。

小葵从苏豫囡护士长手中接过散发着书香的《现在最好》，看着扉页苍劲有力的赠语，湿了眼眶。

科室赠给她的是《没有翅膀，所以努力奔跑》，扉页同样是高延征主任的题词：愿你以新姿态、新人生为梦想奋力奔跑。

"这是你新的起点啊，从现在开始挺起脊梁了"高延征热情地鼓励她："病情所限，虽然没有达到完全像正常人一样的效果，但对你已经是很大的转变。现在只是个起点，通过锻炼、康复，还会更好！你要比别人付出更多一些，要坚强。"

怀念住院98天的日子"医院是一个充满爱的地方"

这个细心的姑娘也悄悄地为医护人员准备了两面锦旗，用质朴的语言，感谢着医护人员。

她记得，手术前，高延征详细询问了她的家庭情况。得知小葵跟着养父母生活，家里经济较紧张时，高延征宽慰她："安心治病，钱的事不用操心。"

科室为她开通了多个绿色通道，并申请了智善公益基金、省慈善总会的资助等多项公益救助，为她申请了免费的爱心餐。

对经医保报销、慈善救助后剩余的自费部分，科室准备为小葵发动爱心捐款。

第一次手术前，看到小葵情绪非常紧张，护士谢莹邀请她一起逛街，顺便给她买了护肤品、营养品，共进晚餐。高延征主任给她送去了甜品，说"手术前应该调整到开心的状态"。

手术后，管床医生吕东波下班后没穿白大褂提着一箱牛奶去"查房"，提醒小葵注意补充营养。

护士车征给她讲了之前脊柱脊髓外科救助过的青年李二磊的故事，鼓励她树立信心。重新站起来后，李二磊现在已经成了远近闻名的创业模范，带领乡亲们一起致富。

第一次术后的头骨盆环牵引时间较长，让小葵感到特别难熬，向高延征主任吐槽。

高延征告诉她："矫正效果越好，第二次手术风险越小。牵引矫正效果得让将来的男朋友觉得可以。"

每次查房高延征都"变着花样"鼓励小葵。一次，他斩钉截铁地对小葵说："下周就给你手术"。

接下来的一周时间过得特别快，可一周过去了并没有等来手术。高延征查房时再次保证下周一定手术，小葵这才明白，这也是高主任鼓励她的方法之一。

其他病友得知小葵的经历后，纷纷自发地给予她各种形式的支持，有人悄悄送去水果、零食，有人"借"她的手机看后偷偷微信转账，也有人添加她的微信，鼓励她树立信心，坚持康复，开始新生活。

小葵在朋友圈里记录下了住院期间的点滴生活：高延征主任鼓励她的话，吕东波医生推着她去做检查，李攀辉医生经常去看她，亲人无微不至的照顾，病友们送的吃不完的牛奶和零食……

在大家的"宠爱"下，曾经的焦虑、紧张、生活习惯不规律等，不知不觉都丢掉了。

"点点滴滴，令人难忘，令人温暖，令人感动"小葵说她会永远记住这一段"治愈"的经历。

2022-08-25

22 年，患者 2000 多字口述实录，从绝望到新生

我是一名癫痫患者。

自 7 岁以来，我就和父母奔波在各种医院、诊所之间。

22 年来，我去过的医疗机构不下几十家，见过的大夫上百位。在我记忆里，最多的就是爸爸拉着我的手，走进一家又一家医院。

只要父母听说哪个大夫好，哪个医院能看病，他们就一定要带我去尝试，甚至连迷信偏方都试过。后来为了方便给我看病，爸妈还特意在北京找了工作。

我知道，他们一直对我心怀愧疚，自责当年不应该把我独自留在老家，第一次发病后未能及时照顾医治。

22 年里，医生的意见大多相似：吃药控制，控制不住就增加药量，我十分沮丧，从小到大，癫痫就像藏在我脑里的不定时炸弹，它带给我的痛苦是普通人远远想象不到的。1 个月至少发作 3 次，不分时间场所，毫无预感防备，每次我直接昏倒在地、全身抽搐，醒来后发现自己伤痕累累。

上学的时候学习成绩跟不上，被同学嘲笑；长大后，只要被别人发现这个病，他们大多选择远离。

一次我正在骑电动时突然癫痫发作。

一瞬间，我只感觉自己变得迷迷糊糊，胃里泛起强烈的恶心，随后便摔倒在马路上抽搐不止。

等我醒来，发现手上划出了一道近 10 厘米的伤口。

还有一次我正在村头广场上聊天玩耍时突然癫痫发作。醒来后发现身边围满了人。

从那之后，村里的人几乎都知道我患有癫痫，有些人开始有意躲避我、远离我，我也经常羞愧地抬不起头。

一次次的打击让我几近绝望，我有想过自己过一辈子不给别人添负担。

2014 年，我遇见了丈夫，他并没有因为疾病嫌弃我，愿意照顾我。我们步入了婚姻殿堂。

婚后，新的难关又来了。我想做一个母亲，却一直事与愿违，先后流产了两次。我在想，也许我的病也害了孩子。

2019 年，我第 3 次怀孕，为了保住孩子，我找到了河南省人民医院神经内科主任医师韩雄。

韩主任详细问了我的情况，连每一次发作的感觉、时长、反应都让我和家人仔细回忆，一一描述。

经过认真分析，韩雄主任认为，前两次的流产是因为当时服用的药物所致。他给我调整了用药，又耐心指导，终于成功保住了这一胎。

2020 年 4 月。我的宝贝女儿出生。一家人喜极而泣，心愿终于实现了。

新生命的到来，让我在长期恐惧的生活中感到一丝安慰。在药物控制下，我与癫痫相伴而生。一边反抗着它，一边又无奈地强忍着它的伤害。

2022 年 4 月的一个晚上，我突然尖叫一声从睡梦中惊醒，几十秒后便失去了意识。癫痫又发作了。

醒来后，我沉默不语，想到自己的亲人和孩子，泪如雨下。常年的恐惧感让我患上了轻度抑郁。于是，我再次联系韩雄主任复诊。

没想到，这次就诊又一次改变了我的生活。

韩雄主任说，我患的是颞叶性癫痫，已经达到药物难治性癫痫的标准，应该进行手术评估。

通过发作症状、发作时脑电图和磁共振联合分析和精准定位，手术只需要开颅切除异常放电的病灶部位，有百分之七八十的把握完全控制癫痫发作。

这意味着我有了痊愈的希望。开颅、手术、痊愈？这件事我从未想过，甚至也没有勇气去想。

开颅手术，我的简单理解就是把头打开，在脑内动刀。这需要冒多大的风险，有没有后遗症，危不危险？说不担心不害怕是假的。

但即便这样，我还是很激动，觉得自己是幸运的。没想到我能熬到可以用手术治疗癫痫的一天，比起担惊受怕地生活，我更愿意放手一搏。

韩雄主任安排我住了院，并做了一系列检查。他还积极与神经外科、影像科、儿科等多个科室的主任们会诊，多学科团队根据我的病情制定了治疗方案。

我也见到了将要为我手术的医生——神经外科副主任医师邢亚洲。

或许是因为担心，我对医生的一词一句、一举一动都格外留意和敏感。我反复向邢亚洲主任追问手术成功率，每次他都是耐心解答。

他从发病原因讲到手术方法，为我解释了一整套治疗方案，清晰明了，消散了我心中的困惑。

我认同他的思路，对人民医院的技术有信心，他们都是有真本事的医生，我的心里更有底了。

2022 年 4 月 19 日是我的手术日，家人早早做好准备。一天下来，他们心绪不宁，直到看见我被安全推回病房，才终于放下心来。

结果没有让大家失望，在邢亚洲医生和所有医护团队、麻醉团队的共同努力下手术顺利，我快速恢复没有出现不良反应和并发症。

更让我欣喜若狂的是，出院至今癫痫再也没有发作过，手术控制住了病魔甚至像连根拔起一样。

现在，我的心理负担大大减轻了，原本压抑和恐惧的生活变回了久违的轻松快乐，再加上小女儿的安慰，我对生活重拾信心。

回想起抗击癫痫的 22 年，我的心情难以言表，就像韩雄主任所说，每一个癫痫病人就像行驶在波涛汹涌的大江中的一叶扁舟，癫痫发作让扁舟颠簸得更厉害，想要平稳渡江，需要亲人当好镇船之石，也需要医生当好领航的舵手。

我发自肺腑感谢韩雄主任、邢亚洲主任及河南省人民医院的医护人员，他们是改变我命运的恩人。

我也特别感谢河南省人民医院癫痫多学科专家团队，他们的技术和担当，给予了我充分的尊重、重视、耐心和温暖，让我也找回了生活的价值。

这是我的故事，希望能激励像我一样的病友们，同时也向正在帮助癫痫患者的医护人员致敬。

讲述人：俪俪

2022 年 8 月

2022-08-30

婚礼现场突发意外！白衣天使冲了上去

喜气洋洋的婚礼上，身为主角的新郎却突然晕倒，鲜血瞬间染红地面。

危急时刻，两位姑娘挺身而出成功施救，随后又悄然离开并未留下姓名……

近日，救人的白衣天使找到了！她们来自河南省人民医院……

8月28日中午，一场婚礼正在酒店进行，新郎正要起身为长辈敬酒。

突然，一阵抽搐袭来。随后，新郎直挺挺向后倒去，头部重重磕在地面上身边的人慌作一团。

"有没有医护人员！"亲属们一边拨打120一边在酒店内焦急地大声呼救。

就在此时，两道身影迅速分开众人毫不迟疑地跪在患者身边，开始对新郎伤势进行检查。

"你们先别动他！"惊慌的亲属下意识想要拦下，"我们是护士！"简单的一句话让众人立刻冷静了下来。

其中一位姑娘要来了干净毛巾为患者按压出血的伤口，同时用标准手法开放气道。

时间一分一秒过去患者的脸色逐渐恢复了红润，意识也逐渐开始恢复。

另一位姑娘认真询问了患者的既往病史。

在120救护人员到达现场后，两位护士清晰简洁的病情说明为接下来的急救节约了大量时间。

等到救护车离开大家才发现，救人的姑娘不知何时已经离开了现场，经过多方了解这两位姑娘的身份终于确定，两位护士都来自河南省人民医院，张世珂是脑血管病医院颈动脉病亚专科的主管护师，马灵草是耳鼻咽喉头颈外科一病区护士长，她们都是共产党员。

"我们当时正好就在对面房间吃饭，听到呼救后本能就冲了过去，当时第一反应考虑患者是否突发脑卒中于是迅速上前查看。"张世珂回忆说。

"因为都是护理人员，我们的配合比较默契此时节约的每一秒，都对患者至关重要。"马灵草这样说。

急救结束后她们始终挂念着患者，委托外院朋友打听得知新郎已经脱离生命危险，目前病情稳定很快就能康复出院。

"救死扶伤是誓言、是天职，更是危急时刻的本能反应，遇到这种情况，每一位省医职工都会第一时间冲上前去。竭尽所能守护患者健康"两位白衣天使不约而同地说。

2022-09-12

挺身而出、争分夺秒、暖心守护，
直击白衣战士的中秋节

皎皎婵娟夜，人月两团圆。刚刚过去的中秋佳节，人们尽情感受着中秋意蕴。

欢度佳节，健康为上医务工作者的中秋节一如既往地守护健康。

白衣战士们或危急时刻挺身而出，或远程会诊随时"在线"或呵护患者用情暖心。

一组故事和数据为您还原。

挺身而出

9月9日晚，正值假期归乡高峰，高速上突发多车相撞。

恰巧，一辆救护车途经至此。

这辆救护车是河南省人民医院危重症转运车，正在执行前往民权转运危重患者的任务。

车上的转运团队，包括医生宋飞、护士楚亚茹和司机王赞璞、王博远。

得知前方突发车祸，他们立刻做好急救准备。

现场事故车辆上，一名孕妇受撞击后感觉不适，宋飞、楚亚茹当即将孕妇转移到重症转运车上进行初步检查。随后，转运团队将她第一时间送至距离最近的医院救治。

9月10日，平舆县人民医院，一名81岁的老人由于急性左心衰竭突发呼吸困难，急需远程会诊。

省医节假日急危重症应急会诊立即启动。医院派驻平舆地区的联络员和医院远程会诊工作人员分工明确，迅速组织专家会诊。

呼吸与危重症医学科主任医师陈献亮、内分泌科主任医师夏威等对老人进行了多学科远程会诊，详细询问和了解病情，及时提出了指导性治疗方案。

争分夺秒

9月10日不只是中秋佳节，也是第23个世界急救日。

晚上10:30，一名因肝硬化导致的消化道大出血患者被急诊科紧急转运入院。

急诊抢救间内，医护人员立刻忙碌起来，稳定住生命体征，完成相关检查后，患者被送往急诊 ICU 接受进一步治疗。

中秋值班的急诊 ICU 病区护士许豪用镜头记录下了阖家团圆时刻急诊科守护健康的工作状态。

9 月 10 日，中秋节当天，河南省人民医院核酸检测医疗队的队员们是在移动核酸检测车上度过的，他们忙碌到晚上 7 点，才得空与家人们通话，送去中秋的祝福。

这是省医派出支援安阳滑县的一支专业队伍。12 名队员分别来自检验科、病理科、药学部、医学遗传研究所与输血科，都是多次出征的"抗疫老兵"。

其中，队长、检验科朱亚曾转战 8 个地市支援核酸检测。自 8 月 31 日接到任务以来，核酸检测队争分夺秒，平均每天完成核酸检测近 3000 管，最忙时工作至凌晨 3 点。

"定制"礼物

吃月饼是中秋节不可或缺的习俗。但传统月饼往往是高糖、高脂肪、高能量食品，对糖尿病患者来说，吃月饼似乎成为一种奢望。

为了让住院的糖尿病患者也能放心吃上月饼，省医内分泌科主任袁慧娟带领团队发挥专业优势，专门制定月饼成分配比，为住院患者定制了低 GI（食物血糖生成指数）月饼。

中秋假期期间，医护人员将暖心又健康的月饼一一发放至患者手中，还趁机对患者进行了健康科普，叮嘱患者吃月饼时要增加蔬菜摄入量，适当减少主食摄入，健康过佳节。

在儿科重症监护病房，除了月饼，住院的小朋友们还收到了特别的节日礼物，女孩们的礼物是软萌可爱的毛绒娃娃，男孩们的是各种小汽车玩具，大些的孩子则是益智拼图。

这是医护人员根据每一位孩子们的年龄、爱好等，提前精心挑选的。

数据背后的更多坚守

据统计，9 月 9 日至 10 日，河南省人民医院门诊接诊患者 12220 人次，入院 624 人次，出院 1488 次。9 月 9 日至 11 日，急诊分诊 1039 人次，出诊 30 人次，抢救 171 人，外院转入 52 人，收治入院 102 人。收治重症患者 21 人，转运危重患者 17 次，转运行程达 4481 千米。麻醉与围手术期医学科共完成平急诊手术 116 例。互联网医院完成线上就诊 335 人次，新增注册用户 1011 人。

2022-09-14

"生命之源"的全程守护

医院里的这个科室与"生命之源"息息相关。

众多疾病的治疗和手术都离不开这个科室幕后的默默付出，这就是输血科。

请您跟随我们走进许多人心中"神秘"的输血科，直击"生命之源"的幕后守护。

上午10时，输血科已经迎来工作高峰，标本接收窗口前来申请临床用血的医务人员正有序排队。

隔壁就是与手术室相连的专用电梯通道，确保紧急手术用血申请在第一时间得到处理。

众多申请中，不仅有常规的临床治疗用血，还有许多急危重症、手术大出血、外伤大出血的加急申请。"急危转诊""加急""特急"等字眼在申请单上十分醒目。

时间就是生命，实验室内，所有技术人员通力协作，一分钟也耽搁不得。

相对有限的空间里，工作人员为了尽可能缩短时间，经常会一路小跑。

这是输血科的工作常态在河南省人民医院，一天的临床用血量达数万毫升，每一袋临床用血都必须精准配型，容不得一丝差池，如何才能保证所有用血都能安全精准地配送？

标本接收

首先，当临床患者有用血需求时，临床采集的患者血液标本、检验申请单以及输血申请单都会由专职人员送至输血科，双方当面对申请单和标本患者信息进行核对，确认无误后，立刻登记、录入。

标本前处理

输血科工作人员将血液标本放入低速离心机，分离红细胞和血浆，对血液标本进行前处理。

血型鉴定

为了保障临床输血安全，医院对用血患者执行"双标本"制度，即用于血型鉴定的标本不用于交叉配血和发血，血型鉴定和交叉配血标本不能同时抽取和送检（特殊情况及急诊抢救除外）。

用血者第一次申请输血，需先进行血型鉴定，待血型结果回报后，再将输血申请单及交叉配血标本送至输血科进行血型复检和交叉配血。

输血科第一次血型鉴定主要通过全自动血型分析仪进行微柱凝胶法检验，对标本进行上机检测、图像核对、结果审核。

对于结果有疑问的疑难血型，工作人员会做进一步试验，如吸收放散、不规则抗体鉴定、亚型鉴定，甚至基因测序等，最终精准确定患者血型。

输血前相容性检验

待患者用血申请单送达后，输血科会对交叉配血标本进行血型复检，并进行不规则抗体筛查检验。

患者血型复检无误后，工作人员根据输血申请单及患者相关临床指征，拿取相应血液制品。

在血液制品拿取时，需要对血液制品外观及质量进行核对，检查是否发生溶血，杜绝细菌污染等异常情况。

核对后，工作人员在输血申请单上粘贴对应血液制品的标签，摘取血辫，预备进行交叉配血试验。

工作人员再次复核患者血型及献血员血型，并进行患者与献血员之间交叉配血试验，于显微镜下观察试验结果。对于不规则抗体阳性患者，需要进行抗体鉴定确定抗体并进行 Rh 分型，进而选择最合适的供者血液。这个过程往往需要更长的试验时间和更为复杂的操作步骤。

血液制品核对与发放

工作人员拿取相应血液制品，核对献血员血液标签信息与患者输血相容性试验记录单信息，在信息系统中完成血液制品出库，打印输血记录单及相关信息标签。

信息标签会粘贴在血液制品相应位置，输血科工作人员与临床支持中心取血人员进行血液制品信息、输血记录单信息的双人核对，核对无误后由取血人员采用专用血液保存箱运送至相应科室。

除了常规的血型检验及血液制品发放，输血科还开展了一系列如新生儿溶血三项试验、孕产妇抗体效价鉴定、移植患者血型抗体效价鉴定、PRP（富血小板血浆治疗技术）等与输血相关的检验及治疗项目。

2021 年，输血科正式获得 ISO15189 医学实验室认可证书，成为河南省输血科首家通过中国合格评定国家认可委员会（CNAS）医学实验室认可的临床医疗检测机构。

2022-09-26

为儿子换肾，跨越 3000 千米 2000 多次感动的背后

阿杜（化名）母子跨越 3000 千米慕名求医，无条件捐肾救子。

质朴、伟大的爱让这个家庭紧紧相依。

跨越 3000 千米求医

阿杜是来自新疆喀什的卡车司机。

2020 年，他被确诊为尿毒症。突如其来的疾病，打破了这个家庭的平静。

阿杜的家里有 3 个孩子，最大的 10 岁，一家人靠阿杜生活。

但病发后，阿杜双腿水肿、呕吐、全身乏力，无法正常生活和工作，每周至少三次血液透析。

咬牙坚持了 2 年后，今年上半年，阿杜的病情持续加重，虚弱到走路都吃力，脸色也黑得发青。

专家表示，换肾是救阿杜的唯一办法。

换肾？

对任何一个家庭而言都是重大决定，正在拿不定主意之际，阿杜听当地病友说在河南省人民医院成功接受了肾移植手术，阿杜当即和妻子动身前往郑州。

五旬母亲捐肾救子

7 月 3 日，阿杜找到省医肾移植病区主任闫天中。

阿杜是维吾尔族人仅能听懂简单的汉语词汇，这该怎么沟通病情呢。

闫天中和团队成员一起用了一上午时间，打比方、举例子、连写带画，甚至拿出了教学模具现场演示……

汉语相对较好的阿杜妻子也辅助沟通。

一场沟通下来，医护人员的耐心、负责、坚韧，让阿杜很感动。后续的沟通仍然烦琐，但医患之间的默契与信任在逐渐加深。

闫天中说，阿杜急需换肾，亲属肾移植是非常合适的选择。

"由于肾源短缺，目前我国近 300 万尿毒症患者中只有极少数人能接受肾脏移植。患者一般要等待 1 年以上甚至更长时间。肾移植是尿毒症患者最佳的治疗

措施，直系亲属的供肾不仅创伤小、时间短、质量好、易存活，而且还可以解决等待肾源的问题，让亲人的情感得到慰藉。"

阿杜的父母得知能进行亲属肾移植后，当天便从新疆赶至郑州。

阿杜的母亲重复着这样一句话："他太苦了，请用我的肾救他。"

质朴的情感瞬间让专家团队感同身受。

"那会儿我难过极了。妈妈生养了我，如今该报答她的时候，却还要让她取肾救我，我连累了她"阿杜听完这个决定心里五味杂陈。

母子齐竖拇指赞"亚克西"

经过一系列严格的医学评估阿杜的母亲达到条件可以为儿子供肾。

7月19日，闫天中主任团队先通过微创的腹腔镜技术将阿杜母亲的肾脏完整取下来，随后立即进行肾脏灌注、修整及保存，并将这颗珍贵的肾脏移植到了阿杜体内。

当开放血流的那一刻移植肾瞬间变得红润，30秒，输尿管连接通畅。

38岁的阿杜在依赖血液透析22个月后，终于可以回归正常人的生活。

"是妈妈和河南省人民医院给了我第二次生命。"

母子俩出院时齐齐伸出拇指"省医，亚克西"这就是医者仁心的力量。

一组数据见证了省医肾移植团队这样更多的感动：2000余名尿毒症患者在这里成功进行了肾移植手术，其中有12名少数民族患者。如今，他们已重获健康。

2022-09-28

喜迎二十大，赞歌颂中华——经典诵读致敬祖国母亲

百年淬火功勋著，初心不忘，二十大启航砥砺行，盛世未央，献礼新时代，书写新篇章，喜迎二十大，赞歌颂中华。

由院工会主办、外科分会承办的"喜迎二十大 赞歌颂中华"诗歌朗诵会暨第四十一期读书分享会通过线上线下相结合方式举行，庆祝祖国生日，迎接党的二十大胜利召开。

河南省人民医院党委书记邵凤民，院长陈传亮，党委常委、阜外华中心血管病医院院长郭智萍，党委常委武素英、田海峰、申志强、孙培春、张连仲、李建军、赵东卿出席读书分享会。近千名职工以线上线下相结合的形式观看读书分享会。

这是一次特殊而隆重的读书分享会。

诵读主题是以诗篇和歌声形式赞颂党和祖国的光辉发展历程；参与朗读者覆盖广泛：全体党委常委参加；既有党员医护工作者，又有民主党派的代表；既有外科专家团队、外科博士，又有麻醉医护、抗疫护理团队代表；既有省医幼儿园的教职工和孩子们，还有参加过抗美援朝的 80 多岁老人以及平均年龄 70 多岁的离退休职工代表们。

爱国，是人世间最深层、最持久的情感，是一个人立德之源、立功之本。全体党委常委共同朗诵了《习近平关于爱国主义系列讲话精选》，与大家一起重温习近平总书记关于爱国主义精神的重要论述，凝聚中华儿女团结奋斗的磅礴力量。

这是一个多彩的中国，在您的臂弯下孩子沐浴阳光，绘制出五彩的梦；这是一个腾飞的中国，在您的霞光中人民勤劳勇敢，耕耘出生机盎然的国土。省医幼儿园的老师和孩子们共同带来诗朗诵《彩色的中国》，用真挚的情感歌颂祖国壮阔的山河。

"今朝唯我少年郎、天高海阔万里长、华夏少年意气扬、发愤图强做栋梁、不负年少！"外科博士团队代表于洋、武小强、贾江坤、任志元带来《少年中国说》，鼓励青少年肩负起建设少年中国的重任，表达了祖国繁荣富强的愿望。

河南省人民医院中国民主同盟、九三学社、中国农工民主党、中国国民党革命委员会代表黄改荣、袁慧娟、张晓、郑晓晖共同诵读《我骄傲，我是中国人》，抒发了热爱祖国、热爱人民和作为一个中国人的民族自豪感。

在历史的巍巍长河中，总有一些不平凡的事，镌刻着国家记忆，也总有一群不平凡的人，熔铸着民族精神。外科分会抗疫人员护理团队代表姜晓婷、孙莉华、田笑绮、焦靖靖朗诵《省医力量》，赞颂了新冠肺炎疫情发生以来，伟大的医务工作者英勇请战、直面生死，以血肉之躯，守护万家安宁。

我们的党自诞生之日起，就确立了对马克思主义的信仰。外科分会专家团队代表夏令杰、高延征、魏立、罗建平诵读《信仰的力量》，展现了中国共产党百年征程中，一批批先辈对理想信念的不懈追求和无畏奋斗、无私奉献、无悔牺牲的家国情怀。

离退休老同志的身上，始终闪烁着爱党爱国、赤胆忠心、迎难而上、勇于拼搏的光芒。离退休职工服务处带来的《长征组歌——四渡赤水出奇兵》。这支演出队伍，平均年龄 72 岁，可他们依然青春！

一代代中国领导人在成就千秋伟业的同时，更催生出气吞山河的壮丽史诗，尽显独领风骚的卓越诗才。麻醉与围术期医学科代表支慧、尚坤、刘宁、樊孝文诵读诗词《沁园春·雪》和《念奴娇·追思焦裕禄》，展现了大气磅礴、旷达豪迈的意境，以及与人民群众同呼吸共命运的高尚情操。

百年征程波澜壮阔，百年初心历久弥坚。阜外华中心血管病医院分会、机关分会、脑血管病医院分会、药学分会代表郝琛、刘乐佳、李园园、薛丰共同诵读《请党放心 强国有我》，发出铿锵有力的青春誓言。

实现伟大复兴，是近代以来中华民族最伟大的梦想，是激励中国共产党人不断前进的动力源泉。机关分会、生殖医院分会、综合分会、省立眼科医院分会、医技分会、脑血管病医院分会代表徐北辰、樊茹佳、王思思、马珊珊、赵佳、陈志炯共同带来《党的二十大之歌》，迎接党的二十大胜利召开，共祝中华民族繁荣昌盛。

最后，现场合唱《我和我的祖国》，党旗、国旗挥舞，现场气氛热烈，唱出了对伟大祖国的真挚情感！

2022-10-03

出院患者突然说出惊心动魄秘密：
心脏停跳时，她救了我

近日，一位患者在康复出院时突然说出了一个惊心动魄的秘密。

一段不为人知却感人至深的抢救故事浮出水面，危急时刻挺身而出的人终于找到了。

游泳突发心脏骤停，老人命悬一线

9月5日17时许，李晓茹像往日一样到游泳馆游泳健身。

她是河南省人民医院儿童重症监护病房的一名护士，工作之余运动是她最大的爱好。

刚走进游泳馆李晓茹就注意到了异样泳池边，一群人正围在一起，嘈杂的呼喊不绝于耳"快救人啊"。

"有没有人会心肺复苏？"

像条件反射一样，没有犹豫李晓茹丢下运动包，拔腿向人群冲过去"我是护士，我可以"。

紧急抢救，省医天使挺身而出

人群中间躺着的是一位失去意识，呼吸心脏骤停的老人，还有两位群众正在进行心脏按压和人工呼吸，因为慌乱，动作和节奏明显不协调。

紧急关头，李晓茹亮明身份让大家吃了一颗定心丸。

"1001、1002、1003、1004……"

"心脏按压30次，做2次口对口人工呼吸……"

李晓茹一边上手抢救一边指导群众协助，抢救一直在持续，直到急救人员抵达现场。

"我在医院工作，我可以协助你们"李晓茹向赶到的急救医生介绍情况时，才注意到急救人员橄榄绿的胸前挂着的正是河南省人民医院的胸卡。

李晓茹的眼睛一下就湿润了"就像看到了战友，终于放心了"。

随后，急救人员对老人采取了胸外按压、气管插管以及电除颤等一系列急救措施，并启动院前ECMO小组迅速将其转运至河南省人民医院。

而后来的抢救更加一波三折……

无主患者垂危，ECMO 上还是不上

抵达省医急诊科后老人仍处于心肺不能复苏，生命垂危状态命悬一线。

由于家属尚未到场，老人依然属于"无家属"身份，这意味着无人缴费、无人签字，也无人承担可能会发生的风险。

"救人要紧"紧急关头下河南省人民医院急诊副主任医师杨蕾带领 ECMO 抢救团队，第一时间为这名"无主患者"进行了 ECMO 置管，与死神赛跑刻不容缓。

等到患者家属赶到已经是 18 时 40 分，此时，ECMO，球囊反博，呼吸机等高级别抢救设施均在持续运行，老人的心脏终于恢复了跳动，距离发现老人心跳呼吸骤停已过去将近一个小时。

医护人员层层接力，紧密配合为可能失控的生命紧急踩住了刹车，也为老人后续治疗赢得了生机

抢救接力赛 医患共闯关

灯火通明的急诊科医护人员忙碌的身影仍然没有停下，他们步履匆匆推着患者去做造影、CT 等各项检查，检查结果显示老人是突发急性心梗。

随后，主任医师楚英杰带领团队对患者紧急进行心脏支架置入手术。

凌晨一时，老人被转入急诊 ICU 进一步治疗。在急诊 ICU 病房纠正酸中毒、亚低温等，经过全力救治和精心护理，患者连续顺利"闯关"逐步撤离 ECMO、球囊反搏、呼吸机。

9 月 11 日上午，老人顺利拔除气管插管，恢复意识，生命体征平稳。

9 月 15 日，老人顺利转出 ICU 转入急诊内科。

9 月 20 日，老人康复出院。

突发心脏骤停一小时，抢救成功，堪称生命奇迹。

出院前，老人的儿女们送来了感谢信，信中这样写道："这是一次惊心动魄又充满温情的教科书级的急救案例，人民医院再次创造了急救奇迹，感谢你们给了我父亲第二次生命，感谢省医的社会责任与担当"。

2022-10-07

十一长假后的第一份敬意

转眼已是十一假期的最后一天，这个假期你是如何度过的呢？

是亲朋好友相聚？

还是好山、好水、好时光？

每个人都有不一样的故事和答案，快来看看医护人员的答案吧……

国庆危急时刻……

许多人还不知道，长假期间医务人员甚至比平时更为忙碌。

10月3日晚21点，一名昏迷、醉酒的男子被送往急诊抢救间。

当晚，男子醉酒后驾驶电动车撞到路边隔离墩，由于未戴头盔，头部受伤严重。

急诊创伤外科主治医师蔡腾紧急诊治，急查CT，显示患者硬膜下血肿、蛛网膜下腔出血、脑疝，情况十分严重！

ICU五病区副主任医师赵子瑜等医护人员立刻接诊，脑血管病医院创伤神经外科亚专科主任、主任医师迁荣军第一时间为患者进行急诊手术治疗。

同样的危险和紧迫，也发生在了一位女士身上。

10月6日上午9时，脑血管病医院颈动脉病亚专科主任王子亮、主治医师汪勇锋刚为一名病情紧急的患者做完手术。

患者也是在驾驶电动车时突发事故，由于未戴头盔，摔倒后出现双眼肿胀外突，颈动脉受伤较严重，经专家团队及时手术后转危为安。

10月4日凌晨3点，一位南阳市内乡县的脑出血患者被紧急转运到神经外科ICU。主治医师韩冰莎、栗艳茹和值班护士立刻开展治疗。

然而，由于患者体重高达340余斤，治疗和护理极为困难。8名医护人员一起上阵，奋力将患者抬到CT机上，终于完成了检查。

10月5日晚，骨科主治医师蔡朋杉搬着"小黄凳"快速赶往急诊抢救间。原来，一位近百岁老人由于外伤造成肩关节骨折脱位。

考虑到老人年岁大，蔡朋杉专门搬来了高度合适的凳子，利用手法复位为老人解决了难题！

同样紧张忙碌的，还有为生命护航的远程会诊。在河南省人民医院豫西南分院（叶县人民医院），一名产妇的安危牵动着郑州和叶县两地医护人员的心。

这是一例凶险性前置胎盘并有并发症的产妇，豫西南分院与院本部密切联动，开展多学科远程会诊。

省医派驻产科专家史许锋、新生儿专家张磊、麻醉与围术期医学科专家王晓飞、重症医学专家孙玉寒等十余名医务人员协助制定救治方案。最终，母子平安，产妇也成功保住了子宫。

国庆长假就诊患者激增

除了急危重症，还有很多患者专门利用长假时间来医院就诊和体检。9 月 30 日至 10 月 6 日，门诊就诊患者近 7 万人次。

"一上午看了 53 位患者，基本和不放假时的门诊量持平，就诊的多为本地患者。其中不乏一些假期过量饮酒、暴饮暴食导致腹泻和急性胰腺炎的患者。"消化内科主任医师丁松泽说。

由于气温骤降，呼吸与危重症医学科门诊就诊患者也在快速增加。其中，过敏性鼻炎、支气管哮喘、变应性咳嗽的患者明显增多。

呼吸与危重症医学科专家刘豹提醒，冷空气活跃，气温波动大，大家一定要注意防寒保暖，户外活动时要戴好口罩，避免冷空气刺激。

国庆"真切感受到了这里的人情味！"

假日坚守在岗的医护人员，不断把健康与温暖，带给急需帮助的患者。

10 月 2 日凌晨，一位 70 岁的独居老人因尿潴留拨打 120 求助。老人住在老居民楼的 4 楼，没有电梯，行动不便。

急诊科出诊护士胡水旺见状，毫不犹豫把 156 斤重的老人从 4 楼背下。

到医院后，老人突然发现没有带钱，用的又是老人机，无法付费怎么办？

出诊小组组长张祁赶忙安慰老人："治病要紧，费用的事先别着急。"护士张素娟为老人办了就诊卡，护士李登辉快速为老人导尿，第一时间缓解老人的痛苦。

等老人女儿赶到医院时，发现父亲已得到妥善救治，她在患者留言本上一口气写下三页感谢信，表示"感谢省医！真切感到了这里的人情味"。

同样让患者感到温暖的还有产科。这天医护人员刚交完班，一名男士在电梯口忽然晕倒。原来，这是一名陪产的准爸爸，妻子刚被推入产房，由于过度紧张导致了晕倒。

产房护士长周丽萍立即组织就地量血压、测血糖、喂水等照护。苏醒后，男子得知，孩子已经顺利出生，激动不已的他连声感谢医护人员。

国庆适逢重阳，老年医学科开展了以"情暖夕阳，关爱老人"为主题的"敬老月"系列活动。医护人员走进社区、养老院，将健康守护送到老人身边。

省立眼科医院在这天为 60 岁以上老人提供了免费验光和配镜优惠服务。

医护人员的付出，患者看在眼里、记在心里。

10 月 7 日零点 58 分，忙碌了一夜的血管外科主治医师马金辉正在泡方便面，一位患者家属看到后，为他送来了小笼包和牛奶。真心换真情，患者的理解和支持，给了医护人员莫大温暖。

2022-10-19

"学霸"少女用微小积木，为医生护士拼出最美风景

河南省人民医院血液内科二病区，每当医护人员抬头看到护士站置物架上那一排卡通积木模，心里总是一暖。

"以前，他们是我最害怕的人，一到医生护士来查房，我就钻进被窝，拿被子蒙住脸。"积木的制作者、少女蓉蓉（化名）说。

现在，医生护士却成了她最想见到的人，"总想过去抱抱她们"。

从最惧怕到最想见，发生了什么？

丢失的笑容：14 天没笑过

蓉蓉是个 10 岁的女孩，数学全年级第一，擅长绘画、跳舞。

去年年底，蓉蓉不幸确诊为急性淋巴细胞白血病。

她不得不告别校园，来到省医血液内科，开始了漫长的治疗。

蓉蓉很难接受这个现实，对检查、治疗，尤其是较为疼痛的骨髓穿刺检查，特别抵触。

只要一见到医护人员进病房，她就崩溃大哭、躲藏、不愿沟通。

给她做穿刺，都是病区主任朱尊民"上阵"，护士长郑美琼在旁反复沟通鼓励。

住院 14 天，蓉蓉没有笑过一次。

融化的坚冰：日记本和小白兔

医护人员想尽一切办法，呵护着这个不幸的少女。

"蓉蓉，听说你以前经常在舞台上参加表演，能让我看看吗？"

责任医生、护士做治疗前都会先跟她聊天。

蓉蓉非常乐意谈起患病前的快乐日子。

"蓉蓉，你的数学是怎么考到全年级第一的？"

"你的绘画作品能让我们欣赏一下吗？"

就这样，蓉蓉愿意跟医护人员亲近了。

蓉蓉生日那天，郑美琼护士长给她带来一个清新的绘画本、一个萌萌的"治愈系"小白兔。

这是她们为蓉蓉精心挑选的生日礼物。

从此，绘画本成了蓉蓉的"日记本"，难过时，画最爱的动漫人物为自己鼓劲；听说护士姬盼盼到海南参加抗疫，画幅画为她加油……

以前打针时，她总是使劲儿攥红了妈妈的手；现在，她总是紧紧搂着小兔子……

她与医护人员的心贴得更近了。

定格的温暖：无声但有爱的模型

不久前，蓉蓉爸爸给她买了一包微小颗粒积木玩具。

这种小积木非常难拼，一个小模型都由四五百片积木组成。

医生护士注意到蓉蓉的新手工，纷纷鼓励她。

蓉蓉萌生一个想法：为亲爱的医生和护士阿姨，每人拼一个模型。

这么一想，她拼积木时更投入了。

由于病情导致腰背疼，每拼一小时，蓉蓉都躺下休息半天。

第一个模型她拼了6天，手都磨破了。

蓉蓉把自己第一个"作品"送给了护士长郑美琼。

医生姜丽，护士彭珊珊、姬盼盼、蔡林霖……都相继收到了模型。

大家把模型一起摆在护士站抬头就能看到的地方。

一段医患温情，也就此被定格。

2022-11-07

姐弟3人，3年7次手术

吃到一枚口感上佳的猕猴桃，就是今日份小确幸，现在的乐乐很善于发现生活里的细微美好。

第二天，两箱装满心意的猕猴桃，就被乐乐从当地发出，一箱寄给老家的父母，一箱寄给河南省人民医院的周伟医生。

随包裹一起到达的还有她字迹娟秀的卡片"美好，要和重要的人分享"。

周伟也没想到，一次偶然的门诊就医会生出这么一场医患缘分。

1个家庭，姐弟3人。3年时间，7次手术。

从质疑到笃信，从医患到朋友，因为一种罕见的家族遗传病，让周伟陪乐乐一家共同走过了最艰难的一段路。

2018年，乐乐拿到了硕士毕业证并在一线城市顺利找到了工作，正要大展宏图的她却在一天深夜，突然头疼难忍、剧烈呕吐。

经过检查，在乐乐的四脑室、小脑里都发现了占位病变，还合并有梗阻性脑积水。

这是乐乐的第一次发病，也是潜伏的遗传病，第一次侵袭这个家庭。

因病情过重乐乐被家人连夜接回、返郑治疗，第一次在神经外科门诊见到周伟医生的情景乐乐至今仍然印象深刻。

"他看起来好年轻，能行吗？"

当问起手术有多大把握时，周伟也只是谦逊地回答"能做，有风险。"

手术中，主任医师周伟主刀，5个多小时后乐乐的四脑室肿瘤被完整切除脑积水被顺利引流，手术成功。

当时的乐乐仅有70多斤，专家团队担心她的身体难以耐受，决定随后再对小脑中的肿瘤进行切除。

第一次手术后，乐乐出现了视物不清、重影的情况，周伟来查房时，她只能看到两个身影在眼前晃动。

"是不是手术伤到了视神经，我的眼睛怎么办？"

周伟安慰她："好好吃饭、心放宽，给身体一点时间恢复。"

一周后，乐乐的视力果然恢复正常，身体也在逐渐康复。

几个月后，周伟又为乐乐成功切除了小脑部位的肿瘤。

两次手术的成功让乐乐对医生充满感激，可周伟却轻松不下来他心里装着更要紧的事……

三姐弟同患家族遗传病，病理结果显示乐乐四脑室和小脑里的肿瘤是血管母细胞瘤。

这是一种发生在脑或脊髓的血管性肿瘤，但肿瘤在乐乐体内多部位出现，引起了周伟的高度警惕，会不会是"希佩尔·林道综合征"？

周伟建议乐乐去进行基因检测进一步查明病因。

希佩尔·林道综合征是一种罕见的常染色体显性遗传病，因位于 3 号染色体的 VHL 抑癌基因突变所致。具体表现为血管母细胞瘤累及小脑、脊髓、肾脏以及视网膜。且疾病的发病年龄、对器官的影响和病变程度在不同患者中差别很大。

但还没等到基因检测结果还出来，乐乐的弟弟也出现了奇怪的症状，持续头昏头晕、肩背疼痛。

最初家人以为是他总低头玩手机颈椎受损所致，但锻炼、运动、理疗都无法彻底解决问题。

头颅 MRI 检查发现，在弟弟的颅内出现了和乐乐相似的异常占位。

这次，乐乐父母几乎没有纠结，再次选择了周伟医生为弟弟主刀，手术再次取得成功。

被完整切下的肿瘤经过检验，被证实也是血管母细胞瘤。

姐弟两人，同样病症基因检测报告结果显示：95% 的概率为林道综合征。乐乐心里顿感沉重。

这意味着，终其一生，乐乐的大脑、脊髓或其他脏器里都可能会陆续出现更多肿瘤。这些长在生命要害的肿瘤将或早或晚影响她的脑和脊髓，甚至视力、消化、泌尿等各项功能。

更可怕的是同样被阴影笼罩的不只是她，还有她的姐姐，她的弟弟。

这个手术做完他可能就站不起来了。

乐乐弟弟先于她出现了其他部位症状，排尿困难。

根本原因是肿瘤长到了脊髓压迫了相关神经血管。

乐乐一家第四次求助周伟。

手术难度巨大。检查显示：脊髓内的肿瘤巨大正常脊髓组织受压变得菲薄，这意味着手术中轻微的牵拉和骚扰，就有可能加重脊髓损伤导致偏瘫、半身不遂、大小便障碍。

虽然给乐乐家人详细讲明了手术的巨大风险，但年迈的父母还是坚定选择了手术，而且主刀医生非周伟不可。

"做成啥样是啥样，俺们不埋怨！"看着眼前朴实的老人周伟郑重点了点头。

术中，周伟通过切除阻断了肿瘤的供血动脉，然后沿血管瘤的包膜小心分离四周，同时细心地持续滴水以降低温度，防止热传导损伤脊髓。

最终，肿瘤被完整切除。

术后第三天，乐乐的弟弟就能下床行走了，手术非常成功。

家里三个孩子都交给您了。

2021 年，远在北京工作的乐乐姐姐，也检查出了脑部肿瘤占位，她同样选择了河南省人民医院，由周伟实施手术。

术前，乐乐父母拉着周伟的手说"家里这三个孩子，都交给您了"手术又一次圆满成功！

同样是 2021 年，乐乐也出现了脊髓占位的情况，由于姐姐还躺在病床上不忍让父母担心的乐乐，选择了在工作所在地进行手术。

但不幸的是手术只切掉了完整肿瘤的 80%，术后，乐乐依然经常感觉背部疼痛，崩溃、无助之中她再次拨通了周伟的电话。

这一次，这个神经外科医生挑起了心理疏导的重任。

"虽然不是他做的手术，但他却无私地接纳了我。安慰我别为过去的事纠结后悔，鼓励我勇敢向前看。"

从悲观后悔到乐观坚强。周伟的鼓励，成为乐乐走过艰难道路的一盏灯。

2022 年，乐乐和爱人有了备孕计划，她第一时间和周伟分享了这个想法。

"只要有事就想去找周主任，听听他的建议""他是我的救命医生，也是我最重要的朋友"。

说到对未来的规划，乐乐说，好好生活，认真工作，努力帮助和温暖他人。